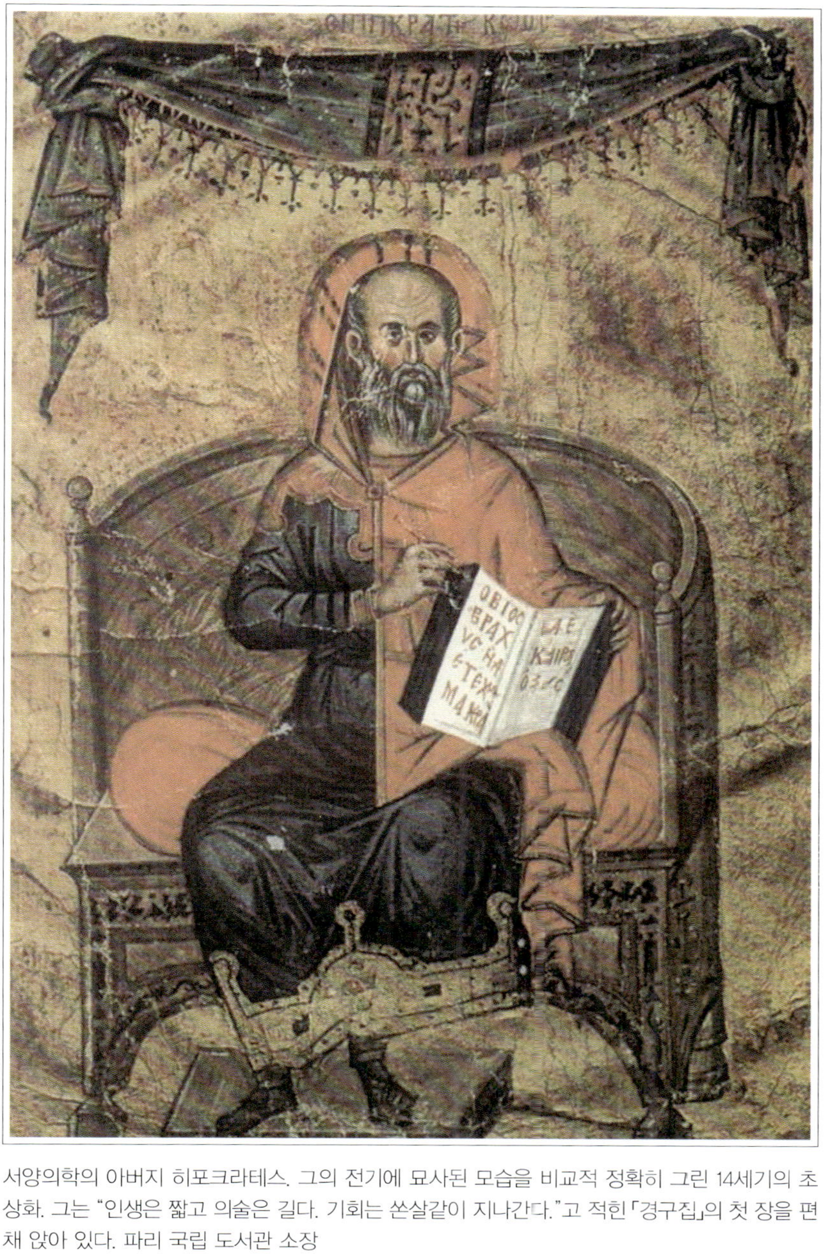

서양의학의 아버지 히포크라테스. 그의 전기에 묘사된 모습을 비교적 정확히 그린 14세기의 초상화. 그는 "인생은 짧고 의술은 길다. 기회는 쏜살같이 지나간다."고 적힌 「경구집」의 첫 장을 편 채 앉아 있다. 파리 국립 도서관 소장

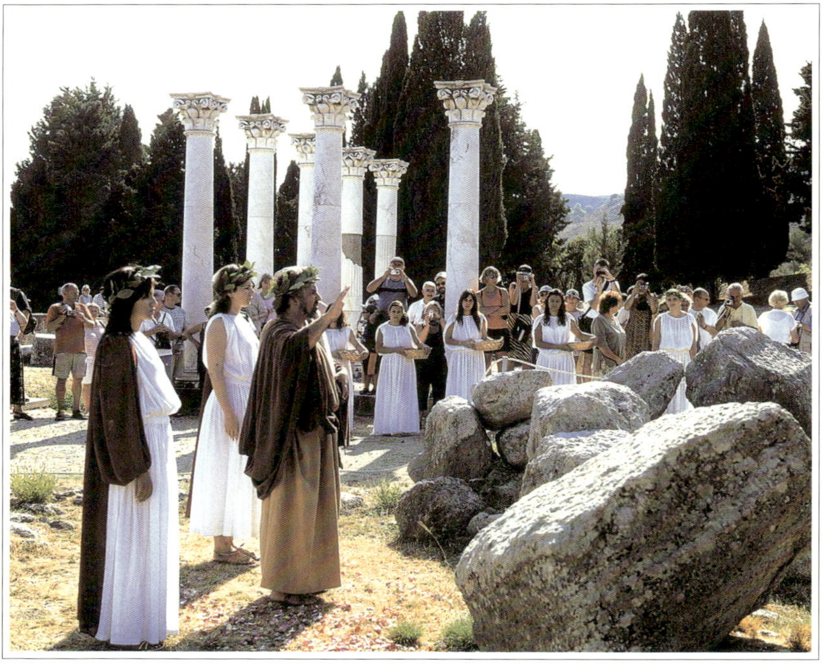

히포크라테스 선서식의 재연. 히포크라테스가 태어난 코스 섬의 아스클레피오스 신전에서 선서자가 왼손에 선서가 적힌 석판을 안고 오른손을 들어 선서식을 재연하고 있다.

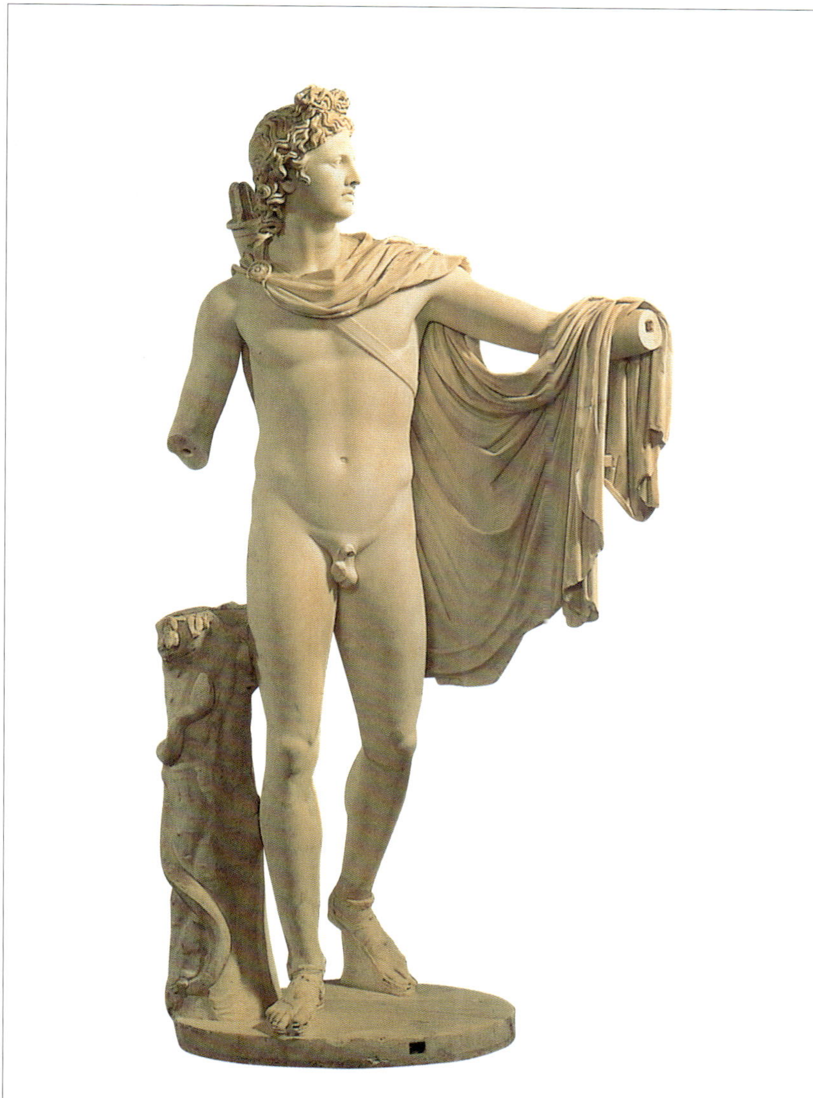

「히포크라테스 선서」에 가장 먼저 등장하는 아폴론은 의술의 신이자 예언의 신이다. 아폴론 벨베데레, 기원전 300년경에 제작된 원작의 로마 시대 복제품, 로마 바티칸 박물관 소장

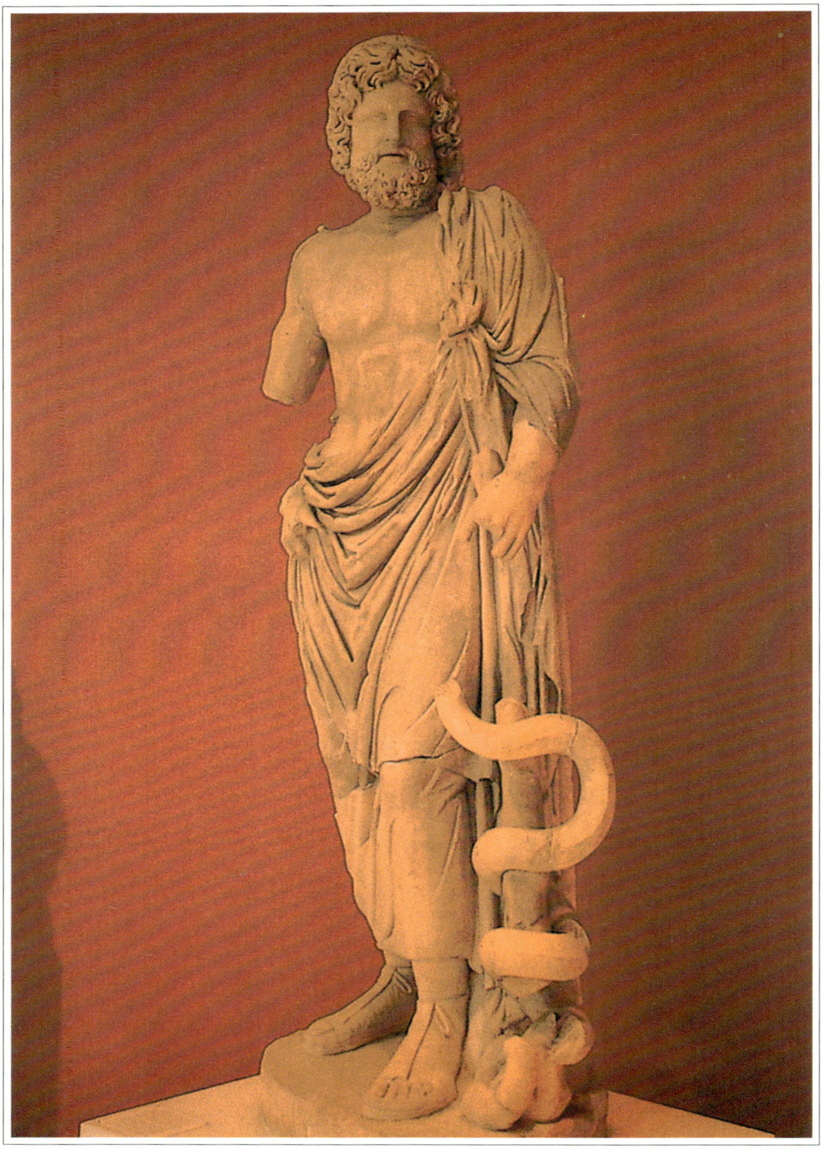

「선서」에 두 번째로 등장하는 의술의 신 아스클레피오스. 뱀이 감긴 그의 지팡이는 오늘날 의학의 상징물이 되고 있다. 이오니아 지방에 있는 에페소스 부근의 셀추크 고고학 박물관

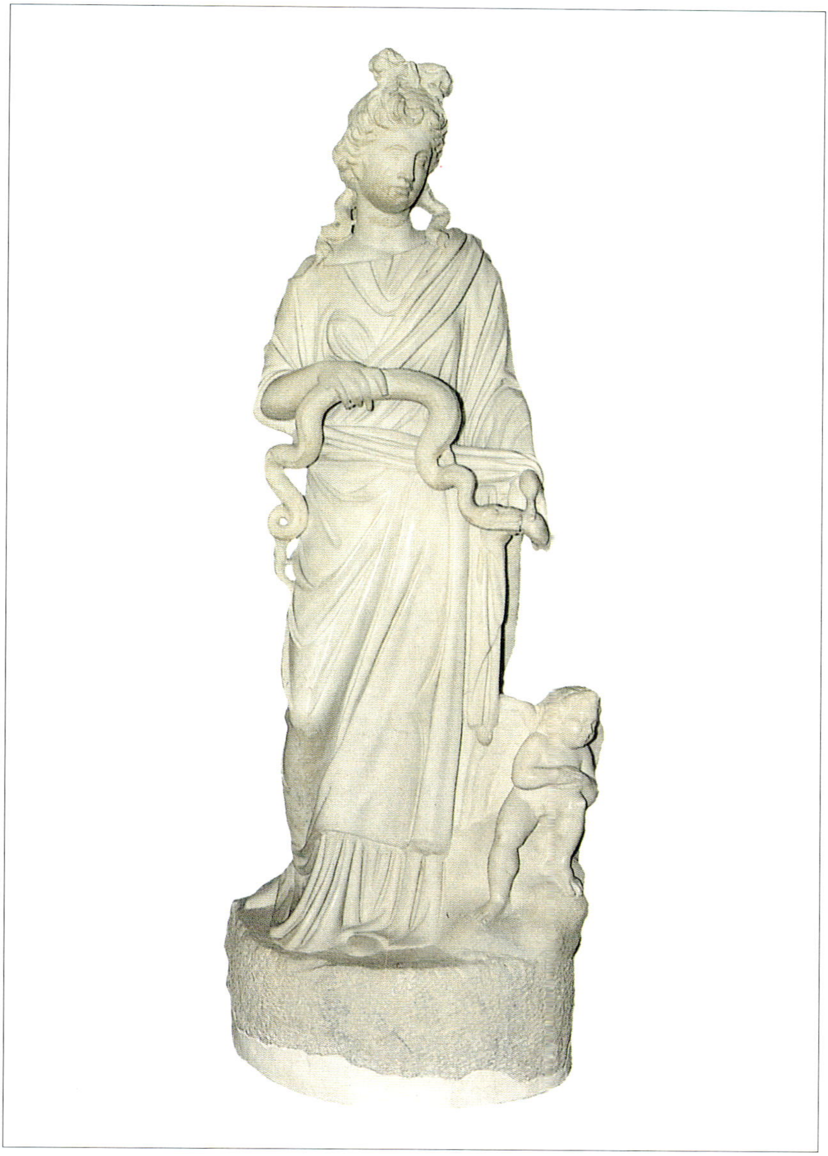

「선서」에 세 번째로 등장하는 건강의 여신 휘기에이아. 예방 중심의 휘기에이아는 치료 중심의 아스클레피오스와 함께 서양 의학 사상의 두 흐름을 이룬다. 코스 박물관 소장

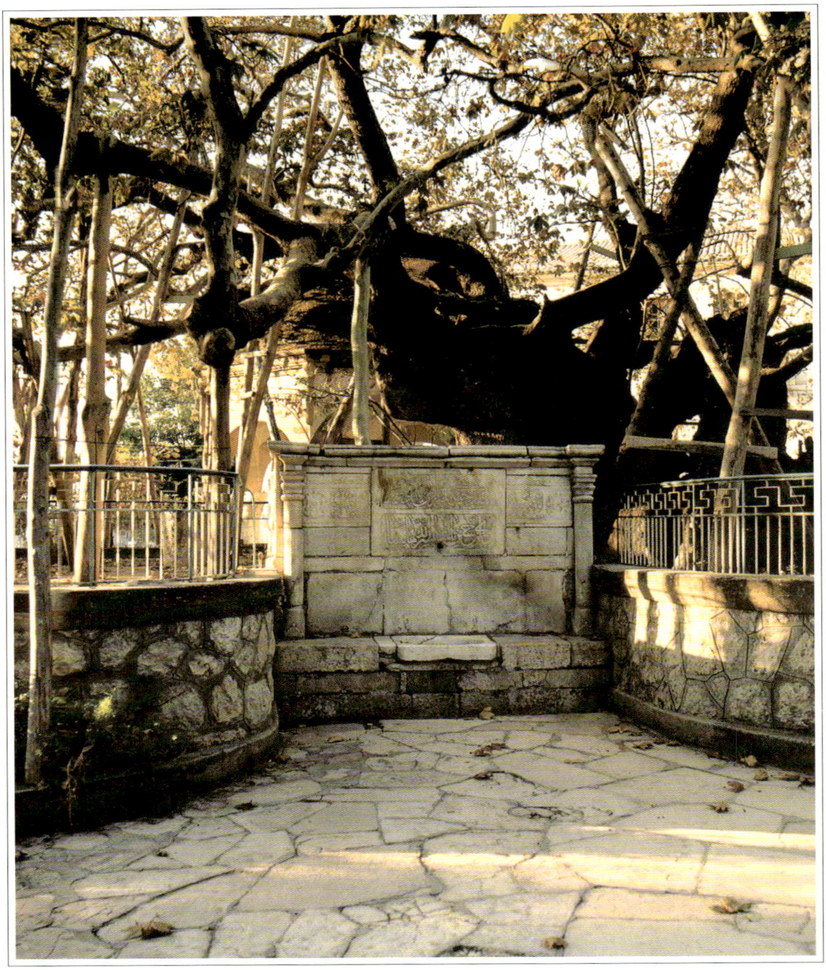

'히포크라테스의 나무'. 히포크라테스가 이 나무 그늘 아래서 제자들에게 의학을 가르쳤다고 한다. 몇 세기 후에 사도 바울이 코스 섬을 방문하여 그리스도의 가르침을 전파했던 곳도 이 곳이었다고 한다.

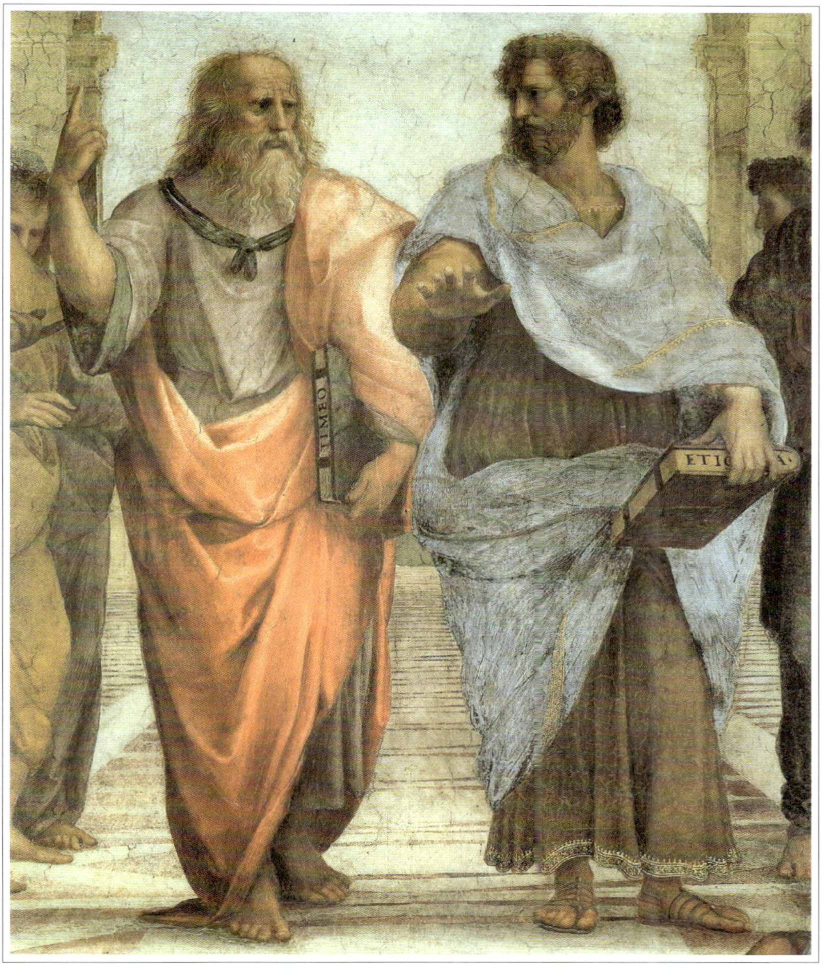

히포크라테스를 역사적 인물로 처음 기록한 플라톤과 아리스토텔레스

# 히포크라테스 선서

## ΟΡΚΟΣ, HIPPOCRATIC OATH

개정판

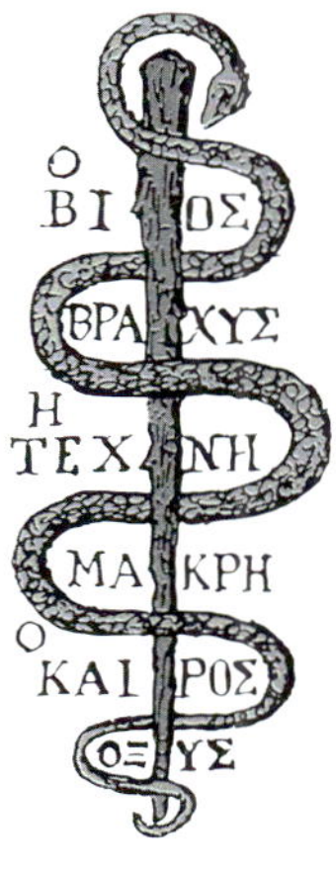


반덕진 역해

계축문화사

히포크라테스 정신을

실천하고 계신 분들께 이 책을 바칩니다.

# 개정판 서문

이 책은 2006년 8월에 초판이 출간되었으니 이제 만 10년이 되었습니다. 히포크라테스에 대한 연구가 부족하고 「히포크라테스 선서」에 관한 자료가 거의 없던 상황에서 이 책이 출간되어, 그동안 우리 사회에 잔잔한 울림을 준 듯합니다.

이 책이 나온 지 2년 후인 2008년 8월부터 신임 검사들도 '검사 선서'를 하기 시작했습니다. '허준 선서'를 하는 한의과대학도 점차 많아지고 있다고 들었습니다. 입학하자마자 '설리번 선서식'을 갖는 특수교육과 학생들도 생겨나기 시작했습니다. 앞으로도 우리 사회에 전문직업성(professionalism)에 대한 인식이 확산되는데 이 책이 조금이라도 도움이 되면 좋겠습니다.

이런 상황에서 이제 출간 10년을 맞아 이 책의 개정판을 내게 되었습니다. 지금까지 5쇄를 발행하는 동안 그때그때 부분적으로 내용을 수정해 왔지만 이번에는 전체적으로 문장을 고치고 다듬었습니다. 최근의 연구결과도 일정 부분 반영했습니다. 화보와 그림을 일부 교체하고 위치를 조정했습니다. 판형과 글자 크기도 키워 가독성을 높였습니다.

하지만 제 사정으로 인해 내용을 더 수정하지 못한 점이 아쉽습니다. 이 부분은 추후에 보완하도록 하겠습니다.

이번 개정판은 단행본 출판사인 사이언스북스에서 의학 및 보건학 전문출판사인 계축문화사로 옮겨 출간하게 되었습니다. 계축문화사에는 저자의 생각을 최대한 존중해주는 주상룡 회장님과 주영일 사장님, 저자의 이런저런 요구를 너그럽게 수용해 주는 이종언 편집부장님, 그리고 탁월한 편집 역량으로 책의 성격을 잘 살려 주는 '편집의 귀재' 김영신 전산과장님이 있습니다. 특히 저자의 마음을 한 없이 편하게 해 주는 김영신 과장님에게는 이 자리를 통해 감사의 마음을 전합니다. 저의 학큐적인 삶에서 지난 15년간 계축문화사와의 만남은 행운이었고 이 아름다운 인연이 앞으로도 오래오래 이어지길 바라며 개정판 서문을 마무리합니다.

2015년 7월

반 덕 진

# 책을 시작하며

저는 의사도 아니고 선서를 한 적도 없습니다. 저는 그저 '히포크라테스라는 블랙홀'에 빠져 오랜 세월을 히포크라테스주의자로 살아 왔을 뿐입니다. 20대에 잃었던 건강도 히포크라테스를 만나면서 회복했고 그에 관한 연구로 학위도 받았으며 그에 관해 강의도 하고 있습니다. 한의대는 물론, 약대도 있고, 한약학과까지 있으면서 오직 의대만 없는 아담한 지방대학에서 저는 의학의 아버지인 히포크라테스를 홀로 탐구해 왔고 이제 그 두 번째 성과를 세상에 내놓게 되었습니다. 작년에 펴낸 『히포크라테스의 발견』에 이어 이번에 『히포크라테스 선서』라는 책을 출간하게 되었습니다. 두 책 모두 히포크라테스와 제가 나눈 대화와 우정의 산물입니다. 작년에 나온 책이 히포크라테스의 생애와 사상을 담았다면 이번 책은 그의 의학 정신과 의사 윤리를 담고 있습니다.

『히포크라테스 선서』는 국내에서 아직 온전히 번역된 적이 없는 「히포크라테스 선서」의 그리스어 원전을 번역하고 해설한 것입니다. 이것은 지금 우리의 의료 현실을 반성적으로 성찰해 보고 이를 토대로 왜곡된 의료 문화를 개선할 필요가 있다는 현실적 인식에 따른 것입니다. 최근 우리 사회에서 새로운 의학 윤리와 연구 윤리를 정립하기 위한 움직임이 점차 활성화되고 있고, '과학자의 히포크라테스 선서'를 만들자는 움직임이 나타나는 등 변화의 흐름이 감지되고 있습니다. 이런 담론의 공간 속에서 서양 의학의 고전인 「히포크라테스 선서」를 번역하고 해설한 이 책이 혼탁한 의료 현실을 바꾸는 데 필요한 의철학적 영감을 제공했으면 합니다.

지금 우리에게 「히포크라테스 선서」(이하 「선서」)는 1년에 한 번 낭독되고 마는 의식용 문서에 불과합니다. 해마다 수천 명의 의대 졸업생들이 졸업 의식의 하나로 선서를 하지만, 이때 말고는 평생 이 서약서를 다시 접할 기회가 없습니다. 간호학도들의 「나이팅게일 선서」도 마찬가지입니다. 이런 추세라면 최근에 약학도들이 낭송하기 시작한 「디오스코리데스 선서」도 크게 다르지 않을 것입니다. 우리의 의료계 종사자들은 선서에 대한 근원적인 필요성은 느끼면서도 현실적인 절박성은 느끼지 못하고 있는 것 같습니다.

최근 들어 이에 대한 통렬한 자기 반성이 의료계 내부에서 터져 나오기 시작했습니다. 우리나라 대부분의 의과 대학에는 히포크라테스의 조각상이 세워져 있고 그 밑에는 "나의 생애를 인류 봉사에 바칠 것을 엄숙히 서약하노라."로 시작되는 유명한 「선서」가 새겨져 있지만 과연 우리가 언제 한번이라도 이 「선서」에 담긴 정신을 진지하게 검토해 본 적이 있으며 이런 「선서」가 나오게 된 역사적 배경이 무엇인지, 이것이 우리의 문화와 현실에 어떻게 접목될 수 있는지에 대해 심각하게 고민한 적이 있는가 하고 말입니다. 서양 의학이 도입된 지 120년이 지난 지금에야 우리는 "히포크라테스 선서는 있지만 정신은 없다."라는 의사들의 고해성사를 듣게 된 것입니다.

우리는 우리가 「히포크라테스 선서」로 알고 있는 문서가 두 가지라는 사실조차 잘 모르고 있습니다. 오늘날 의대생들이 '히포크라테스 선서식'에 사용하는 「선서」는 히포크라테스 시대에 나온 원본이 아니라,

1948년에 세계 의사 협회에서 2500년 전의 「선서」를 현대적 감각에 맞춰 손질한 수정본입니다. 이를 「제네바 선언」이라고 하는데 원문의 정신을 어느 정도 반영하고 있지만 그 내용과 표현은 원문과 다릅니다. 물론 이 책은 「히포크라테스 선서」 원본에 대한 연구서입니다.

비록 「선서」가 전통적 가치의 해체를 주장하는 포스트모더니즘의 공격 목표가 되고 이들의 도전을 받고 있지만 「선서」는 역사상 존재해 왔던 수많은 선언문 중 가장 오래되고 가장 유명한 것으로 이후에 탄생한 수많은 전문 직업인 선서들의 원조 역할을 해오고 있습니다. 「선서」는 단지 『히포크라테스 전집』의 한 논문에 불과한 것이 아니라 '히포크라테스 정신의 압축파일'이라고 할 수 있습니다. 그래서 「선서」를 보면 서양 의학의 원초적 모습에서부터 현대 의학의 뿌리까지 보입니다. 「선서」는 훌륭한 의사가 되기 위한 유일한 문서는 아니더라도 하나의 유용한 기준이 될 수 있음에도 불구하고 그동안 「선서」는 우리 사회에서 제대로 연구되거나 논의된 적이 거의 없습니다. 「선서」는 우리 사회에서 여전히 해독되지 않은 블랙박스로 남아 있었습니다.

사실 히포크라테스를 잘 모르는 사람들조차 「선서」는 어디선가 한두 번은 들은 적이 있을 만큼 「선서」는 유명하고 흥미로운 텍스트입니다. 하지만 「선서」는 고도로 응축된 한 장짜리 문서이다 보니, 단어나 구절, 혹은 행간과 문맥에 숨겨진 메시지들을 잘 살피지 않으면 「선서」는 그저 낡고 진부한 문서에 지나지 않습니다. 그래서 일반인들이 「선서」에 담긴 히포크라테스 정신을 이해하려면 「선서」가 탄생한 시대적 배경과 「선서」에 숨겨진 질서, 그리고 「선서」를 관통하는 일관된 정신 등에 대해 미리 알아야 합니다. 그래서 본서는 의학자들의 서재나 외국의 도서관에 꽂혀 있는 「선서」를 우리 모두가 맛볼 수 있는 문화적 콘텐츠로 만들기 위해 「선서」의 전문을 처음부터 마지막 문장까지 그 순서를 따라가며 음미한 것입니다. 그 결과 한 장의 문서가 한 권의 책으로 태어났습니다.

이 책을 쓰는 과정에서 『히포크라테스 전집』은 물론 고전기 그리스의 문학, 역사, 철학의 고전들을 널리 참고했고, 그동안 발표된 「선서」의 연구 성과들을 충실히 반영하고자 했습니다. 의학적 해석이나 윤리적 쟁점이 되는 구절들에 대해서는 선행 연구자들의 견해를 제시한 뒤에 저의 생각을 밝혔습니다. 저는 그동안 외국 학자들이 내놓은 「선서」의 연구 성과들을 검토하면서 「선서」에 대한 그들의 관점이 저의 독법(讀法)과 다른 면이 있음을 알았습니다. 하지만 두 독법 사이에 넘기 어려운 심연이 존재하는 것은 아니었습니다. 저는 「선서」의 연구사에서 소위 '에델슈타인 가설'로 20세기 중반 이후 연구의 방향을 규정한 에델슈타인의 독법에서 벗어나 「선서」를 새롭게 읽고자 했습니다. 물론 오독(誤讀)의 가능성이 없지 않을 것입니다.

에델슈타인과 이후 연구자들은 「선서」를 단순히 '의사의 에티켓' 정도로 이해하고, 이런 관점에서 「선서」를 분석해 왔습니다. 이들은 「선서」에 숨겨진 내재적 질서를 간과하고 「선서」를 지배하는 보편적 원리보다 그 구체적 사례들에 주된 관심을 가졌던 것 같습니다. 그래서인지 「선서」와 히포크라테스 정신(Hippocratic spirit) 간의 관련성, 나아가 히포크라테스 의학, 혹은 서양 의학사에서 「선서」가 차지하는 위상과 가치를 충분히 드러내지 못한 것 같습니다.

물론 「선서」의 내용은 렌즈의 오목 면과 볼록 면처럼 의학적인 내용과 윤리적인 내용이 뚜렷이 구분되지는 않습니다. 그렇더라도 「선서」가 단지 의사의 예의범절을 담은 문서라는 시각은 그동안 「선서」에 대한 오해를 불러일으켰던 것이 사실입니다. 그래서 「선서」가 의학의 정신과 의사의 윤리를 포함한 서양 의학의 핵심 문서인 점, 그리고 「선서」가 단지 의사의 윤리 사례들을 무질서하게 나열해 놓은 것이 아니라 일정한 원칙과 그 구체적 사례를 연결시키고 있으며, 안락사나 낙태처럼 시대에 따라 다르게 해석될 수 있는 임상 사례들보다 의학의 본질에 관한 통찰을 담고 있는 의학 정신과 윤리 규범이라는 점을 강조하고자 했습니다.

제가 이렇게 한 것은 오늘날의 과학적 의학 앞에 히포크라테스의 의술은 퇴색했어도 그의 의학 정신과 윤리 규범조차 의심받은 적은 없기 때문입니다. 「선서」에 불멸의 생명력을 불어 넣고 있는 것은 바로 「선서」에 담긴 정신이지 사례들이 아닐 것입니다. 또한 「선서」가 히포크라테스 학파의 선언문이 아니라 피타고라스 학파의 산물에 불과하다는, 이른바 '에델슈타인의 가설'과 달리 「선서」가 히포크라테스 정신과 무관하지 않음을 보여 주고자 했습니다. 그 밖의 몇몇 사례들에 대해서도 새로운 시각에서 해석하고자 했습니다.

이 책은 4부로 구성되어 있습니다. 1부는 이 책의 전주곡으로서 「선서」가 어떤 배경에서 탄생하게 되었는가를 다루었고, 이 책의 본문에 해당되는 2부에서 4부까지는 「선서」의 순서에 따라 시작 기도, 계약의 내용, 선서의 내용, 의사의 이상에 대해 분석했습니다. 그리고 마지막의 「책을 마치며」는 이 책의 후주곡으로서 「선서」에 담긴 히포크라테스적 이상이 오늘 우리 사회에 어떤 메시지를 줄 수 있는지를 정리해 보았습니다.

저는 이 책을 학술 담론과 고급 교양이 만날 수 있는 학술 교양서로 쓰고자 했습니다. 그래서 연구의 방법과 분석의 깊이는 전문성을 유지하되 일반 독자들의 교양적 욕구도 충족시켜 주고자 했습니다. 교양인들의 가독성을 감안하여 문어체 형식이 아닌 강의 형식을 취했고 주석도 각주(脚註) 대신 미주(尾註)로 돌렸습니다.

저는 이 책이 의학, 약학, 간호학, 보건학 등을 공부하는 보건 의학도들과 현직 의료인들이 평생 가슴에 안고 자신을 비춰보며 진정한 의료인으로서의 자세를 가다듬는 한 권의 책이 되었으면 합니다. 그리고 생명 과학도와 윤리학도들에게는 의료 윤리와 생명 윤리에 대한 철학적 관점을 세워 주는 책이 되기를 바랍니다. 나아가 이 책이 우리 지식인 사회에 의료 문화 개선에 대한 담론을 활성화시키는 데에도 도움이 되었으면 합니다. 그리고 기초 의학, 임상 의학과 함께 최근 들어 새롭게 부각되고 있는 인문 의학의 교육에 이 책이 적절하게 활용될 수 있으면 좋겠습니다.

이제 감사의 마음을 전할 차례입니다. 우선 우리의 의료 제도 개선에 관심을 갖고 부단히 노력하고 계신 서울대학교 양봉민 교수님께 감사를 드립니다. 아울러 이 책을 쓰는 과정에서 도움을 주거나 격려를 해 주신 연세대학교의 여인석, 이기백, 권상옥 교수, 상지대학교의 최종덕 교수, 인제대학교의 강신익 교수, 서양 고전학자 강대진 박사, 전북 대학교의 김요한 교수, 홍선미 불문학 박사께 감사드립니다.

그리고 아들의 뒷바라지에 평생을 바치신 어머니, 가정의 행복을 알게 해 준 사랑스런 아내 은희와 이제 10개월 된 늦둥이 아들 덧불이에게 사랑의 마음을 전하고 싶습니다. 이 원고의 가치를 알아보고 오래 남을 한 권의 책으로 만들기 위해 최선을 다한 박상준 대표님과 (주)사이언스북스의 가족들께 감사드립니다.

2006년 8월

반 덕 진

# 선 서

나는 의술의 신 아폴론과 아스클레피오스, 휘기에이아, 파나케이아, 그리고 모든 남신과 여신을 증인으로 삼아 나의 능력과 판단에 따라 이 선서와 계약을 이행할 것을 맹세합니다.

나는 이 의술을 가르쳐준 스승을 부모처럼 여기고 나의 삶을 스승과 함께 하여 그가 경제적으로 어려울 때 나의 것을 그와 나누며 그의 자손들을 나의 형제로 여겨 그들이 의술을 배우기를 원하면 그들에게 보수나 계약 없이 의술을 가르칠 것이며 내 아들들과 스승의 아들들, 그리고 의료 관습에 따라 선서하고 계약한 학생들에게만 교범과 강의와 다른 모든 가르침을 전하고 다른 사람들에게는 전하지 않겠습니다.

나는 나의 능력과 판단에 따라 환자를 돕기 위해 섭생법을 처방할 것이며 환자들을 위해나 비행으로부터 보호하겠습니다.

나는 어떤 요청을 받아도 치명적인 약을 누구에게도 주지 않을 것이며 그에 대해 조언도 해 주지 않을 것입니다. 마찬가지로 나는 어떤 여성에게도 낙태용 페서리를 주지 않겠습니다.

나는 나의 삶과 나의 의술을 순수하고 경건하게 지켜 가겠습니다.

나는 칼을 사용하지 않을 것이며 심지어 결석 환자도 그 일에 종사하는 사람에게 맡기겠습니다.

나는 어느 집을 방문하든지 환자를 돕기 위해 갈 것이며 고의적인 비행과 상해를 삼가고, 특히 노예이든 자유민이든 여자들이나 남자들과 성적 접촉을 삼가겠습니다.

내가 환자를 진료하는 동안 또는 진료 과정 외에 그들의 삶에 관해 보고 들은 것이 무엇이든지 그것이 외부로 알려져서는 안 되는 것이라면 그것들을 비밀로 지키고 누설하지 않겠습니다.

이제 내가 이 선서를 지키고 어기지 않는다면 내가 나의 삶과 나의 의술에 대해 모든 사람들로부터 영원한 명예를 얻게 하시고, 만약 내가 선서를 위반하고 거짓으로 맹세한다면 나에게 그 반대를 주십시오.

# | 목차 Contents |

## 제2부 「선서」는 어떻게 시작되는가?



## 제3부 「선서」의 내용은 무엇인가?

## 일러두기

이 책은 「선서」의 그리스어 원전을 기초로 하고 몇몇 번역본들을 참조하여 번역하고 해설한 것이다.

1. **원전**: Littré판(1844), Loeb판(1923), Heiberg판(1927).
2. **번역본**: Littré(1844), Jones(1923), Edelstein(1943), Chadwick and Mann(1950), Adams(1952), Staden(1996)
3. 그리스, 로마 고전의 경우 하버드 대학교에서 나온 Loeb판을 이용한 경우 Loeb로 표기했다.
4. 그리스 고유명사의 경우 우리말 발음은 원칙적으로 그리스 알파벳을 로마자로 바꾸어 적고 표기는 영어식으로 하되 그리스어와 영어 표현을 병기한 때는 그리스어를 앞에 두었다.
   **예**: 호메로스(Homer), 자연(*physis*, nature)
5. 그리스어 y는 우리 말 '위'로 표기하는 것을 원칙으로 했으나 '피타고라스'처럼 이미 굳어진 표현은 그대로 표기했다.
6. 이 책에 실린 도판들의 저작권은 저작권자와 협의를 마쳤거나 협의 중입니다. 이 도판들은 저작권법에 의해 한국 내에서 보호를 받는 저작물이드로 무단 전재와 무단 복제를 금합니다.

# 제1부

# 「선서」는 어떻게 탄생했는가?

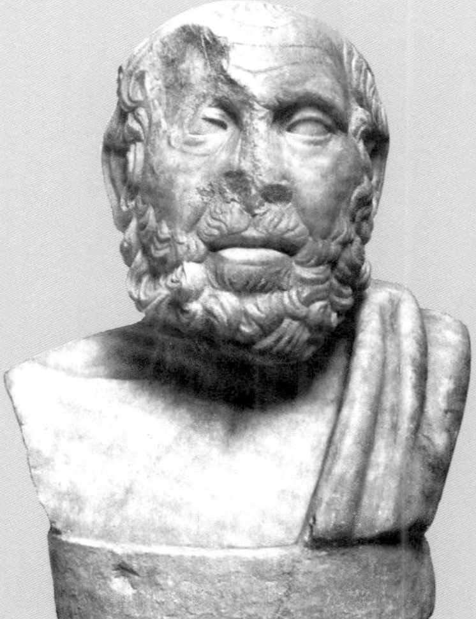

제1장

# 「선서」의 탄생

## 1. 의학에는 국경이 없지만 의사에게는 국경이 있는가?

2005년 6월 3일 황우석 서울대학교 교수는 '관훈 토론회'에서 "과학(science)엔 국경이 없지만 과학자(scientist)에겐 조국이 있다."는 말로 토론회 참석자들과 이 소식을 접한 많은 국민들에게 뭉클한 감동을 주었습니다. 그런데 의학의 역사나 과학의 역사에서 이와 비슷한 수사적 표현이 전혀 없지는 않았습니다. 정확한 출처가 밝혀지진 않았지만 19세기 프랑스의 의학자이자 과학자인 파스퇴르도 "과학에는 국경이 없지만 과학자에게는 국경이 있다."는 말을 한 것으로 오래 전부터 알려져 왔습니다. 그런데 파스퇴르의 이 말이 히포크라테스의 사유와 무관하지 않은 것 같다는 견해를 저는 작년에 조심스럽게 밝힌 적이 있습니다.[1] 히포크라테스와 파스퇴르, 그리고 황우석으로 이어지는 의학 관련 인물들의 애국심은 간결한 수사학적 표현을 통해 그 효과가 극대화되어 왔습니다.

이미 생존 시에 유명했던 히포크라테스는 사후에 대중의 마음속에서 신격화되기 시작했습니다. 그 과정에서 그에 관한 수많은 일화와 전설이 생겨나게 됩니다. 이 중 히포크라테스의 '4대 전설'이라는 것이 있습니다.[2] 4대 전설 중에서도 '페르시아 왕의 초청' 사건은 히포크라테스를 애국적인 의사로 자리매김했습니다.

당시 그리스의 적국이었던 페르시아의 왕[3]이 자신의 군대를 엄습한 전염병을 퇴치하기 위해 히포크라테스의 도움을 필요로 했습니다.[4] 히포크라테스의 명성에 대해 익히 잘 알고 있던 왕은 그를 초청하기 위해 높은 관직과 많은 금은보화를 제시했습니다. 그러나 히포크라테스는 페르시아 왕의 제의를 단호하면서도 오만한 태도로 거절합니다.

> 저는 의식주와 생활에 필요한 물품이 충분합니다. 제가 페르시아의 풍요를 즐기거나 그들을 전염병으로부터 구하는 것은 적절치 않습니다. 왜냐하면 페르시아 인들은 그리스 인의 적들이기 때문입니다.[5]

히포크라테스의 답신에는 조국의 적을 위해 결코 자신의 능력을 사용하지 않겠다는 애국자로서의 의사상이 선명하게 그려져 있습니다.[6] 히포크라테스의 이런 모습은 2세기 고대 의학의 완성자인 갈레노스를 사로잡았습니다. 히포크라테스의 정신적 계승자라 할 수 있는 갈레노스는 히포크라테스를 이상적인 의사상으로 묘사했고 이후 히포크라테스는 의사가 자신의 부귀영화를 위해 적국에게 봉사하지 않는다는 애국심의 상징이 되었으며 후대 의사들의 윤리적 모범이 되기 시작했습니다.

페르시아 왕의 초청을 거절한 사건은 히포크라테스에 관한 연구가 절정에 달했던 19세기 프랑스에도 잘 알려졌습니다. 프랑스와 프로이센(독일) 간에 보불 전쟁(1870−1871)이 일어나자 당시 소르본 대학교 교수였던 파스퇴르는 독일의 본 대학교로부터 받은 명예 박사 학위를

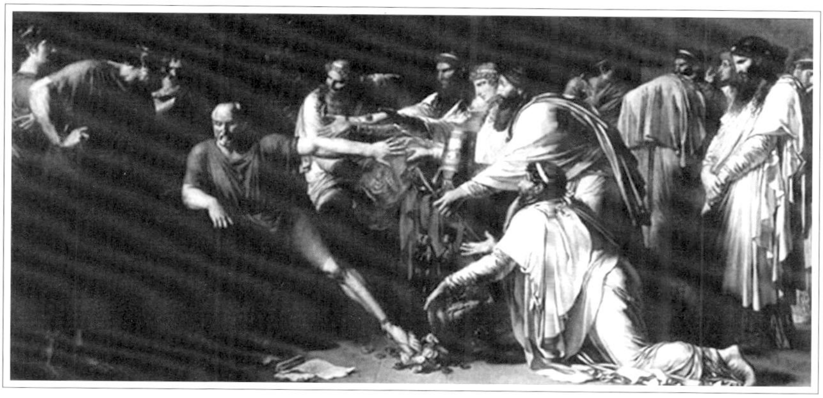

아르타크세르크세스 왕의 선물을 거절하는 히포크라테스. 안루이 지로데트리오종의 1814년 작품. 현재 파리의과대학이 소장하고 있음

반납하고 전쟁에 참전하기 위해 징병 검사장에 나타났습니다. 당시 50대였던 그는 결국 전쟁터보다 실험실에서 나라를 위해 일해 달라는 군 관계자의 요청으로 돌아오고 말았지만 그의 모습은 프랑스인들에게 진정한 애국심이 무엇인지를 보여주었습니다. "과학에는 국경이 없지만 과학자에게는 국경이 있다."라는 이 유명한 말은 이런 상황에서 나온 것 같습니다. 그러나 그가 어떤 대화에서 혹은 어떤 글에서 이런 말을 했는지에 대해서는 아직 정확히 알 수가 없습니다.

프랑스 국민들은 파스퇴르의 과학적 업적과 애국심을 기리기 위해 그의 생전에 전 세계로부터 모은 성금으로 그에게 파스퇴르 연구소(Institute Pasteur, 1888년)를 건립해 주었습니다. 이후 이 연구소는 세계의 곳곳에 분소를 둔 세계적인 연구기관으로 발돋움 했고, 세계 최초로 인간 면역 결핍 바이러스(HIV)를 규명하는 등 의학의 발전에 크게 공헌하고 있습니다. 2004년에는 23번째로 '한국 파스퇴르 연구소'가 한국과학기술원(KIST)에 설치되었습니다.

그런데 우리는 애국심 넘치는 히포크라테스의 모습에서 기존의 히포크라테스 상과 다른, 다소 의외의 느낌을 받게 됩니다. 페르시아 왕의 물질적 유혹을 거절한 점은 그의 청렴한 이미지에 잘 부합되지만 전염병으로 고통 받는 사람들이 적국의 환자들이라는 이유로 치료를 거부하는 모습은, 의사는 인종과 국적을 초월해 진료해야 한다고 알고 있는 우리에게는 놀라움으로 다가옵니다. 국경을 초월한 보편적 휴머니즘으로 승화되지 못하고 있는 듯한 그의 애국심은 오늘날 치료의 손길을 기다리는 곳이면 어디든 달려가는 '국경 없는 의사회(Medecins sans Frontieres, MSF)'의 정신과는 다른 것이기 때문입니다. 과연 어떤 것이 진정한 히포크라테스의 모습일까요?

아무튼 히포크라테스의 일화가 픽션이 아니고 파스퇴르의 말이 확실한 근거가 있는 것이라면 고대의 히포크라테스적 사유가 19세기 후반의 파스퇴르를 거쳐 오늘의 우리에게까지 이어지고 있는 셈입니다.[8]

## 2. 서양 의학의 아버지 히포크라테스는 누구인가?

그럼 히포크라테스는 누구일까요? '의학의 아버지'인 히포크라테스(Hippocrates, 기원전 460-375?년)는 실존 인물이면서도 그의 행적에 관한 자료가 많지 않아 사실상 실제와 전설 사이에 존재하는 인물입니다. 그의 이름으로 전해오는 방대한 분량의 『히포크라테스 전집』도 그가 직접 썼는지는 확실하지 않습니다. 우리가 당연히 그 저자의 작품으로 알고 있지만 저자의 실존 여부나 작품의 진위 여부가 확실하지 않은 경우가 많은데, 히포크라테스가 그 전형적인 사례에 속합니다. 이런 경우 고전 학자들은 보통 '저자 문제'에 직면하게 됩니다. 『일리아스』나 『오디세이아』를 쓴 것으로 알려진 호메로스가 과연 실존 인물인지, 혹은 호메로스가 이 작품들의 진짜 저자인지에 대한 의문을 '호메로스 문제(Homeric question)'라고 하듯이, '히포크라테스 문제(Hippocratic question)'[9]도 마찬가지입니다.

히포크라테스의 행적 중 비교적 확실한 것은 그가 그리스의 지배를 받고 있던 코스 섬[10]에서 기원전 460년경 명문 의사 가문에서 태어났다는 점과 명문 가문 출신의 여성과 결혼하여 두 아들과 딸 하나를 두었으며 대머리에 턱수염이 있었다는 점 등뿐입니다. 그리고 그 밖의 내용들은 확인하기 어려운 것들입니다.

그럼 히포크라테스는 어떻게 유명한 의사가 될 수 있었을까요? 히포크라테스는 우선 좋은 가문에서 태어났습니다. 그는 수대에 걸쳐 대대로 의술을 가업으로 삼아 온 의사 가문 출신이었습니다. 사실 여부를 떠나 후대의 전기 작가들은 히포크라테스를 의술의 신인 아스클레피오스의 18대, 혹은 19대 직계 후손으로 기록하고 있습니다. 심지어 아스클레피오스로부터 그에 이르는 상세한 족보를 실명과 함께 싣고 있는 전기들도 현전하고 있습니다. 이 전기들에 따르면 그의 외가도 역시 귀족 집안이었습니다.[11]

이처럼 부계와 모계 모두 명문 가문에서 태어난 히포크라테스는 다른 귀족 자제들처럼 일반 교양과 의학 외에도 섭생법과 철학, 그리고 수사학(修辭學, *rhētorikē*)도 공부한 것으로 전기들이 전하고 있습니다.[12] 이것이 사실이라면 히포크라테스는 아버지로부터 전수받은 의학 지식 말고도 섭생법의 주창자인 헤로디코스, 수사학자인 고르기아스, 그리고 철학자 데모크리토스의 가르침을 접한 셈이 됩니다. 물론 이런 기록들을 전적으로 신뢰할 수는 없겠지만 고대에 훌륭한 의사가 되기 위해서는 인체에 관한 지식뿐만 아니라 현상의 본질을 탐구하는 철학적 능력과 함께 환자를 효과적으로 진료하기 위한 수사학적 능력도 필요했음을 알 수 있습니다.

오늘 우리는 의사에게 치료 능력과 수사학적 능력을 동시에 요구했던 그리스의 의료 문화가 다소 생소할 수도 있습니다. 고전기 그리스는 기

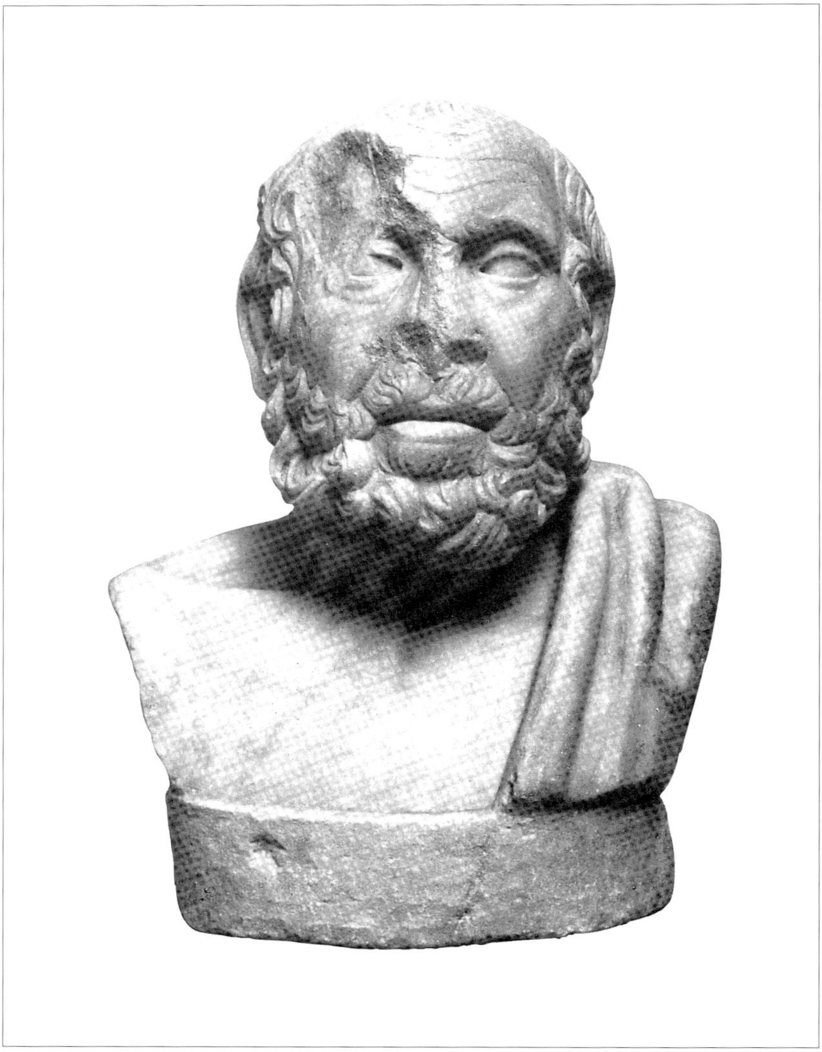

히포크라테스 흉상. 아마도 히포크라테스의 실제 모습에 가장 가까운 것으로 추정되는 이 흉상은 헬레니즘 시대의 조각을 로마 시대에 복제한 것이다. 1940년에 로마 근교에 있는 오스티아의 한 의사의 무덤에서 발견되어 현재 오스티아 박물관에 소장되어 있다.

본적으로 민주주의 사회였고 무력이나 신분이 아닌 대화와 토론으로 문제를 해결하는 사회였습니다. 이러한 사회에서 '말'을 잘하는 것은 매우 중요했습니다. 설득력 있게 '말'을 구사하는 능력은 정치적 토론이나 법정 공방에서 필수적인 요소였습니다. 그래서 당시 아테네의 교육은 '수사학' 교육과 '철학' 교육으로 대별됩니다. 프로타고라스–고르기아스–이소크라테스로 이어지는 수사학적 전통과 이들을 신랄하게 비판한 소크라테스–플라톤–아리스토텔레스의 철학적 전통이 긴장 관계를 형성하며 경쟁하게 됩니다. 그러나 소크라테스는 수사술의 대가이기도 했습니다. 예를 들어 수사학의 조종(祖宗) 격인 프로타고라스가 남긴 "인간은 만물의 척도다(*pantōn chrēmatōn metron anthropon einai.*)."[13]라는 말이나 소크라테스의 말로 유명한 "너 자신을 알라(*gnothi seauton.*)."[14]는 말 역시 간결하고 명료한 수사적 표현의 좋은 사례입니다.

당시 의사들도 대중들 앞에서 상대 의사와 토론이 벌어거나 진료에 소극적인 환자를 설득하고, 자신의 질병에 절망하고 있는 환자의 회복 의지를 북돋우기 위해 말을 잘해야 했습니다. 당시 의사의 언어 능력은 치료 능력과 함께 의사가 갖추어야 할 2대 자질의 하나였습니다.[15] 예를 들어 1세기 의사인 켈수스는 히포크라테스를 의학적 능력과 수사학적 능력을 겸비한 이상적인 의사로 평가하고 있을 정도입니다.[16] 우리에게 익숙한 "인생은 짧고 의술은 길다(*ho bios brachys, hē de technē makrē.*)."[17]는 말을 남긴 사람이 바로 히포크라테스입니다. 『히포크라테스 전집』에는 이 말 외에도 촌철살인(寸鐵殺人)의 격언들이 많이 들어 있습니다.

히포크라테스는 고향인 코스 섬에서 진료 활동과 의학 교육을 펼쳤습니다. 지금도 코스 섬에는 히포크라테스가 그 그늘 아래서 제자들에게 의학을 가르쳤다는 플라타너스 거목이 웅장한 모습으로 남아 있습니다.[18] 그는 고향에서 결혼해서 2남 1녀를 두었습니다. 두 아들 모두

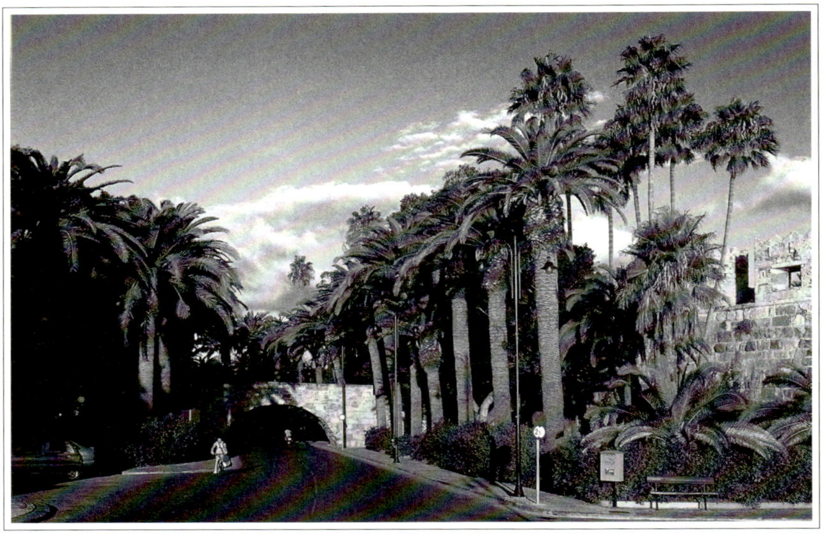

코스 섬의 야자수 가로수 길과 코스 성으로 이어지는 다리

훌륭한 의사가 되어 아버지와 함께 고향을 떠나 그리스 북부 내륙으로 향했고 사위[19]는 끝까지 코스 섬에 남아 장인의 의술을 계승했습니다. 히포크라테스의 명성은 아마도 코스 섬 시절에 이미 그리스를 넘어 주변 국가들에도 널리 알려진 듯합니다. 그가 고향을 떠나 더 넓은 세계에서 활동하지 않았더라면 그의 명성은 에게 해 주변을 넘지 못했을 수도 있습니다. 히포크라테스는 부모가 죽은 후 고향을 떠나게 되는데 아시아나 페르시아로 향하지 않고 선조들의 고향이자 가문의 집성촌이 있는 그리스 내륙의 테살리아 지방으로 향하게 됩니다.[20]

히포크라테스가 고향을 떠난 이유[21]에 대해서는 여러 주장이 있으나 당시 의사라는 직업이 순회직(巡廻職)이었다는 사실과 무관치 않습니다. 오늘날처럼 자신의 고향이나 특정 장소에서 평생 동안 개업의(private physician)로 활동하는 의사는 거의 없었고 '오늘은 이곳, 내일은 저곳'에 머물며 다양한 임상 체험을 쌓았습니다. 당시는 국가

에서 공식적으로 발급하는 의사 면허증이 없었기 때문에[22] 도시 국가에서 채용한 공의(公醫, public physician)나 왕의 시의(侍醫, court physician) 등을 제외하고 대부분의 의사들은 한 곳에 머무는 정주의(定住醫, stationary physician)가 아니라 여러 도시들에서 일정 기간 머무르는 편력의(遍歷醫, itinerant physician)로 일했습니다. 아무튼 히포크라테스는 그리스 북부의 테살리아 지방에 정착하여 그리스 내륙의 이곳저곳에서 환자들을 돌보다 라리사[23] 지방에서 삶을 마감하게 됩니다.

그럼 어떻게 해서 히포크라테스가 오늘날 '의학의 아버지'라는 명성을 얻게 되었을까요?

히포크라테스의 저술로 전해오는 『히포크라테스 전집』[24]과 그 속에 담긴 '히포크라테스적 사유'는 당시로서는 매우 혁신적인 것이었습니다. 히포크라테스적 사유에 담겨 있는 합리주의, 자연주의, 인본주의, 전일주의, 생태주의 등은 이전 의학의 패러다임을 근본적으로 바꾸었습니다.

히포크라테스의 합리적 의학이란 질병이 신이나 마귀와 관련되어 있다는 주술적인 질병관을 부인하고 질병을 하나의 자연적 현상으로 이해하면서 환자에 대한 임상적 관찰과 진료 경험, 그리고 합리적 추론을 강조하는 입장입니다. 이처럼 신비주의 의학과의 놀라운 단절은 2500년이 지난 지금, 고도로 발전한 현대의 과학적 의학을 낳았습니다.

히포크라테스는 질병보다 환자를, 의사보다 환자를 진료의 중심에 놓고 환자의 권익을 존중하는 인간적 의술을 펼쳤습니다. 그의 저술에는 남자와 여자, 자유민과 노예, 자국인과 외국인을 차별하지 않고 대등하게 치료하는 모습이 담겨 있습니다. "환자에게 최선의 이익이 되도록 진료하라."는 윤리적 이상은 이후 서양 의학사에 깊이 각인됩니다.

히포크라테스 학파는 약물이나 수술과 같은 공격적인 치료법 대신 음식과 운동과 같은 부드러운 치료법을 우선했습니다. 히포크라테스가 임상에 본격적으로 적용한 섭생법은 당시로서는 획기적인 것이었습니다. 섭생법이란 인체의 생명력 혹은 자연치유력을 존중하는 자연 의학적 사고와 관련 있습니다. 히포크라테스 이전까지 질병 치료는 대부분 약, 칼, 불과 같은 침습적인 방법이었던데 반해, 히포크라테스 시대에 오면 인체의 선천적인 질병 저항 능력을 존중하는 온화한 방법으로 바뀌게 됩니다. 몸속의 '자연'을 진정한 의사로 보고 의사를 자연의 도우미로 자리매김한 것입니다. 자연치유력에 대한 인식은 현대 의학의 현장에서 점

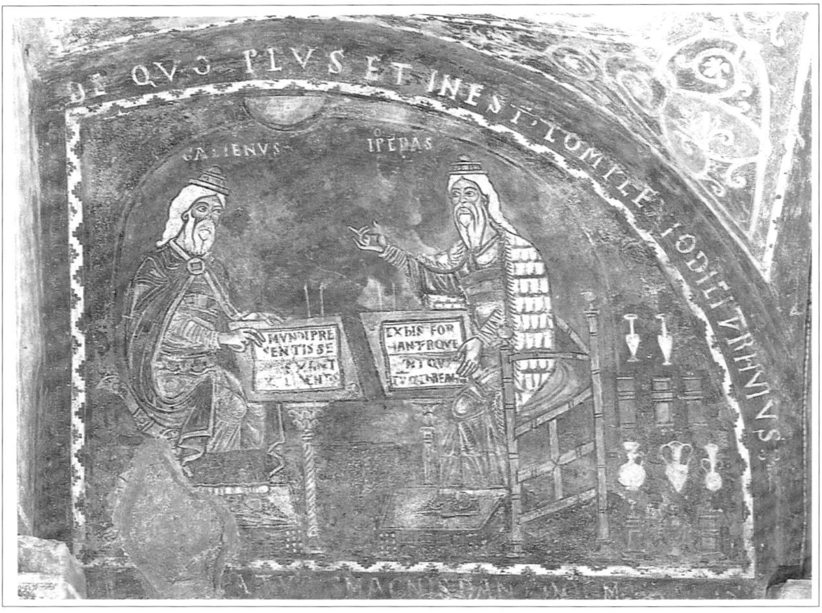


왼쪽의 갈레노스가 오른쪽의 히포크라테스에게 500여년의 시간을 뛰어 넘어 의학을 배우고 있다. 서양 학문의 정신을 상징하는 인물이 플라톤이고 서양 학문의 내용을 지배한 인물이 아리스토텔레스라면 서양 의학의 정신을 상징하는 인물이 히포크라테스이고 서양 의학의 이론을 지배한 인물이 갈레노스이다. 히포크라테스가 '서양 의학의 아버지'라는 위상을 갖게 된 데에는 갈레노스의 역할이 적지 않았다. 1250년경 이탈리아의 아나그니 성당의 벽화 일부

차 약화되고 있지만 최근에 보완 의학 등에서 다시 조명되고 있습니다.

히포크라테스 시대에 오면 의학 교육도 한층 개방됩니다. 가문 내에서 비전되던 의술이 외부 학생에게 개방되어 열린 교육의 장이 마련되었습니다. 그 결과 의학 수준이 더욱 발전하게 되고 히포크라테스 학파의 명성은 지중해 전역으로 확산되었습니다. 이 과정에서 히포크라테스는 후배 의사들에 의해 영웅적 의사가 되어갑니다.

'의학의 아버지'로서의 히포크라테스 상은 언제 누가 만들었을까요? 그의 후배 의사들 외에 헬레니즘 시대의 헤로필로스, 에라시스트라토스와 같은 의학자들도 히포크라테스를 영웅시하는데 나름대로의 역할을 했을 것입니다. 하지만 히포크라테스를 '의학의 아버지'로 고정시킨 장본인은 '의학의 아리스토텔레스'로 평가되는 갈레노스입니다. 그는 히포크라테스의 명성을 가장 널리 알린 인물로, 의학에서 자신이 이룩한 업적보다 그가 자신의 스승으로 생각한 히포크라테스에 대한 찬양으로 유명합니다. 갈레노스 이후 히포크라테스는 중세의 교회와 신도들에게도 이상적 의사로서 존경을 받았습니다. 이런 전통은 16세기의 파라켈수스, 17세기의 토마스 시드넘, 18세기의 헤르만 부르하페, 19세기 초의 르네 라에네크까지 계속되었고 19세기 중후반의 에밀 리트레에 이르러 절정에 달했습니다.

## 3. 「선서」는 왜 필요했는가?

히포크라테스 가문의 시조이자 의술의 신인 아스클레피오스가 죽은 후 그의 후손들은 그를 의사 집단의 수호신으로 받들면서 진료 활동을 했습니다. 히포크라테스도 그런 세습 의사의 한 사람입니다. 가문 내에서 부계 혈통으로 가업이 전승되던 전통은 당시로서는 자연스러운 것이었습니다. 그런데 그 시점을 확정할 수는 없지만 언제부턴가 아스클레피오스 가문 외부의 학생들이 이 가문의 새로운 구성원으로 영입되기 시작했습니다. 그동안 아스클레피오스의 후손들 사이에서만 전수되던 의학 지식이 비로소 외부 학생에게도 개방되기 시작한 것입니다.[25] 이러한 의학 교육의 변화는 코스 섬의 의학 전통에 빛나는 명성을 가져왔고 광범위한 지역에 의학을 보급시키는 원동력이 되었습니다.

이를 두고 갈레노스는 “이제 의술은 관례적으로 남자 친척뿐만 아니라 가문 밖의 학생들에게도 교육되었다. 그러므로 의술은 더 이상 아스클레피오스 가문의 독점물이 아니다.”[26]라고 말하고 있습니다. 실제로 히포크라테스가 가문 외부의 학생들을 두고 있었다는 사실은 그의 사위인 폴리보스가 아스클레피오스의 직계 후손이 아니라는 사실에서도 잘 입증되고 있습니다.

이 의학 혁명은 아마도 히포크라테스 시대에 오면서 본격화되었다고 할 수 있습니다.[27] 물론 이 과정에서 히포크라테스가 어떤 역할을 했는지는 정확히 밝히기는 어렵지만 히포크라테스가 등장한 기원전 5세기에는 이미 의사 집단이 혈연 공동체로부터 계약 공동체로 전환되기 시작하여 의학 교육이 혈연 관계를 넘고 있었음은 확실한 것 같습니다. 이 과정에서 히포크라테스의 명성은 의사 지망생들에게 매력적인 유인이 되었을 수도 있습니다. 히포크라테스는 학생들의 가문이나 혈통은 부차적이라고 보고 재능과 수업료라는 새로운 조건을 요구했을 수도 있습니다. 플라톤은 『프로타고라스』에서 히포크라테스가 학생들에게 보수를 받고 의학을 가르쳤음을 증언하고 있습니다.[28] 하지만 히포크라테스가 최초로 이런 선례를 확립했다는 암시도 없습니다.

히포크라테스 이후부터 나타나는 이 집단의 계약 공동체적 성격은 기원전 4세기에 오면서 합리적이고 전문적인 교육을 가속화시켰고 이런 토대 위에서 의업은 교육받은 일반인들에게 점차 개방되어 갔습니다. 코스 학파가 경쟁 관계에 있던 크니도스 학파를 따돌리고 이후 지중해 의학의 중심지로 부상할 수 있었던 것은 아마도 히포크라테스학파의 이런 개방성과 무관하지 않을 것입니다.[29] 히포크라테스에 관한 전기들에는 외부 출신 학생 12명의 명단이 들어 있는데 이들 중 일부는 코스 학파의 명성을 드높였던 것으로 확인되고 있습니다.

「선서」는 이런 극적인 변화를 잘 보여줍니다. 「선서」의 전반부는 아스클레피오스 가문 출신자가 아닌 새로운 학생들이 서명해야 하는 일종의 동업자 협약임을 보여주고 있습니다. 외부 학생들이 이 가문에 들어와서 의학 공부를 하게 될 때 치르는 입문 의식의 한 절차로 선서를 하게 되는 것입니다. 따라서 아스클레피오스 가문 출신들은 선서를 할 필요가 없고 다른 가문 출신들만이 스승을 아버지로 삼겠다고 서약합니다.

이처럼 아스클레피오스 가문 외부의 학생들이 스승에게 입회 선서를 하는 순간부터 의학 교육은 정식으로 개방되기 시작했습니다. 이런 점에서 「선서」는 특정 가문에서만 전승되어 오던 의학 지식이 외부 출신에게 문호를 개방했다는 좋은 근거가 되기도 합니다. 오늘날과 같은 공식적인 의사 면허 제도가 없던 당시에 아스클레피오스 가문의 명예와 히포크라테스의 후광은 일종의 자격증과 같은 역할을 했을 수도 있습니다. 그리고 「선서」는 의사의 직업 윤리를 국가나 사회가 만들어 강요한 것이 아니라 의사 스스로 만들어 자율적으로 선언했다는 점에서도 의미가 있습니다.

「선서」는 내용상 크게 두 부분으로 구분됩니다. 전반부는 의사와 의사간의 계약에 관한 내용이고 후반부는 환자에 대한 의사의 다짐에 관한 내용입니다. 이 「선서」는 선서 의식의 주관자인 아스클레피오스 가문과 선서자인 외부인 간의 약속이기 때문에 아스클레피오스의 후손들은 선서할 이유가 없었다는 점은 앞서 말한 바 있습니다. 그들은 부친으로부터 교육을 받기 때문에 수업료를 내거나 계약서에 서명할 필요가 없었던 것이죠. 대신 이 「선서」는 그 가문에 속하지 않는 학생들이 스승의 문하생이 되는 순간에 의무적으로 치러야 되는 통과 의례였던 셈입니다.

이 계약은 신입생의 의무사항을 규정하고 스승에 대한 도덕적, 경제적 답례 규정을 담고 있습니다. 학생은 수업료를 지불하고, 스승이 경제적으로 궁핍할 경우 도움을 주어야 한다는 내용도 있습니다. 필요하다면 학생들은 선서나 계약 없이 스승의 아들에게 의학을 가르칠 의무를 졌기 때문에 이 약속의 효력은 스승의 직계 후손에까지 미쳤습니다. 대신에 신입생들은 교육받을 권리와 자신의 아들에게 무료로 전수할 수 있는 특권을 얻었습니다.

이처럼 가문 외부의 사람들에게 의학 지식을 가르치기 시작한 순간부터 아스클레피오스 가문의 이익과 특권을 보존해 주는 「선서」는 불가피한 것이 되었습니다. 갈레노스에 따르면 히포크라테스는 코스 섬의 의학 전통을 계승할 가문의 구성원 수가 부족해짐에 따라 외부인에게 의학 지식을 개방할 것을 결심하고 이런 목적에 맞게 「선서」를 작성했다고 기록하고 있습니다.[30] 호메로스의 후손(Homerid)을 자처하는 키오스 섬의 세습 시인들[31]이 자신들의 수호자로 호메로스를 내세운 것과 유사합니다. 아무튼 외부 학생을 가족으로 입양한 것은 한편으로 가문의 의학적 전통을 영속시키는 결과를 낳았습니다.[32]

「선서」는 의사 가문의 가입 기준을 강화하면서 신규 구성원에게 지속적인 구속력을 행사하려는 의도가 엿보이며 따라서 「선서」는 당대의 모든 의사들을 대상으로 한 보편적인 문서라기보다는 특정 가문 소속의 의사들에게 적용되었던 선언문으로 볼 수 있습니다. 그런데 아쉽게도 그 특정 가문, 혹은 의사 집단이 히포크라테스가 속한 아스클레피오스 가문이라는 결정적인 증거가 「선서」의 어디에도 나타나 있지 않습니다.

## 제2장
# 「선서」의 전승

## 1. 「선서」의 2대 미스터리는 무엇인가?

「선서」는 사실 많은 부분이 베일에 가려 있습니다. 「선서」가 정확히 언제 탄생했고 지금 우리가 갖고 있는 「선서」가 탄생 당시의 것인지, 아니면 전수 과정에서 훼손되거나 개작된 것인지에 대해 어느 누구도 자신 있게 말할 수 없습니다. 그리고 「선서」가 도덕 규범을 넘어 법적 구속력까지 갖고 있었는지, 「선서」가 현실의 반영인지 아니면 이상적 프로그램에 불과한 것인지에 대해서도 대답은 마찬가지입니다.[33]

「선서」에 대해 비교적 정확한 사실은 1세기의 에로티아누스가 작성한 『히포크라테스 전집』의 목록에서 「선서」의 이름이 처음으로 발견된다는 점입니다. 「선서」의 작성 시기도 학자들마다 의견이 분분해서 정확한 연대를 확정할 수 없습니다. 하지만 대체로 기원전 400년경으로 추정됩니다. 기원전 4세기 이후로 보는 학자들도 있지만 히포크라테스 연구의 권위자인 프랑스의 자크 주아나는 대략 기원전 5세기 말에서 4세기 초로 추정하고 있습니다.[34] 이 시기는 히포크라테스 학파 의사들이 쓴 가장 오래된 의서들이 나온 시기이기도 합니다.

그러나 「선서」를 누가 썼는지, 저자가 단수인지 복수인지에 대해서도 의견이 나뉩니다. 우리는 「선서」의 저자에 대해 정확히 알 수 없고 또 그 저자가 쓴 다른 논문들이 있는지에 대해서도 모르기는 마찬가지입니다. 더욱이 히포크라테스가 「선서」를 썼다거나, 그것에 대해 알고 있었는지 혹은 그것을 인정했다는 증거조차 없는 상황입니다. 그러나 고대인들은 「선서」를 대체로 히포크라테스나 그의 학파가 썼을 것으로 간주했습니다. 누가 썼건 적어도 히포크라테스적 사유와 관련있다고 보았던 것이죠.

우리는 「선서」의 명성이 당시 어느 정도였고 「선서」가 얼마나 널리 사용되었는지에 대해서도 모릅니다. 또한 「선서」는 당대 의료 윤리의 모든 것을 담은 문서도 아니고 절대적으로 준수해야 하는 성전도 아니며 단지 의학에 입문하는 학생들에게 서약을 시키기 위한 문서였을 뿐입니다. 하지만 「선서」는 그와 유사한 수많은 서약들 중에 유일하게 살아남은 것이며 가장 오래되고 가장 유명한 것이라는 점은 확실합니다. 현재까지 전해오는 「선서」의 판본 중 가장 믿을 만한 것으로는 프랑스의 리트레(Littré) 판과 미국의 러브(Loeb) 판, 그리고 독일의 하이베르크(Heiberg) 판[35]이 있습니다.[36]

「선서」에 관한 이상과 같은 문제 외에도 오랫동안 풀리지 않고 있던 의문이 두 가지 있었습니다. 하나는 「선서」에 담긴 내용이 당시 그리스 의사들의 보편적인 생각과 일치하지 않는다는 점입니다. 즉 「선서」의 내용 중에는 『히포크라테스 전집』의 다른 내용들과 일치하지 않는 부분들이 있으며 「선서」에 담긴 내용이 당시 의료 현실을 제대로 반영하고 있지 않습니다. 예를 들어 독약을 사용하지 않겠다는 점이나 낙태와 관련된 내용, 그리고 외과 수술을 하지 않겠다는 다짐 등은 당시의 현실과 거리가 있다는 것입니다. 당시는 불치 환자들의 자살행위를 죄악시하지 않았고 낙태는 합법적이었으며 외과 수술에 관한 내용이 『히포크라테스 전집』의 외과 논문들에 나타난다는 것입니다.

다른 하나는 예수가 태어나기 400년 전에 나온 「선서」가 어떻게 그리스도교적 윤리를 담아내고 있는가 하는 점이었습니다. 이 의문은 20세기 초까지 풀리지 않는 난제로 남아 있었습니다.

## 2. 「선서」는 피타고라스 학파의 선언문인가?

드디어 독일의 저명한 고전학자이자 문헌학자인 루트비히 에델슈타인이 이 비밀 코드를 풀기 위해 「선서」의 탐험에 나섰습니다. 그 결과 그는 1943년에 「선서」에 대해 매우 충격적인 분석을 내놓았습니다. 그 내용이 무엇인지 궁금하겠지만 자세한 이야기는 잠시 뒤로 미루고 우선 '히포크라테스 문제'에 대한 에델슈타인의 입장을 먼저 살펴보는 것이 그의 해석을 이해하는데 도움이 될 것 같습니다.

19세기 이후 히포크라테스에 관한 연구는 크게 두 가지 방향으로 진행되었습니다. 하나는 히포크라테스를 '서양 의학의 아버지'로 인정하고 그가 『히포크라테스 전집』의 주요 논문을 썼다고 보면서 여기에 담긴 '히포크라테스 정신'을 인정하는 입장이 있습니다. 이를 '전통주의적 입장'이라고 하는데 프랑스의 리트레가 그 대표자입니다. 다른 하나는 히포크라테스는 단지 그 시대의 유명한 의사 중의 한 사람에 불과하며 저술을 남기지 않았다고 주장하는 '회의주의적 입장'이 있습니다. 1930년대 초반에 리트레의 견해를 정면으로 반박한 에델슈타인이 그 대표자입니다.[37] 그는 『히포크라테스 전집』의 논문들을 분석한 후 『히포크라테스 전집』의 저술 중 어느 것도 히포크라테스의 진서(眞書)가 아니라고 주장하고 「선서」 자체에 대한 정밀 분석에 들어갔습니다.

에델슈타인은 오랜 연구 끝에 「선서」가 당시 그리스 의학의 보편적인

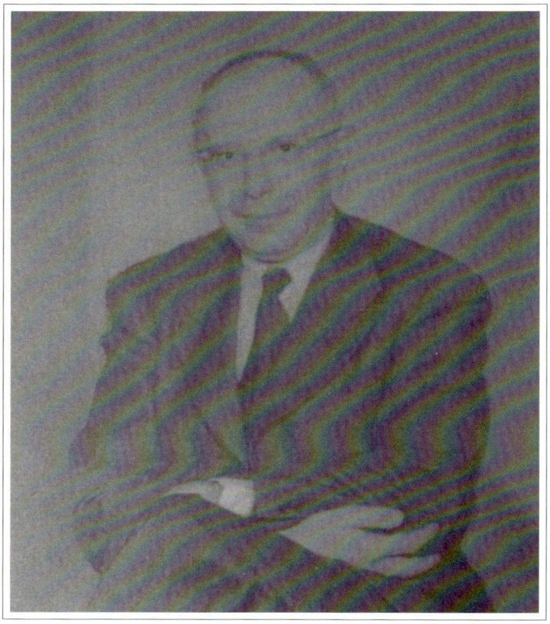

'히포크라테스 문제'에 대해 회의주의적 입장에 섰던 에델슈타인

모습을 담아낸 것이 아니라 기원전 4세기 피타고라스 학파 의사들(Pythagorean physicians)[38]의 산물이라고 주장하고 이를 입증하려고 노력했습니다. 피타고라스[39]는 소위 '피타고라스의 정리'로 유명한 바로 그 인물인데, 에델슈타인에 따르면 「선서」에 나타난 의사 윤리가 당시 히포크라테스 학파의 의사들이나 다른 일반 의사들의 생각이 아니라 피타고라스주의(Pythagoreanism)의 윤리라는 것입니다.

나는 주저 없이 말한다. 「히포크라테스 선서」는 철저하게 피타고라스 학파의 철학적 영향을 받은 문서라고. 형식과 정신, 구성과 내용 측면에서 「선서」는 피타고라스 학파의 선언문이다. 「선서」의 중요한 특징들은 오직 피타고라스주의와 관련지어서만 이해될 수 있다. 즉 「선서」의 모든 세부적

인 내용들도 이런 철학적 사고와 완전히 일치한다.[40]

피타고라스주의자들은 영혼 불멸설과 윤회설을 믿었습니다. 즉 인간의 영혼은 불멸하며 육신이 소멸되면 그 영혼이 다른 동물 속으로 옮겨간다는 생각이 그들의 생활 방식의 기초를 이룹니다. '피타고라스적 삶의 방식'에서 준수해야 하는 금욕주의적 생활 수칙에는 "신성한 것에 대해 함부로 말하지 마라.", "친구의 것은 공동의 것이다.", "콩을 먹지 마라.", "육식하지 마라." 등과 같은 내용들이 포함되어 있습니다.[41] 이 밖에도 묵언(黙言)이나 절욕(節慾)의 실천이 강조되기도 했습니다.

에델슈타인은 당시의 그리스 의사들이 안락사와 낙태, 그리고 외과 수술 등을 일상적으로 시행했음에도 불구하고 이를 금지하고 있는 「선서」에는 당대 의사들의 윤리보다는 피타고라스 학파의 교리가 반영되어 있다고 주장했습니다.

그는 또한 피타고라스 학파의 사상이 그리스도교 정신과 일정한 공통점이 있다고 주장합니다. 즉 그리스의 다른 학파들과는 달리 생명에 대한 존중 사상에서 자살과 낙태를 반대하고 순수함과 경건함을 추구하는 피타고라스적 사유는 그리스도교적 사유와 상통한다는 것입니다.[42] 피타고라스 학파가 그리스도교 이전에 활동했던 사람들이므로 선서」는 그리스도교적 의료 윤리보다 수백 년 앞서며 「선서」의 정신은 후에 그리스도교적 의료 윤리 속에서 온전하게 실현되었다고 결론지었습니다. 「선서」를 만든 의사들의 귀족적 배타성이 그리스도교의 보편적 인류애로 승화되었다는 것입니다. 에델슈타인은 「선서」가 서양 의학에서 지금과 같은 위상을 차지하게 된 것도 훗날 그리스도교의 의사들(Christian physicians)이 「선서」를 최대한 활용했기 때문이라고 주장합니다.

나아가 에델슈타인은 「선서」가 시공을 초월하는 이상적 프로그램이라

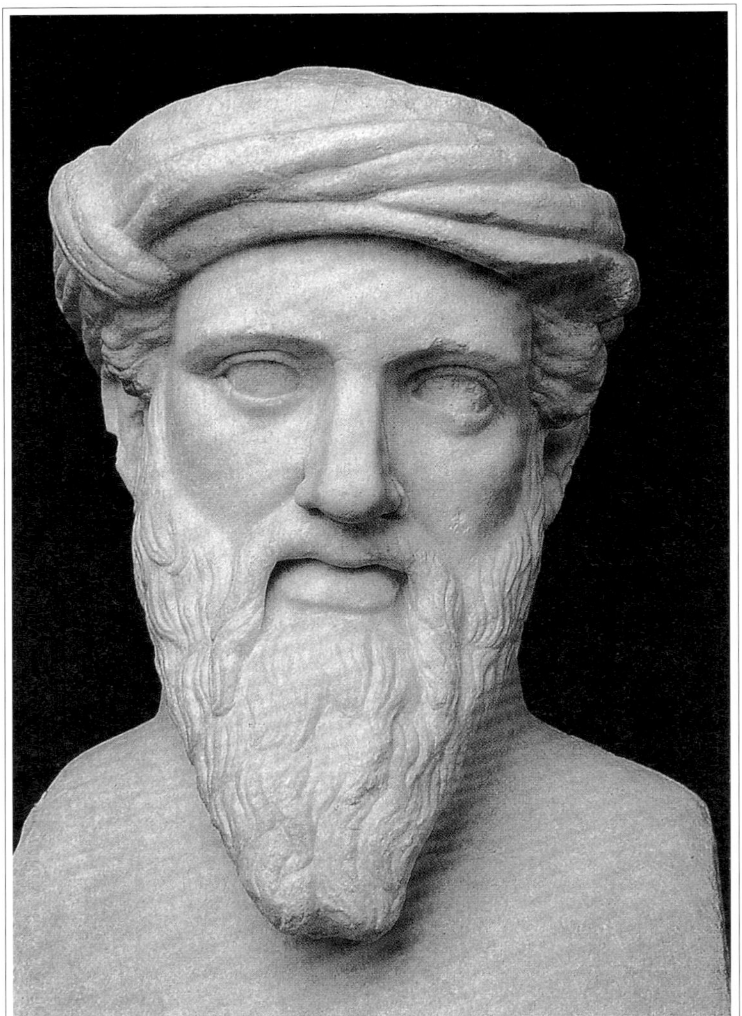

에델슈타인이 「히포크라테스 선서」에 영향을 주었다고 생각한 피타고라스. 로마 카피톨리노 박물관

는 시각을 반역사적이라고 비판하고 「선서」는 단순한 '병상 에티켓(bedside etiquette)'에 불과하다고 주장합니다. 이처럼 에델슈타인이 「선서」를 단지 의사의 에티켓(*euschēmosynē*)으로 간주한 이래, 「선서」는 의학의 정신이라는 관점에서 연구되지 못하고 치사약이나 낙태약과 같은 지엽적인 문제들을 통해 이해되어 왔습니다. 「선서」가 피타고라스 학파의 산물이라는 에델슈타인의 주장에 대해 오늘날 학자들의 의견은 서로 다릅니다.

아무튼 에델슈타인의 피타고라스 가설(Edelstein's Pythagorean hypothesis)은 지지자[43]와 반대자[44]로 갈려 열띤 논쟁을 불러일으켰습니다. 불가지론을 고수하는 학자들도 있습니다.[45]

에델슈타인 가설을 반대하는 사람들은 두 가지 문제를 지적합니다. 하나는 에델슈타인이 피타고라스주의와 「선서」 간의 공통점으로 주장하는 내용들, 예를 들면 사제 관계와 부자 관계의 동일시, 환자의 비밀 준수, 자살 금지, 섭생법 중시, 그리고 일부 외과 수술의 금지 등은 모든 피타고라스 학파뿐만 아니라 다른 학파의 정신과도 무관하지 않다는 것입니다.[46] 예를 들면 플라톤주의나 아리스토텔레스의 사상과도 무관하지 않다는 것입니다. 또 다른 비판은 「선서」의 마무리 기도에 담긴 자기 저주 기도, 즉 영원한 명예의 추구는 피타고라스의 영혼 불멸설이나 혼의 전이설(轉移說)에 어긋난다는 점입니다. 피타고라스 학파는 세속적 명예에는 초연했기 때문에 영원한 명예는 피타고라스적 이상과는 거리가 멀다는 것입니다.[47] 이런 점들 때문에 비판자들은 피타고라스 가설은 설득력이 없다고 주장합니다.

사실 에델슈타인의 논문을 읽은 사람은 누구나 강렬한 마력을 느낄 만큼 그의 관점은 매력적인 것이 사실입니다. 그는 피타고라스 학파에 관한 아리스톡세노스(Aristoxenus, 기원전 370-290)[48]의 기록을 인용해 가면서 「선서」의 거의 모든 구절을 분석하고 있는데 상당한 설득력

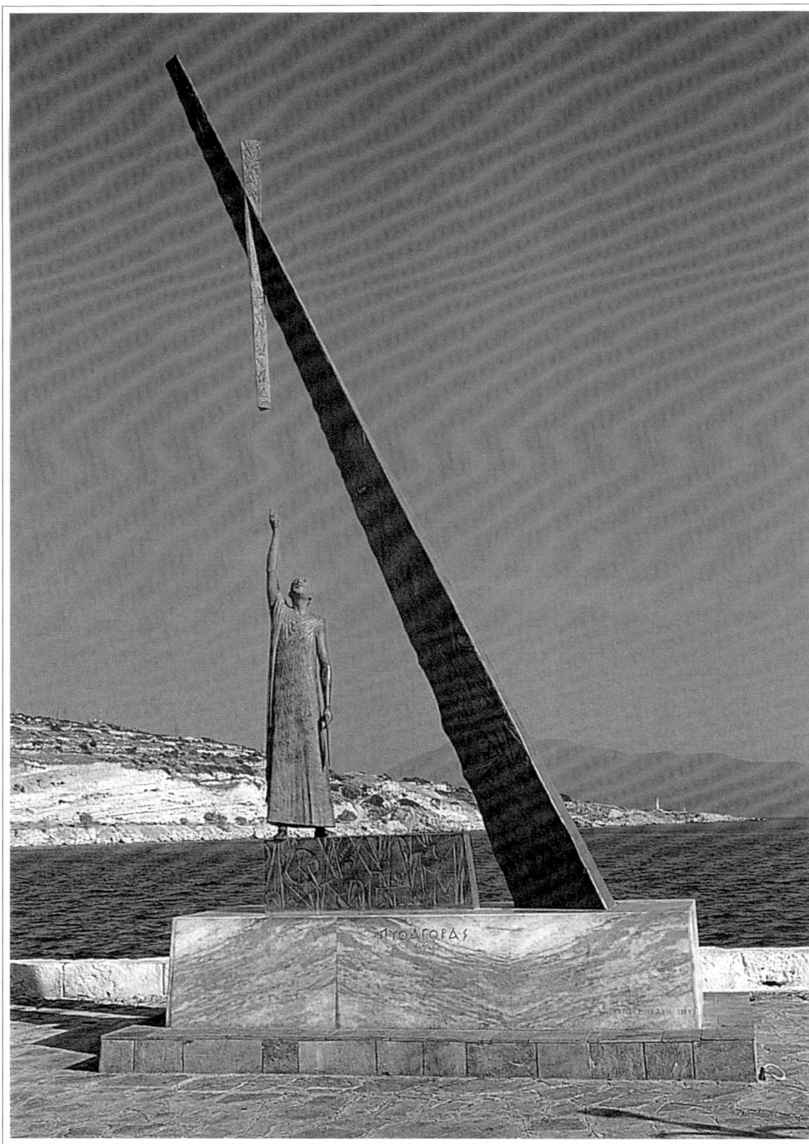


사모스 섬에 건립된 피타고라스 상. 사모스 섬은 피타고라스의 고향이다.

을 갖고 있습니다. 그러다 보니 「선서」를 피타고라스 학파의 선언문이라는 도식에 맞추어 각 구절을 해석하고 있는 것은 아닌가 하는 느낌이 들기도 합니다.

최근으로 올수록 「선서」는 피타고라스 학파에서 나온 것이라기보다는 히포크라테스가 속한 아스클레피오스 가문과 관련된 것으로 보는 경향이 강합니다. 물론 「선서」의 어디에도 이를 입증해 줄 결정적인 단서는 보이지 않지만 「선서」가 히포크라테스 학파와 관련 있는 것으로 보는 시각이 우세합니다. 그렇다고 에델슈타인의 주장을 완전히 배척하기에는 그 반대 증거가 부족한 상황입니다.[49]

「선서」가 피타고라스 학파의 교리에서 영감을 받았을 가능성은 충분합니다. 기원전 4세기 피타고라스 학파의 규범이 「선서」에 명시된 모든 직업적 약속들의 기초가 되고 있다는 에델슈타인의 주장에도 공감이 갑니다. 그리고 「선서」의 내용 중 일부는 당대의 보편적인 의료 현실과 거리가 있는 것도 사실입니다. 그렇다고 하더라도 「선서」의 핵심적인 내용은 히포크라테스 학파의 의학 정신을 잘 반영하고 있다고 보아야 할 것입니다. 『히포크라테스 전집』 중에서 히포크라테스 학파의 논문이 아니라 다른 의학파가 쓴 논문들과 그 내용이 다르거나 당대 의료 현실과 괴리가 있다고 해서 「선서」를 히포크라테스와 무관한 것으로 보는 것에는 동의할 수 없습니다. 게다가 현대의 의사 윤리 선언이나 윤리 지침 등을 봐도 현실보다 훨씬 높은 수준의 목표를 담고 있습니다. 하물며 그리스 최고의 의사 가문이 요구하는 의학 정신이 당대의 평균 수준을 상회하는 것은 이상할 것 없습니다. 따라서 「선서」가 어느 정도 피타고라스 학파의 영향을 받았을 수는 있겠지만 이를 넘어 피타고라스 학파의 선언문이라고 단정하는 견해에는 더 많은 증거가 필요합니다.

## 3. 「선서」와 「제네바 선언」은 어떤 관계인가?

오늘날 우리가 「히포크라테스 선서(Hippocratic Oath)」로 알고 있는 문서의 원래 명칭은 「선서(*Horkos*, Oath)」[50]입니다. 이 「선서」가 『히포크라테스 전집』의 일부였기 때문에 우리는 그냥 「히포크라테스 선서」라고 말하고 있지만 사실 「선서」의 어디에도 히포크라테스라는 이름이 나타나지는 않습니다.

아무튼 「선서」는 작성된 이후 1500년 동안 그다지 많이 언급되지는 않았습니다. 비교적 온전하게 전해오는 「선서」의 가장 오래된 파피루스가 기원후 300년경에 작성된 것인데, 이는 「선서」가 작성되고 약 700년 후의 일입니다. 4세기에 「선서」의 인용문이 두 개 나타나고, 5세기부터 11세기까지 두 개의 인용문이 더 남아 있습니다.[51]

중세 신학자들은 「선서」를 재발견하여 중세의 그리스도교적 교리에 맞게 해석하고 수정하기 시작했습니다. 그리스도교 정신은 초기에 한동안 아스클레피오스 신앙과 공존했으나 결국 그리스도교도들은 자신들이 믿는 유일신의 독점적 지위를 위해 아스클레피오스에 대한 우상숭배를 억압했습니다.[52] 반면에 완벽한 인간 의사로서의 히포크라테스에 대한 존경은 허용했습니다. 르네상스 시대의 단테(1265-1321년)는 『신곡(*Divina Commedia*)』[53]의 「지옥편」에 림보(Limbo)라는 공간을 설정하고 있습니다. 림보란 예수가 지상에 오기 전 그리스도교를 몰라서 믿지 않은 사람들이 머물고 있는 곳인데, 히포크라테스는 이곳에 배정되어 있습니다. 그러다가 단테는 「연옥편」의 29곡에서 그를 "자연의 가장 사랑하는 동물들을 위해 만들어진 저 위대한 히포크라테스"라고 기록하고 있습니다.[54]

이처럼 중세에도 히포크라테스에 대한 평가는 계속되었지만 「선서」에 대한 언급은 많지 않습니다. 하지만 「선서」에 담긴 환자에 대한 사랑

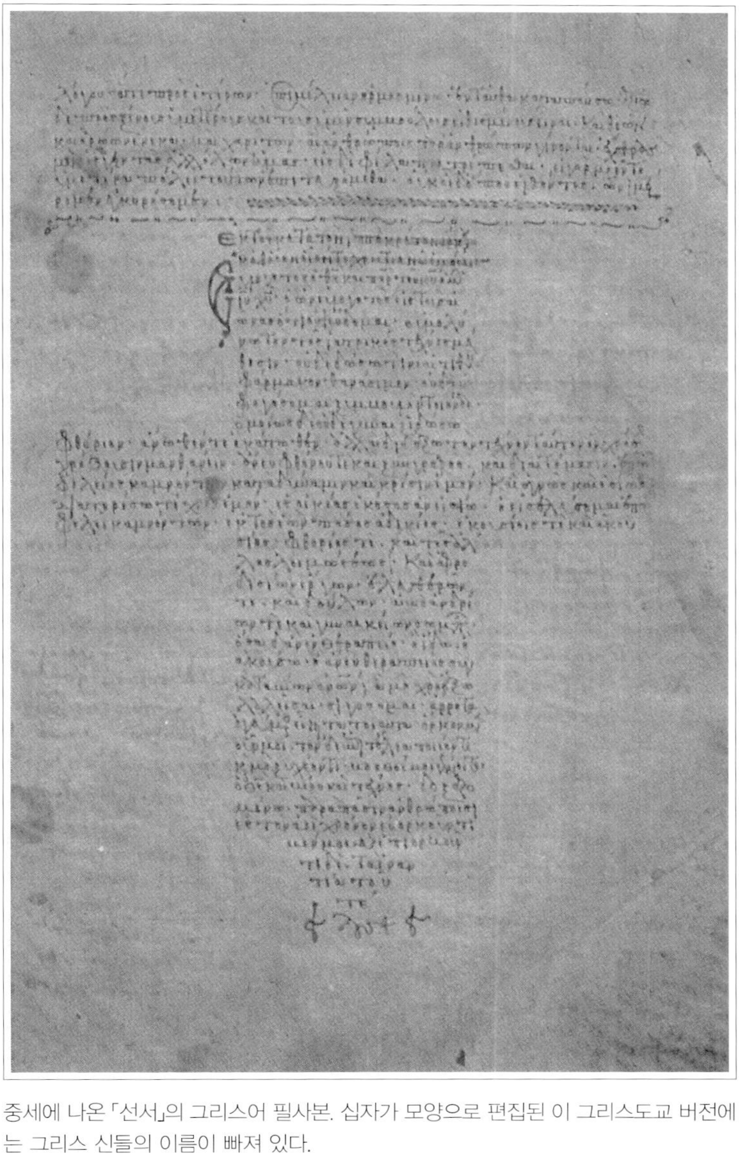

중세에 나온 「선서」의 그리스어 필사본. 십자가 모양으로 편집된 이 그리스도교 버전에는 그리스 신들의 이름이 빠져 있다.

과 박애 정신은 그리스도교적 관점과 무관하지 않았습니다. 결국 성직자들은 의사의 윤리적 의무에 대한 그리스도교 이전의 모범적인 문서로 다소 수정된 「선서」를 받아들였습니다. 근대에 와서 「선서」의 다양한 버전들이 유럽과 미국의 의과대학 졸업식에서 사용된 것은 18세기 이후입니다.[55]

「선서」는 그 사용 목적에 따라 다양하게 변주되어 왔습니다. 중세 시대에 그리스도교인들은 「선서」의 서두에 나오는 아폴론을 야훼와 예수로 대체했습니다. 「선서」의 그리스도교 버전은 중세의 필사본에 남아 현전하고 있습니다. 새로운 수정본들도 나타나기 시작했습니다. 제2차 세계 대전 이후 의료 윤리에 대한 관심이 증폭되면서 「선서」의 수정본과 새로운 선서들이 등장했습니다. 그 중 1948년에 세계의사협회(World Medical Association, WMA)가 제네바에서 만든 「제네바 선언(Declaration of Geneva)」은 오늘날 흔히 「히포크라테스 선서」로 우리에게 알려져 있는 문서로 의과 대학생들이 졸업식장에서 낭송하는 것입니다. 일명 「제네바 선서(Geneva Oath)」라고도 합니다. 세계 의사협회는 나치의 범죄에 의사들이 참여했던 비극을 반성하는 의미에서 새로운 「선서」를 제정하기로 결의했던 것입니다. 이 때문에 「제네바 선언」은 인종과 계급 등에 관계없이 진료하겠다는 약속이 추가되었습니다. 이 문서는 이후 세 차례(1968년, 1983년, 1994년)의 내용 수정과 한 차례(2005년)의 편집 수정을 거쳐 오늘에 이르고 있습니다.

## 제네바 선언

이제 의업에 종사할 허락을 받음에
나의 생애를 인류 봉사에 바칠 것을 엄숙히 서약하노라.
나의 은사에게 대하여 존경과 감사를 드리겠노라.

> 나의 양심과 위엄으로써 의술을 베풀겠노라.
> 나는 환자의 건강과 생명을 첫째로 생각하겠노라.
> 나는 환자가 알려준 모든 내정의 비밀을 지키겠노라.
> 나는 의업의 고귀한 전통과 명예를 유지하겠노라.
> 나는 동업자를 형제처럼 여기겠노라.
> 나는 인종, 종교, 국적, 정당 정파 또는 사회적 지위 여하를 초월하여 오직 환자에 대한 나의 의무를 지키겠노라.
> 나는 인간의 생명을 수태된 때로부터 지상의 것으로 존중하겠노라.
> 나는 비록 위협을 당할지라도 나의 지식을 인도에 어긋나게 쓰지 않겠노라.
> 이상의 서약을 나는 나의 자유의사로 나의 명예를 받들어 하노라.[56]

이처럼 「제네바 선언」은 히포크라테스 시대에 나온 「선서」와 그 정신에 있어서는 상통하지만 내용과 표현은 상당히 달라져 있습니다. 「선서」가 입체적이고 심층적이며 논리적으로 구성되어 있는 반면, 「제네바 선언」은 원본에 비해 평면적이고, 나열식이라는 인상을 줍니다.[57]

오늘날 「선서」의 권위는 아시아보다 미국과 유럽의 의료 문화에서 더 존중되고 있습니다. 정확한 자료는 아니지만 미국 의과대학에서 「히포크라테스 선서」 형태의 졸업 선서는 1850년대 내지 1860년대에 보편적으로 이루어졌던 것 같습니다.[58] 「선서」를 낭송하는 미국 의과대학의 비율은 1928년 24%에서 1958년 72%, 그리고 1993년에는 98%까지 증가했습니다. 오직 한 대학만이 「선서」의 원본을 사용하고 있고, 의과대학의 절반은 수정본이나 요약본을 사용하며, 나머지는 다른 선서를 사용합니다. 10여 군데의 의과대학에서 의료 윤리 시간에 「선서」를 가르치고 있습니다.[59] 어떤 의과대학에서는 각 학생들에게 「히포크라테스 선서」에 기초한 자기만의 「선서」를 작성하도록 요구하기도 합니다.[60]

우리나라의 경우 한국 전쟁 직후인 1955년에 대한 의학 협회의 요청으로 미국에서 유학을 마치고 귀국한 연세대학교의 양재모 교수가 처음으로 「제네바 선언」을 번역했고 이듬해인 1956년도 연세대학교 의과대학 졸업생부터 이 「선서」를 낭송했습니다.[61] 최근에는 우리나라의 대부분 의과대학에서 선서 의식을 치르고 있습니다.

한편 2002년에는 서양의 내과 의사들을 중심으로 「히포크라테스 선서」를 21세기에 걸맞게 수정한 의사 헌장이 제시되기도 했습니다. 미국의 내과학 위원회, 내과 의사회, 내과 학회 및 유럽 내과학 협회에 소속된 미국과 영국의 의사들은 최근 뉴 밀레니엄에 걸맞은 새로운 의사상과 윤리 강령을 제시한 의사 헌장을 마련했습니다.[62]

이상에서 살펴본 것처럼 「선서」는 지난 2500년 동안 존중되기도 하고 수정되기도 하면서 오늘에 이르고 있습니다. 미래에도 아마 그럴 것입니다. 향후에도 「선서」는 변화하는 의료 환경에 맞춰 새로운 변신을 계속할 것입니다. 아마 전 세계 의과대학의 행사용으로도 여전히 사용될 것입니다. 그 과정에서 「선서」에 담겨 있는 일부 용어들은 시대착오적인 느낌을 주기 때문에 신세대의 감각에 맞게 수정될 것입니다. 「선서」의 일부 구절이 첨삭되거나 진부한 용어들은 수정된다 해도 「선서」에 담긴 의학 정신과 윤리 규범은 미래에도 그 가치를 잃지 않을 것입니다.

## 제3장
# 「선서」의 독법

### 1. 「선서」는 어떻게 구성되어 있는가?

그리스 사회에서 선서 행위와 선서 의식은 히포크라테스 이전부터 존재했습니다. 그리스 역사에서, 아니 서양 역사에서 선서에 대한 초기의 기록은 아마도 호메로스의 두 작품인 『일리아스』와 『오디세이아』에서 찾을 수 있을 것입니다. 호메로스의 작품에 나타난 선서들을 「호메로스 선서(Homeric Oaths)」라고 하는데, 이 두 작품에는 서약 장면들이 많이 나타납니다. 그중 처음 등장하는 선서는 『일리아스』 14권에서 만날 수 있습니다. 제우스의 정실 부인인 헤라가 잠의 신인 휩노스에게 삼미신(三美神)인 카리테스 여신들 중 파시테아를 아내로 주겠다고 약속하자 휩노스가 헤라에게 엄숙한 서약을 요구하는 장면이 나옵니다.

> 그러면 당신은 한 손으로 풍요한 대지를 잡고 다른 한 손으로 반짝이는 바다를 잡은 채 스틱스 강의 신성한 물에 걸고 나에게 맹세하시오. 크로노스를 둘러싼 모든 하계(下界)의 신들을 우리의 증인으로 삼아 반드시 나에

게 젊은 카리테스 여신들 중 한 명을, 나 자신이 늘 원하던 파시테아를 주겠다고.[63]

이에 헤라는 휩노스의 요구대로 티탄 족의 모든 신들의 이름을 부르며 맹세합니다. 이 책의 19권에도 아가멤논이 아킬레우스에게 화해를 청하며 서약하는 장면[64]이 나오는데 헤라의 서약보다 체계적이라는 느낌을 줍니다. 하지만 「호메로스 선서」들은 기원전 8세기에 기록된 것들입니다.

기원전 5세기 고전기의 선서들은 크게 세 가지 요소로 구성되어 있습니다. 첫 번째 부분은 선서자가 신들을 증인으로 모시고 선서를 시작하는 기원이고, 두 번째 부분은 선서자가 준수하겠다는 선서의 내용이며, 세 번째 부분은 선서를 거짓 맹세했을 경우 자신에게 처벌을 요구하는 자기 저주 기도입니다.[65] 이런 형식을 완벽하게 갖춘 선서문이 히포크라테스의 「선서」이며, 이 「선서」는 내용 면에서 볼 때도 다음과 같은 네 부분으로 구성되어 있습니다.

1. 시작 기도
2. 스승과 제자 간의 계약
3. 환자와 의사 간의 선서
4. 마무리 기도

원래 「선서」는 구두점을 중심으로 볼 때 대략 8개 혹은 9개의 문장으로 구성되어 있으나 후대의 연구자들은 자신의 관점에서 「선서」의 내용을 재구성하기도 했습니다. 프랑스의 리트레 판(1844), 미국의 러브 판(1923), 영국의 브리태니커 판(1952), 채드윅과 맨(Chadwick and Mann)의 판본(1950)은 단락의 구분 없이 원문 전체를 한 문장으로 번역하고 있습니다. 반면에 독일의 에델슈타인과 미국의 리언 카스는 8분설을, 1996년에 하인리히 폰 슈타덴은 9분설을, 2004년에 스티븐 마일스는 11분설을 취하고 있는데, 이 책은 9분설의 입장을 따르고 있습니다.

## 선 서

1. 나는 의술의 신 아폴론과 아스클레피오스, 휘기에이아, 파나케이아, 그리고 모든 남신과 여신을 증인으로 삼아 나의 능력과 판단에 따라 이 선서와 계약을 이행할 것을 맹세합니다.
2. 나는 이 의술을 가르쳐 준 스승을 부모처럼 여기고 나의 삶을 스승과 함께 하여 그가 경제적으로 어려울 때 나의 것을 그와 나누며 그의 자손들을 나의 형제로 여겨 그들이 의술을 배우기를 원하면 그들에게 보수나 계약없이 의술을 가르칠 것이며 내 아들들과 스승의 아들들, 그리고 의료 관습에 따라 선서하고 계약한 학생들에게만 교범과 강의와 다른 모든 가르침을 전하고 다른 사람들에게는 전하지 않겠습니다.
3. 나는 나의 능력과 판단에 따라 환자를 돕기 위해 섭생법을 처방할 것이며 환자들을 위해나 비행으로부터 보호하겠습니다.
4. 나는 어떤 요청을 받아도 치명적인 약을 누구에게도 주지 않을 것이며 그에 대해 조언도 해 주지 않을 것입니다. 마찬가지로 나는 어떤 여성에게도 낙태용 페서리를 주지 않겠습니다.
5. 나는 나의 삶과 나의 의술을 순수하고 경건하게 지켜가겠습니다.
6. 나는 칼을 사용하지 않을 것이며 심지어 결석 환자도 그 일에 종사하는 사람에게 맡기겠습니다.
7. 나는 어느 집을 방문하든지 환자를 돕기 위해 갈 것이며 고의적인 비행과 상해를 삼가고, 특히 노예이든 자유민이든 여자들이나 남자들과

성적 접촉을 삼가겠습니다.

8. 내가 환자를 진료하는 동안 또는 진료 과정 외에 그들의 삶에 관해 보고 들은 것이 무엇이든지 그것이 외부로 알려져서는 안 되는 것이라면 그것들을 비밀로 지키고 누설하지 않겠습니다.
9. 이제 내가 이 선서를 지키고 어기지 않는다면 내가 나의 삶과 나의 의술에 대해 모든 사람들로부터 영원한 명예를 얻게 하시고, 만약 내가 선서를 위반하고 거짓으로 맹세한다면 나에게 그 반대를 주십시오.

8분설은 9분설의 4단락과 5단락을 합쳐 한 단락으로 만든 것이고, 11분설은 9분설의 2단락과 4단락을 각각 두 단락으로 세분한 형태입니다.

## 2. 「선서」는 어떻게 연구되어 왔는가?

지금까지 「선서」는 두 가지 시각에서 연구되어 왔습니다. 하나는 「선서」를 단지 의사 윤리에 관한 문서로 인식하는 것이고, 다른 하나는 「선서」에 담긴 일반적인 원칙보다 구체적인 사례들에 관심을 두는 것입니다. 이것이 「선서」에 대한 전통적인 독법인데 이런 경향은 20세기 중반에 나온 에델슈타인의 연구 이후 한층 강화되었습니다.

우선 에델슈타인은 「선서」를 '환자에 대한 의사의 에티켓' 정도로 이해하고 있습니다. 그는 「선서」에 담긴 의학의 본질 중에서 오직 '의사 윤리'라는 측면에서 「선서」를 이해하고 있습니다. 그는 분명히 의학의 본질을 구성하는 다양한 요소들 중에서 의학과 의술의 내용보다 의사 윤리의 외연을 넓게 잡고 있습니다. 의학의 주체, 목적, 방법에 관한 내용인 3단락조차 의사 윤리의 원칙으로 보고 있다든지, 정작 의사 윤리의 원칙으로 볼 수 있는 5단락에는 별다른 주목을 하지 않고 그냥 넘어가고 있습니다. 그는 「선서」의 두 번째 단락을 제외한 나머지 모든 내용을 의사의 윤리 규범(ethical code)으로 설명하고 있습니다. 「선서」에 대한 에델슈타인의 이러한 해석은 그가 「선서」를 고도의 윤리 의식으로 무장한 피타고라스 학파의 산물로 확신하고 이를 입증하는 데 주력했기 때문에 나온 것으로 보입니다.

또한 에델슈타인은 그의 논문에서 「선서」를 처음부터 그 순서에 따라 분석해 가기보다 자신의 연구 목적에 맞춰 순서를 바꿔 기술하고 있습니다. 그래서 그의 연구에는 「선서」의 일반적 원칙보다 구체적 사례들에 불과한 치사약과 낙태에 대한 부분이 가장 먼저 나옵니다. 이어지는 내용도 「선서」의 원래 순서와는 크게 다릅니다.[66]

「선서」에 대한 에델슈타인의 분석은 이후 후속 연구에 짙은 명암을 드리우게 되어 「선서」는 단순히 환자에 대한 의사의 에티켓에 불과하다는 인식을 강화시켰습니다. 「선서」에 대한 이런 전통적인 이해는 매우 견고하여 미국의 존스 홉킨스 대학교에서 에델슈타인과 함께 연구했던 저명한 의사학자인 헨리 지거리스트[67]조차 「선서」에 관한 한 에델슈타인의 주장을 거의 그대로 수용하고 있습니다.[68] 1985년경에 나온 카스의 해석은 진일보한 측면이 있으나 역시 에델슈타인의 그늘을 벗어나지 못하고 있으며, 2004년의 마일스 역시 의사 윤리의 시각에서 한 치도 벗어나지 못하고 있습니다.[69]

지거리스트에 따르면 「선서」는 중앙(5단락)의 "나는 나의 삶과 나의 의술을 순수하고 경건하게 지켜 가겠습니다."[70]라는 문장을 중심으로 대칭적인 구조를 갖고 있으며 이 구절 앞에 세 개의 금지 규정("위해와 비행 금지", "치사약 제공 금지", "낙태 금지")이 있으며 뒤에도 세 개의 금지 규정("수술 금지", "성관계 금지", "비밀 누설 금지")가 열거되고 있다고 주장합니다.[71] 그러나 일반적 원리인 "위해와 비행 금지"에 관한 규정을 그 구체적 사례들과 동일하게 취급하고 있는 점은 「선서」

의 대칭적 구성을 강조하기 위한 것이지만 지나치다는 느낌이 듭니다.

한편 「선서」는 의학의 격언들을 모은 금언집이나 의술에 관한 사례집이 아니라 의학의 원칙과 의사 윤리를 포함한 의학의 정전입니다.[72] 그런데 그동안 「선서」의 보편적인 정신과 원칙 등이 단편적인 사례들에 의해 가려져 왔습니다. 심지어 「선서」에 관한 그간의 연구는 현재의 이슈들을 그리스 시대에 투사하여 역사적 인준을 받고자 하는 경향조차 없지 않았습니다.

「선서」는 논리적 일관성과 내적 함축성을 지닌 문서이며, 「선서」의 각 구절은 의학이란 무엇이고 의학은 본질적으로 무엇이어야 하는가에 대한 심오한 이해에서 자연스럽게 흘러나온 내용들입니다. 그런데 에델슈타인 이후의 연구들이 안락사나 낙태와 같은 사회적 이슈에 집중하다 보니 그보다 더 중요한 원칙들이 정작 간과되어 왔습니다. 이런 접근법은 나무는 보고 숲은 보지 못하는 오류를 범하기 쉽습니다. 그래서 「선서」의 정신을 온전히 이해하기 위해서는 구체적 사례들보다 「선서」의 원칙들에 초점을 맞출 필요가 있습니다. 「선서」를 처음부터 끝까지 그 순서를 따라가며 읽다보면 「선서」가 얼마나 아름답고 정교한 텍스트인가를 알게 됩니다.

에델슈타인이 「선서」를 단지 의사의 병상 윤리로 간주하고 「선서」의 핵심적인 메시지보다 구체적인 사례들에 더 많은 지면을 할애한 점에 대해 이제 차분히 검토해 볼 필요가 있습니다. 「선서」는 결코 단순한 의사 윤리 선언이 아니라 그 이상을 담고 있으며 구체적인 사례들에 가려져 있던 핵심적 메시지들에 대해 합당한 평가가 필요합니다. 「선서」를 온전히 이해하기 위해서는 이 과정이 반드시 필요하고, 이를 통해서만 「선서」가 제대로 이해될 수 있으며 「선서」의 가치가 잘 드러납니다. 「선서」에 불멸의 생명력을 불어넣는 것은 안락사나 낙태처럼 시대에 따라 다르게 해석될 수 있는 임상사례들이 아니라 의학의 본질에 관한 통찰을 담고 있는 의학 정신입니다. 사실 이런 원칙들이 「선서」를 2500년이란 방대한 시간적 차이를 뛰어 넘게 해주는 내용들입니다. 만약 이런 구절들의 의미를 제대로 해독하지 못하면 「선서」는 단순한 고문서에 불과합니다.

물론 그동안 국내에서는 「선서」가 본격적으로 해독된 적조차 없기 때문에 「선서」의 오독(誤讀) 문제는 처음부터 발생하지 않았다고 보는 것이 정확합니다. 이제 「선서」에 대한 새로운 독법이 필요합니다.

## 3. 「선서」를 어떻게 해석해야 하는가?

그렇다면 「선서」를 어떻게 읽는 것이 「선서」의 정신을 제대로 음미하는 것일까요? 「선서」의 내용을 이해하기 위해서는 「선서」의 구성 형식을 이해해야 하고 「선서」의 구성 형식을 이해하기 위해서는 의학의 본질에 대한 이해가 필요합니다.

「선서」는 '의학(醫學, medicine)'이란 무엇이어야 하는가에 대해 자문자답하고 있는 형식을 취하고 있습니다. 그런데 방금 말한 '의학'은 좁은 의미의 의학이 아니라 '넓은 의미의 의학'을 말합니다. 우리가 말하는 '넓은 의미의 의학', 즉 '의(醫, medicine, 질병 치료)'는 세 가지 측면을 포함하고 있습니다. 즉 치료에 관한 학문 혹은 지식으로서의 '의학(醫學, *iatrikē epistēmē*, medical science)'과 기술 혹은 행위로서의 '의술(醫術, *iatrikē technē*, medical art)', 그리고 덕목이나 윤리로서의 '의덕(醫德, *iatrikē aretē*, medical virtue)'[73]이 그것입니다. 의학은 이론적 측면이, 의술은 실천적 측면이[74], 의덕은 도덕적 측면이 강합니다. 의덕은 의사 윤리와 유사한 개념인데 의술이 의사를 위해 사용되면 상술(商術)이 되지만 환자를 위해 사용되면 인술(仁術)이 됩니다. 의학의 세 가지 측면이 모두 갖추어졌을 때 진정한 의학이 꽃을 피

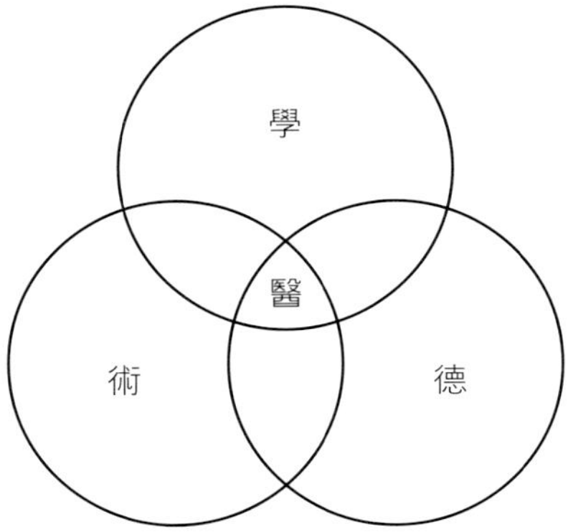


우게 됩니다.

물론 「선서」의 내용은 렌즈의 오목면과 볼록면처럼 의학적인 내용과 윤리적인 내용을 뚜렷이 구분하기가 어려운 것이 사실입니다. 이런 점을 감안하더라도 그동안 「선서」는 '의학'의 세 영역 중 '의덕'에 해당되는 의사 윤리에 관한 내용으로만 연구되어 왔습니다. 에델슈타인은 물론이고 최근의 어떤 다른 연구자도 「선서」의 내용을 의학적인 부분, 의술에 관한 부분, 그리고 윤리에 관한 부분으로 구분하여 이해한 흔적이 없습니다. 이제 「선서」를 '의학'의 세 측면에서 접근해 보겠습니다.

「선서」는 첫 단락과 마지막 단락의 신들에 대한 기원 부분을 제외하면 크게 계약에 관한 내용(2단락)과 「선서」에 관한 내용(3-8단락)으로 나누어 볼 수 있습니다. 그리고 「선서」의 내용은 다시 크게 '의학의 정신' 혹은 '의학의 원칙'과 '의술의 사례', 그리고 '의사의 윤리'로 나뉘고 있습니다. 의학의 정신은 3단락에 제시되고 있고 의술의 위반 사례에 대한 부분은 4단락과 6단락, 그리고 의사의 윤리 부분은 의사 윤리의 원칙에 관한 부분(5단락)과 의사 윤리의 사례 부분(7-8단락)으로 구성되어 있습니다. 마지막 9단락의 마무리 기도 속에는 의사의 이상이 담

겨 있습니다.[75]

## 선서의 구성

1단락. 시작 기도: 증인 선정

2단락. 계약: 의사-의사 관계

3단락. 의학의 원칙: 합리주의, 자연주의, 인도주의 원칙

4단락. 의술의 사례: 치사약, 낙태용 페서리

5단락. 의사 윤리의 원칙: 개인 윤리와 직업 윤리

6단락. 의술의 사례: 절개

7단락. 의사 윤리의 사례: 환자와의 성 관계 금지

8단락. 의사 윤리의 사례: 환자의 비밀 준수

9단락. 마무리 기원: 명예 추구

3단락에는 히포크라테스 의학의 원칙이 응축되어 있습니다. 의학의 원칙을 이루는 의학의 주체(의사 주체성의 원칙), 의학의 목적(인도주의 정신: 선행의 원칙과 악행 금지의 원칙), 치료의 방법(섭생법 우선의 원칙) 등이 한 문장 속에 담겨 있습니다. 그래서 사실 「선서」에서 가장 중요한 부분이 바로 이 구절인데 그동안 이 구절에서 제대로 조명을 받은 것은 '선행의 원칙'과 '악행 금지의 원칙' 뿐이고 '섭생법의 원칙'은 거의 묻혀 왔던 것이 사실입니다. '의사 주체성의 원칙'은 현대 의학에서 잘 구현되고 있기 때문에 별 문제가 되지 않지만 '섭생법 우선의 원칙'은 히포크라테스 의학의 핵심 사상이면서도 거의 주목받지 못해 왔기 때문에 이 부분에 대한 조명이 필요합니다.

4단락과 6단락은 의학의 구체적인 행위인 의술에 관한 내용입니다. 의술을 환자에게 적용하는 과정에서 유의해야 할 세 가지 위반 사례가

구체적으로 적시되고 있습니다. 즉 치사약과 낙태용 페서리의 사용을 금지하고 유혈 수술을 하지 않겠다는 것입니다. 그리고 여기서 고대 의학의 치료법이 섭생법(3단락), 약(4단락), 칼(6단락)의 순서로 나타나고 있다는 사실도 놓쳐서는 안 됩니다.

「선서」는 이 지점에서 '일반적인 것'에서 '구체적인 것'으로, '공적 세계'에서 '사적 세계'로 전환되고 있습니다.

5단락은 의사 윤리의 대원칙을 담고 있습니다. 즉 '순수하고 경건한 삶과 의술'은 의사의 직업적 삶과 개인적 삶이 결코 분리될 수 없으며 직업적 행위와 개인적 행위 모두 정직하고 성실해야 함을 함축하고 있습니다. 직업 윤리와 개인 윤리의 도덕적 합일이 진정한 의사의 완결 요건으로 제시되고 있습니다.

의사 윤리에 대한 본질적인 통찰을 담고 있는 원칙(5단락)에 대한 위반 사례로 환자와의 성관계 금지(7단락)와 환자의 비밀 준수(8단락)가 구체화되고 있습니다. 3단락의 '선행의 원칙'과 '악행 금지의 원칙'이 7단락에 다시 적용되고 있습니다.[76]

마지막 9단락에는 의사의 이상으로 '명예 추구의 원칙'이 나타나 있습니다. 환자들 사이에서의 명예가 아니라 모든 사람들로부터 영원한 명예를 얻는 것이 의사의 이상적 목표로 제시되고 있습니다. 그러나 「선서」를 위반하게 되면 그 반대인 불명예를 주도록 선서자는 기원하고 있습니다.

이상에서 본 것처럼 「선서」는 내용상 의학-의술-의덕의 순서로 구성되어 있으며 구성상으로 볼 때 원칙과 사례의 입체적인 구성을 보여 줍니다. 여기서 원칙은 다른 규정들의 출발점이자 귀결점입니다. 그런데 치사약과 낙태용 페서리에 관한 구절들은 「선서」의 도덕적 중심이 아니면서도, 「선서」 시대 이후에 제기된 안락사나 혹은 낙태에 대한 반대의 근거자료로 남용되곤 했습니다. 이 사례들은 어떤 문화의 윤리적 성과들을 다른 문화에 그대로 적용하는 것이 얼마나 위험한 것인가를 말해줍니다. 이처럼 사례들에 관한 논쟁이 「선서」의 핵심적 메시지에 대한 연구를 간과하게 만들었다는 점은 「선서」의 현대적 수용에 있어서 하나의 아이러니가 아닐 수 없습니다.[77]

「선서」에 대한 전통적인 독법은 「선서」의 내용을 주로 윤리적 관점에서, 그리고 구체적 사례 중심으로 해석함으로써 「선서」에 대한 곡해를 가져왔습니다. 그 결과 「선서」의 정신이 온전하게 이해되지 못했고 「선서」의 가치가 간과된 측면이 있습니다. 20세기까지 「선서」에 대한 해석이 의사 윤리와 사례 중심적이었다면 21세기에는 「선서」를 의학의 정신과 의사 윤리를 포함한 의학의 정전이라는 관점에서 해석할 필요가 있습니다. 이런 독법은 「선서」를 해석하는 절대적인 방법은 아닐지라도, 하나의 유용한 기준이 될 수는 있을 것입니다.[78]

# 제2부

# 「선서」는 어떻게 시작되는가?

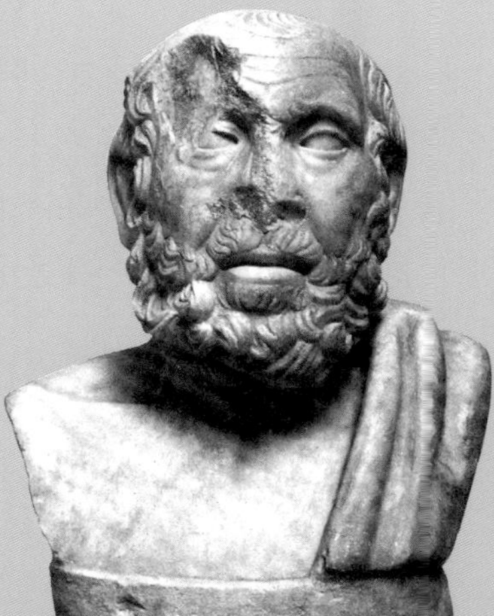

## 제4장
# 의학의 수호신

나는 의술의 신인 아폴론과 아스클레피오스, 휘기에이아, 파나케이아, 그리고 모든 남신과 여신을 증인으로 삼아 나의 능력과 판단에 따라 이 선서와 계약을 이행할 것을 맹세합니다.

## 1. 왜 신들이 증인으로 나오는가?

「선서」는 신들의 이름으로 시작됩니다. 선서자는 신들을 증인으로 삼아 엄숙하게 맹세합니다. 구체적으로 네 명의 신들이 거명되고 그 외에 모든 남신과 여신들까지 등장합니다. 신들은 구체적인 계약 내용의 이행 여부에 대한 감시자로 등장합니다. 그러다가 「선서」의 마지막 문장에서 신들은 선서자에게 보상과 제재를 가하는 판정자 역할을 합니다.

이처럼 「선서」는 초인적 존재들을 보증인으로 삼아 맹세하는 엄숙한 서약입니다. 신들을 선서의 대상으로 삼은 것은 약속을 신성하게 하고 선서 의식을 경건하게 하려는 의도일 것입니다. 선서의 진실성을 보증하고 허위로 선서하지 않겠다는 결연한 의지를 천명한 것으로 볼 수 있죠. 신을 증인으로 삼은 것은 위증자에 대한 처벌이 엄중할 것임을 예견케 합니다. 서약을 통해 자신을 스스로 구속하는 것은 거짓 맹세가 신들에 대한 범죄 행위이며 이에 대한 처벌이 신들에게서 온다고 믿었기 때문일 것입니다.

「선서」는 수많은 서약들 중에서도 가장 진지하고 엄숙한 것입니다. 인간의 건강과 생명을 다루는 의업(醫業)이니만큼 의사의 서약은 「선서」의 성격에 잘 부합됩니다. 의사의 신화적 기원인 아폴론에서부터 시작하여 그의 아들인 아스클레피오스와 아스클레피오스의 두 딸인 휘기에이아와 파나케이아를 연호하고 있습니다. 또 이들을 「선서」의 증인으로 삼아 엄숙하게 선서하는 과정에서 초기 서양 의학의 계보가 자연스럽게 드러나고 있습니다.

그리스 신화에서 아폴론은 '의신(醫神) 아폴론'으로 표현되고 아스클레피오스는 신이나 반신(半神)으로 등장합니다. 아폴론과 코로니스라는 인간 여성 사이에서 태어난 아스클레피오스는 호메로스에 의해 치료 영웅으로 묘사되고 있으나 후대에 오면서 의술의 신으로 숭배됩니다. 그에게는 몇 명의 딸이 있었습니다. 그 중 가장 유명한 딸들이 휘기에이아와 파나케이아인데 전자는 건강의 여신이고 후자는 치료(의약)의 여신입니다. 각각은 오늘날 우리가 흔히 말하는 예방과 치료를 상징합니다. 의학의 창시자인 아폴론과 후에 신이 된 그 아들, 그리고 의술을 인간 세상에서 펼친 두 손녀를 통해 이 의사 가문의 신성한 혈통은 의술의 영속성에 대한 좋은 모델은 물론 의술의 초인적인 원천을 드러내줍니다.[79]

여기 등장하는 신들은 모두 히포크라테스의 조상신들이기도 합니다. 고대 그리스 문헌에는 조상신들의 이름으로 시작되는 기도문들이 많죠. 그리스인들은 아테나 여신과 같은 특정 도시의 신이나 제우스와 같은 범그리스적인 신들을 섬기기 이전에 가족 단위에서 숭배하는 조상신을 갖고 있었습니다. 가족의 구성원들은 자기의 조상만을 숭배한다는 것이 가족 종교의 특징 중 하나입니다.[80] 가족의 장례식에는 외부인은 참석할 수 없으며 가장 가까운 친척들만 참석했고 사자(死者)는 자기 자손들의 숭배만을 원하는 것으로 믿어졌습니다. 모든 가정은 자기의 수호신을 모시고 있었고, 각자 자기 조상들에게만 기도와 제물을 바치는 사자 숭배(死者崇拜, *patriazein*)는 말 그대로 조상 숭배였던 셈입니다. 후손들이 외우는 기도문은 보통 자기 조상신에 대한 기원으로 시작되는 경우가 대부분이었습니다.[81] 그런데 히포크라테스 가문의 「선서」에 증인으로 나오는 신들은 다름 아닌 히포크라테스의 조상신이자 의술의 신이라는 점이 새롭습니다.

그리스 사회에서 신입자가 자신을 소개할 때 자신의 가문(조상)과 고향부터 언급하는 것은 일반적인 관례였습니다.[82] 뿐만 아니라 그리스의

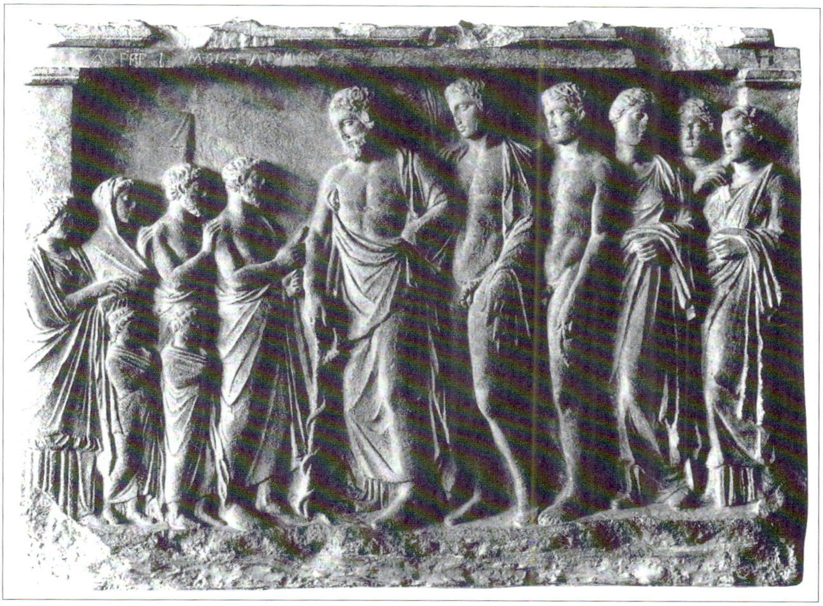

환자들이 바친 봉헌물에 새겨진 아스클레피오스 가족들. 왼쪽이 봉헌물을 바친 환자들이고 오른쪽은 아스클레피오스, 마카온, 포달레이리오스, 휘기에이아, 파나케이아, 아케소(혹은 아이글레)로 추정된다.

묘비명 등에도 사자의 정체성을 말해주는 가문과 고향에 대한 언급이 먼저 나오고 뒤에 직업이 나타납니다. 히포크라테스의 묘비명은 이를 잘 보여 줍니다.

> 아폴론의 후손으로 코스 섬에서 태어나 건강의 여신의 무기로 수많은 질병을 퇴치하고 우연이 아닌 의술로 명성을 얻은 테살리아인 히포크라테스, 여기 잠들다.[83]

이 가문의 의사들은 의사 집단의 직업적 정체성을 드러내고 가문의 고귀한 혈통을 과시하기 위해 의학의 신화적 조상까지 소급하고 있으며, 한편으로 의학의 창시자들에게 의사로서의 소명을 다할 것을 서약하고 싶었을 것입니다. 의사의 직업적 위상을 제고하고 의업의 신성성을 확인하는데 역대 조상들을 전면에 내세우는 것보다 더 좋은 방법은 없었겠죠. 이런 점에서 「선서」의 도입부는 그다지 흠 잡을 데가 없습니다. 물론 신의 존재를 부인하는 무신론자들이나 그리스도교와 같은 일신교의 신도들에게 이것은 사신(邪神)들을 부르는 것으로 보였겠지요. 그래서 오늘날 「선서」에서 신의 이름들이 사라졌을 것입니다.

## 2. 왜 제우스가 아니고 아폴론인가?

그리스 의사들이 제우스가 아니라 아폴론을 자신들의 수호신으로 삼은 이우는 무엇일까요? 그 대답은 간단합니다. 의술의 신이자 예언의 신이 바로 아폴론이었기 때문입니다.[84] 이 때문에 고대 의사들이 주신(主神)인 제우스에게 맹세하지 않고 아폴론에게 맹세한 것입니다.[85]

우선 아폴론은 『일리아스』의 1권에 나타난 것처럼 질병과 의술의 신입니다. 그는 델포이 신전에서 자신의 여사제인 퓌티아(*Pythia*)를 통

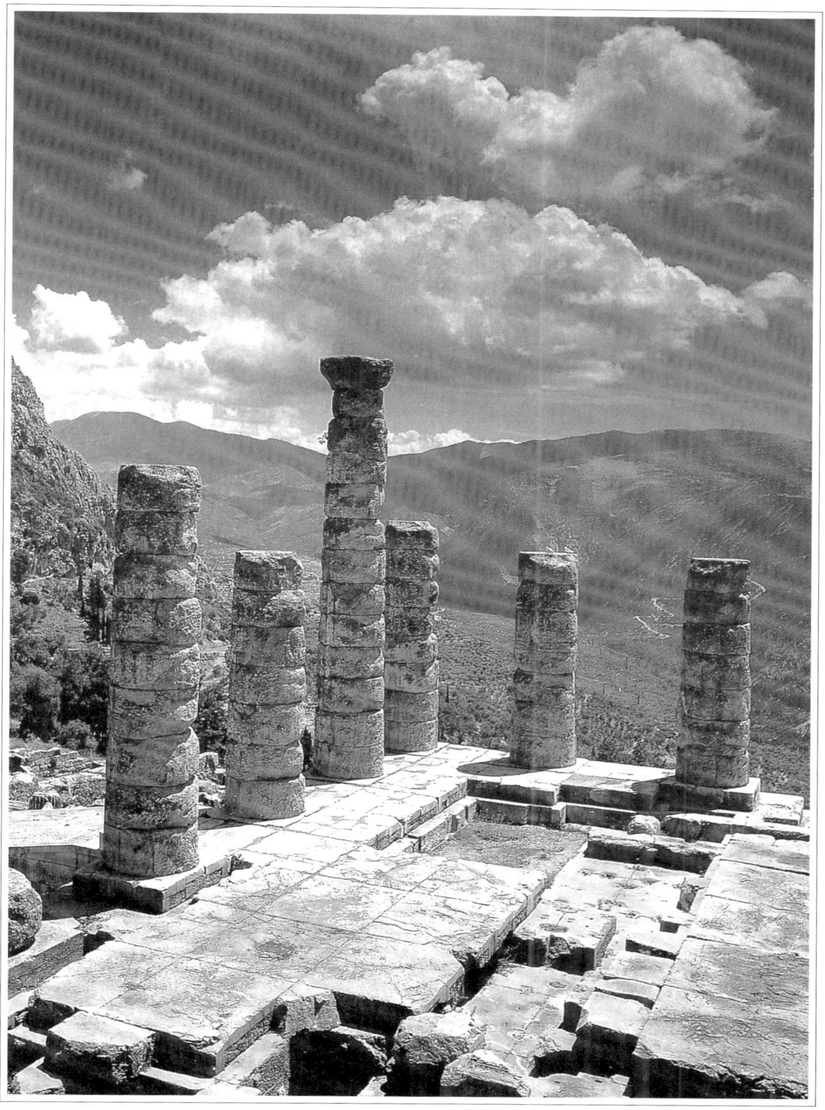

아폴론 신을 모신 델포이 신전

해 신탁을 내리는 예언의 신이기도 하고 시가(詩歌)의 여신들인 무사이(*Mousai*)[86]를 통해 시인들에게 문학적 영감을 주는 시가의 신이기도 합니다. 이처럼 다양한 신격을 지닌 아폴론을 고전기 그리스 의사들이 증인으로 모신 가장 큰 이유는 그가 의술의 신이었기 때문이겠죠.

그리스 신화에서 아폴론은 한때 다프네라는 요정을 좋아했으나 다프네는 아폴론의 구애를 거부하고 월계수가 됩니다.[87] 아폴론은 다프네와의 사랑이 비극으로 끝난 후, 인간 여성인 코로니스와 사랑을 나누었습니다. 그러나 코로니스는 아폴론의 아들을 임신한 상태에서 이스퀴스라는 인간 남성을 사랑하게 되었습니다. 까마귀를 통해 이 사실을 알게 된 아폴론은 분노하여 이 소식을 전해준 까마귀를 검게 만들고 누나인 아르테미스에게 코로니스에 대한 복수를 요청했습니다. 이에 아르테미스는 화살을 날렸습니다. 코로니스는 죽어가며 자신이 신의 아들을 가졌음을 실토했고 이를 안 아폴론은 장작더미의 불꽃이 그녀의 몸을 사르기 시작하자 그녀에게서 아이를 꺼냈다고 합니다. 이 아이가 바로 아스클레피오스이지요.

기원전 2세기 아테네 출신의 문법학자인 아폴로도로스는 『도서관(*Library*)』에서 아스클레피오스의 탄생에 대해 다음과 같이 기록하고 있습니다.

> 아스클레피오스는 테살리아에 살던 플레귀아스의 딸인 코로니스의 아들이라고 한다. 아폴론이 코로니스를 사랑하여 그녀와 교합(交合)했으나 그녀는 아버지의 뜻에 반해 카이네우스와 형제인 이스퀴스를 더 좋아하여 그의 아내가 되었다고 한다. 그 소식을 까마귀가 전하자 아폴론은 그 까마귀를 저주하여 이제까지 흰색이었던 것을 검게 만들고 코로니스는 죽였다. 그녀가 불타고 있을 때, 아폴론이 화장 단에서 아이를 꺼내어 켄타우로스인 케이론에게 데려갔다.[88]

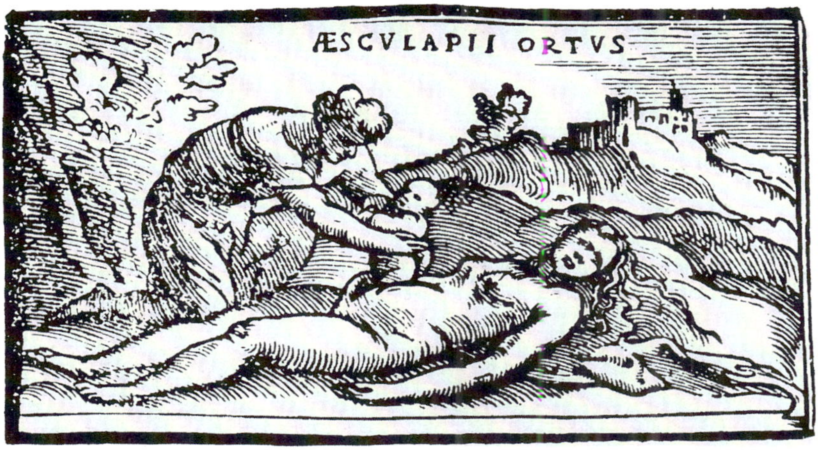


아폴론이 코로니스의 배에서 아스클레피오스를 꺼내고 있다. 1549년에 간행된 바젤의 한 의학서에 실린 삽화

아폴론은 켄타우로스 족의 현자인 케이론에게 아들을 맡기며 의술을 지도해줄 것을 부탁합니다. 케이론의 지도로 아스클레피오스는 훗날 뛰어난 의사가 됩니다.[89]

아폴론이 「선서」의 증인이 될 수 있었던 또 다른 이유는 아폴론의 예언(豫言, prophecy)과 의사의 예후(豫後, prognosis)가 무관하지 않다는 사실입니다. 의사들에게 예후란 질병의 진행 과정과 그 결과를 예측하는 것입니다. 이렇다 할 치료법이 없었던 고대 사회에서 예후의 정확성은 일반 의사와 사이비 의사를 구분해 주는 중요한 요소였습니다.[90] 예후란 신이 보내는 신호가 아니라 환자의 상태에 따라 나타나는 증상(symptom)에서 그 기원을 찾는다는 점에서 예언과 구별됩니다.[91]

미래를 예언하는 일은 중요한 것일 것입니다. 예후는 환자와 관련된 질병의 미래를 예측하는 것이며, 의사로 하여금 미리 그 질병에 대해 대비하게 하는 측면이 있습니다. 그러나 의사는 환자가 말해 주지 않는 질병의 속성까지 알아내어 그 과거와 현재를 말해 주어야 합니다. 질병

의 과거와 현재를 알아내고 그 진행 과정과 결말을 예견할 때 의사는 합리적인 방법을 사용한다는 점에서 기본적으로 신의 신비주의적인 예언과는 다르다고 할 수 있으나, 보통 사람들에게 의사의 예후와 예언자의 예언은 비슷하게 들렸을 수도 있습니다.

이런 상황에서 그리스 의사들이 아폴론을 자신들의 수호신으로 선택한 것은 자연스러운 것이었습니다. 그리스 의사들은 질병 치료란 흐트러진 몸의 균형과 조화를 바로 잡는 것이라고 인식했기 때문에 난폭한 전쟁의 신인 아레스나 아스클레피오스를 죽인 장본인이자 아폴론을 두 번이나 노예로 삼았던 제우스를 의술의 신으로 모실 수는 없었겠지요. 그리스 의사들은 의술의 미래를 의술의 신이자 예언의 신이고 이성의 신인 아폴론에게 의지한 채 그를 의학의 수호신으로 의학의 전당에 모셨던 것입니다.

## 3. 왜 아스클레피오스는 의술의 신인가?

아스클레피오스는 원래 테살리아에 있는 트리카 지역의 왕자로 태어나서 후에 치료 영웅이 되었습니다. 그런데 그의 의술이 너무 유명하다 보니 사후에 의술의 신으로 신격화되었는데 분명한 것은 그가 원래 인간이었다는 점입니다.

아스클레피오스가 의술의 신으로 격상되기 전에는 아폴론이 의술의 신 역할을 했으나 뛰어난 영웅을 신의 혈통에 연결시키고자 하는 후손들의 노력으로 아스클레피오스는 슬며시 아폴론의 아들로 둔갑했고, 기원전 5세기경부터는 아폴론을 대신하여 의술의 신이 되었습니다.[92] 기원전 430–427년의 아테네 역병 기간 동안 아테네 시민들 사이에서도 아스클레피오스에 대한 숭배 의식이 확산되었고, 기원전 420년경에 드디어 아테네에도 아크로폴리스 아래에 아스클레피오스 신전이 세워졌습니다.

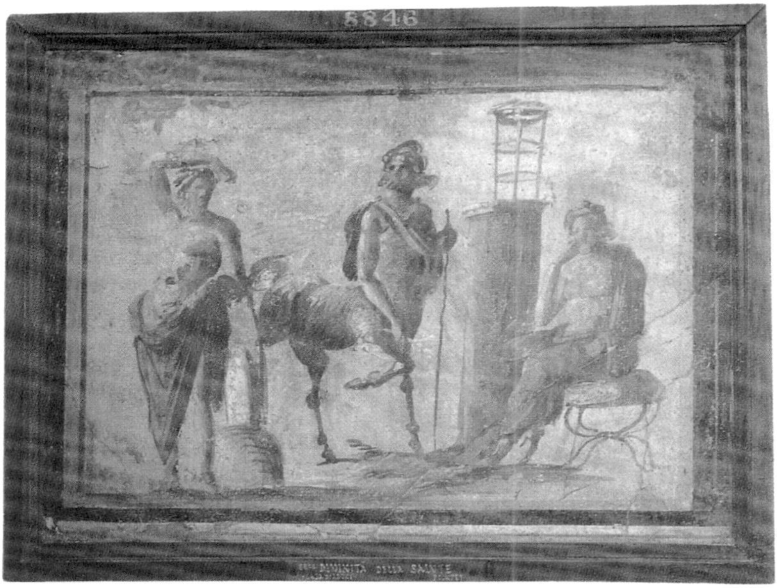

왼쪽부터 아폴론, 케이론, 아스클레피오스. 나폴리 국립 고고학 박물관 소장

그럼 아스클레피오스의 의학적 스승은 누구일까요? 아스클레피오스에게 훌륭한 의술을 전수한 존재는 신이나 영웅이 아니라, 반인반마(半人半馬)인 켄타우로스 족의 케이론이었습니다. 괴물인 켄타우로스 족 중에서 유일한 현자(賢者)인 케이론은 불멸의 존재로 태어나 아스클레피오스, 헤라클레스, 아킬레우스, 이아손 등과 같은 어린 영웅들에게 의술, 활쏘기, 말 타기 등을 조기 교육시킨 것으로 알려져 있습니다. 그는 테살리아에 있는 펠리온 산의 동굴에서 살았으며 인간과 친하게 지내며 의술도 가르쳤다고 합니다.

케이론은 아스클레피오스를 보살피며 의술과 사냥을 가르쳐 주었다. 아스클레피오스는 의사가 된 뒤 의술을 연마하여 사람들이 죽지 않게 해 주

> 었을 뿐만 아니라, 심지어 죽은 사람들까지도 살려냈다. 그는 아테나에게서 고르곤의 피를 받아 왼쪽 혈관에서 흘러내린 피는 사람을 죽이는데 쓰고, 오른쪽 혈관에서 흘러내린 피로는 죽은 사람들을 살려냈던 것이다.[93]

이어서 아폴로도로스는 죽음에서 소생한 사람들의 이름을 열거한 후[94] 생사(生死)의 보편적 법칙을 지키려는 제우스가 아스클레피오스를 벼락으로 내리쳤고, 이에 격분한 아폴론은 제우스에게 벼락을 만들어 준 퀴클롭스를 죽였다고 전하고 있습니다.

아스클레피오스가 사용한 치료약은 머리칼이 뱀으로 된 고르곤들의 피였는데 이 뱀들은 훗날 환자가 아스클레피오스 신전의 침소에서 잠자고 있을 때 아스클레피오스와 함께 환자의 꿈속에 나타나 치료합니다. 이것이 바로 아스클레피오스의 상징물인 지팡이를 휘감고 있는 뱀

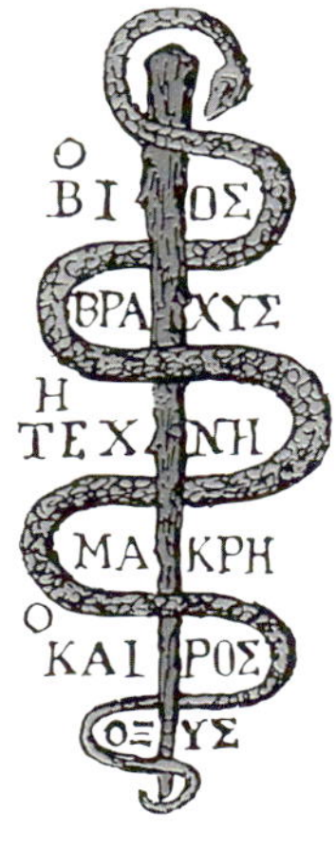


아스클러 피오스의 뱀이 감긴 지팡이는 오늘날 의학의 상징이다. "인생은 짧고 의술은 길다. 기회는 쏜살같이 지나간다."라는 경구도 함께 적혀 있다.

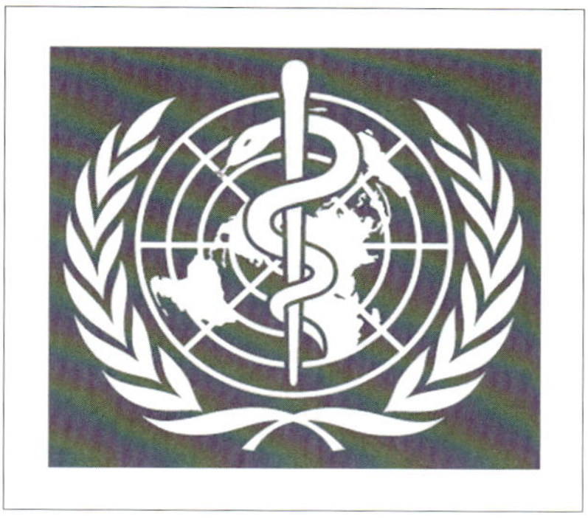

세계보건기구(WHO)의 로고
(아스클레피오스의 지팡이)

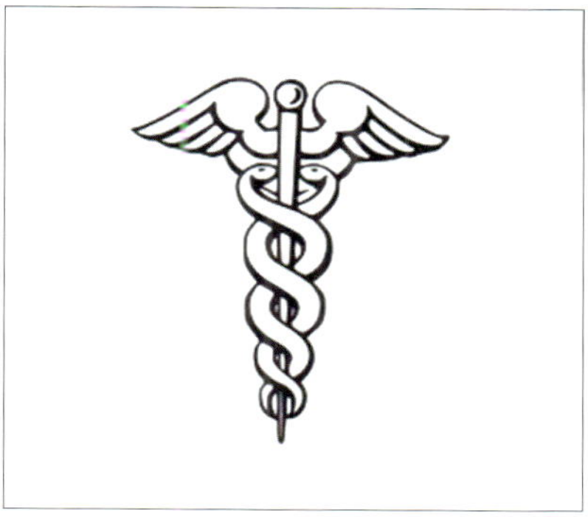

헤르메스의 지팡이(Caduceus)

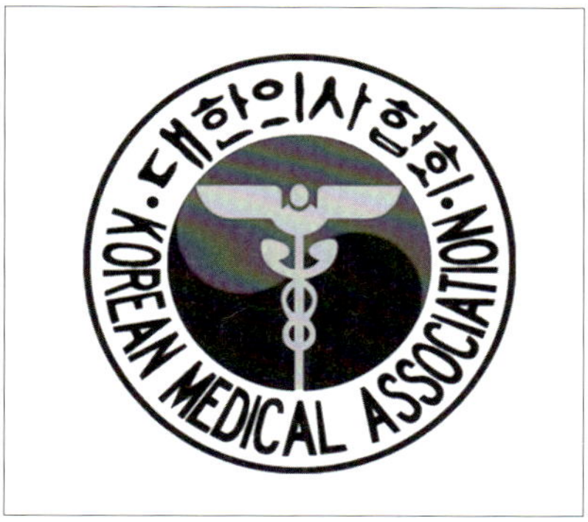


1996년 4월부터 2013년 6월까지 사용된
대한의사협회 로고

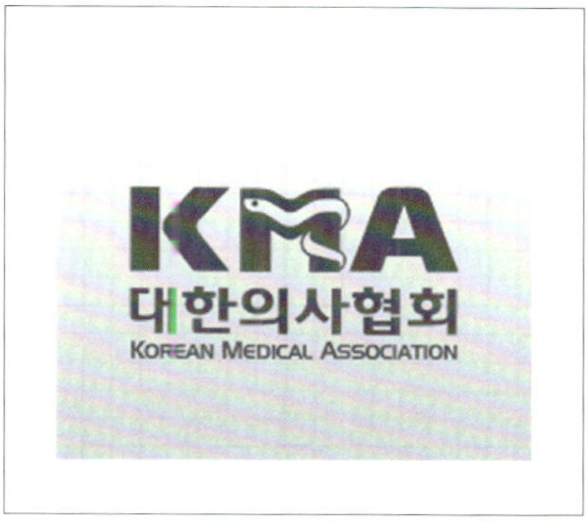


2013년 7월부터 사용되고 있는
대한의사협회 로고

의 유래이며, 뱀이 감긴 지팡이는 지금도 현대 의학의 상징으로 쓰이고 있고 세계보건기구(WHO)의 표장에 새겨져 있습니다.

아스클레피오스는 헤라클레스의 딸인 에피오네와 결혼했고 이들 사이에 태어난 자손들은 모두 건강과 치유를 관장하는 역할을 담당합니다. 아스클레피오스의 아들인 포달레이리오스와 마카온은 트로이 전쟁에 참여하여 분전했는데[95] 호메로스는 이들의 활약상을 『일리아스』에

산발적으로 기록하고 있습니다. 아스클레피오스는 에피오네와의 사이에서 두 아들 말고도 파나케이아[96]를 두었는데 후대에 오면서 휘기에이아[97]와 이아소[98]도 파나케이아의 자매로 기록되며 아이글레(광휘)와 아케시스 등도 언급되고 있지만 앞의 세 딸에 비해 신빙성이 높지는 않습니다.[99]

아스클레피오스는 인간의 한계를 넘어선 죄, 즉 휘브리스(hybris, 오만)로 제우스에게 죽임을 당했습니다. 그는 아테나로부터 메두사의 오른팔에서 나온 피를 받아 많은 영웅들을 살려내기도 했습니다.[100] 아들의 죽음에 격분한 아폴론은 제우스에게 벼락을 만들어 준 퀴클롭스 3형제를 살해했습니다. 이에 제우스는 아폴론을 지하 감옥인 타르타로스에 감금하려 했으나 아폴론의 어머니인 레토의 간청으로 그에게 1년 동안 인간에게 종살이하도록 명령했습니다.[101]

이제 제우스의 분노는 사라졌고, 그는 아스클레피오스의 별자리를 하늘에 점지해줌으로써 그의 치료 능력을 인정합니다. 죽음과 대항한 아폴론의 싸움은 이후의 몇몇 신화 속에도 나타납니다.

아스클레피오스의 두 아들인 포달레이리오스와 마카온은 헬레네의 청혼자였기 때문에 트로이 전쟁에 참여했습니다. 실제로 호메로스는 아스클레피오스와 두 아들을 기원전 13세기의 역사적 인물로 묘사하고 있습니다.

> 트리케와 암산(岩山) 위에 자리 잡고 있는 이토메를 차지하고 있는 자들과 으이칼리아 왕 에우뤼토스의 도시인 오이칼리아를 차지하고 있는 자들, 이들은 아스클레피오스의 두 아들 포달레이리오스와 마카온이 지휘했으니, 이들은 둘 다 훌륭한 의사였다.[102]

마카온은 전투 중 트로이의 왕자인 파리스[103]에게 부상을 입기도 했고 트로이 목마 속에 잠입하여 트로이에 입성했다가 트로이 군사에 의해 사망했습니다. 이 전쟁의 생존자인 포달레이리오스는 고향으로 향하지 않고 남하하여 지중해의 이오니아 연안에 정착했습니다. 그의 자손들은 크니도스 반도와 코스 섬, 그리고 로도스 섬에 정착하게 되는데 코스 섬에서 약 700여년 후에 히포크라테스가 태어납니다.

# 제5장
# 의학의 전승자

나는 이 의술을 가르쳐준 스승을 부모처럼 여기고
나의 삶을 스승과 함께 하여 그가 경제적으로 어려울 때
나의 것을 함께 나누겠습니다.

## 1. 당시 부모는 어떤 존재였는가?

첫 단락에서 선서자는 신들을 증인으로 삼아 계약을 충실히 이행하겠다고 다짐했습니다. 계약의 내용은 사제 간의 관계에 관한 것입니다. 즉 스승을 부모처럼 여기고 자신의 삶을 스승과 함께 하며, 스승이 경제적으로 곤궁할 때 자신의 것을 함께 나눈다는 것입니다. 그런데 이 약속은 법적 계약으로 보이지는 않습니다. 이 약속들은 그 내용이 불분명하고 추상적이어서 그 효력이 다소 의문스럽습니다. 아마도 이 조항은 법적 구속력보다는 그 선언적 의미에 무게를 두는 것으로 보아야 할 것 같습니다.

아무튼 이제 신화적 의학의 단계를 지나 기원전 5세기경의 합리적 의학의 시대로 넘어와 의술을 전수해 준 스승에 대한 예우와 답례를 약속하고 있습니다. 마치 동양의 군사부일체(君師父一體)를 연상케 하는

대목입니다. 왜 그럼 당시에 히포크라테스 학파의 의사들은 스승을 부모로 여기겠다고 했을까요?

고대 그리스의 가정에서 부모의 권위와 역할은 절대적이었습니다. 특히 아버지는 가정에 모셔 두는 신성한 불의 수호자이자 가족 종교의 수호자로서 제사와 헌주(獻酒)를 담당하고 기도와 성찬 등 조상 숭배 의식을 주관했습니다. 재산권, 상속권, 재판권 등에 관해서도 거의 무제한적인 권한을 행사했다고 볼 수 있습니다. 아버지는 명령하고 아내를 포함한 다른 가족들은 복종하는 것이 당시 가족 도덕의 일부였습니다. 이처럼 가정에서 아버지의 위상은 거의 절대적이었습니다. 아버지에 대한 자식의 존경은 거의 신앙에 가까웠습니다. 그의 막강한 힘은 사후에 오히려 더욱 신성시되기도 했으며 가족의 수호신이 되어 가족들의 숭배를 받기도 했습니다.

생전에 부모의 기력이 점차 쇠약해지면 자식들에겐 부모의 봉양이란 의무가 강화됩니다. 아테네 법은 시민들이 자신의 부모를 봉양하도록 요구했습니다. 히포크라테스가 고향인 코스 섬을 떠나 조상들의 집성촌이 있는 테살리아로 향하게 된 과정을 그의 전기는 다음과 같이 기록하고 있습니다.

> 히포크라테스는 의학 수련을 마친 후 부모가 죽자 고향을 떠났다.[104]

집안의 아들들에게는 부모 봉양 의무 외에 점차 가정 주도의 의무까지 부여됩니다. 아버지가 생전에 행사했던 강력한 부권은 아버지를 이어 가족의 종교적 행사를 주관할 아들이 물려받았습니다. 부인[105]이나 딸이 아니었습니다.

그런데 이러저런 이유로 가족의 종교를 계승하고 가업을 전수받아야 할 아들이 없을 경우, 결혼이 하나의 의무였던 고대 그리스 사회에서 그 대안 중 하나가 양자 입양이었습니다. 가족 종교의 영속성을 유지하고 신성한 불을 보존하며 제사 음식을 지속적으로 바칠 아들을 입양하는 것은 일종의 관례이기도 했습니다. 지금까지 양자는 외부인이었지만 일정한 입양 의식을 거친 후에는 가족의 일원이 되어 자신을 입양한 아버지와 여러 가지 권리를 공유하게 됩니다. 스승을 부모처럼 여기겠다(師父一體)는 말은 스승의 문하에 입문한 학생이 스승을 친아버지처럼 봉양하겠다는 다짐으로 아들이 없는 가문으로 입양된 양자가 아버지가 된 사람에게 다짐하는 모습과 흡사해 보입니다.

부모에 대한 자식의 봉양 의무는 의학의 가문에 입문한 학생이 스승에 대한 제자의 봉양 의무를 지는 것으로 확대됩니다. 학생은 의학적 스승들을 부모와 동등하게 받들고 스승에게 자식으로서의 의무를 다할 것을 서약하게 됩니다.

## 2. 당시 스승은 어떤 존재였는가?

오늘날 대부분의 독자들은 왜 스승에 대한 의무가 환자에 대한 의무보다 먼저 언급되어 있는지에 대해 의아해 할 것입니다. 그 이유 중 하나는 사제 간의 계약 내용이 「선서」 내용의 앞에 오다 보니 그렇게 되었다는 것이고 다른 하나는 당시의 교육 형태가 오늘날과는 크게 달랐다는 것입니다.

현재 서양 의학은 물론이고 동아시아의 의학 교육도 스승의 자택에서 기숙하며 의술을 직접 전수받는 형식이 아닙니다. 의과 대학생 어느 누구도 이런 일대일 도제식 교육을 받지 않습니다. 오늘날은 일정한 입학 자격을 갖춘 학생들이 수십 명에서 수백 명 단위로 교육을 받습니다. 이런 대규모 교육 기관에서는 과학적 의학에 기초한 보편적인 진단법과 치료법을 공부하기 때문에 스승과 개인적 차원의 인간적 교감을

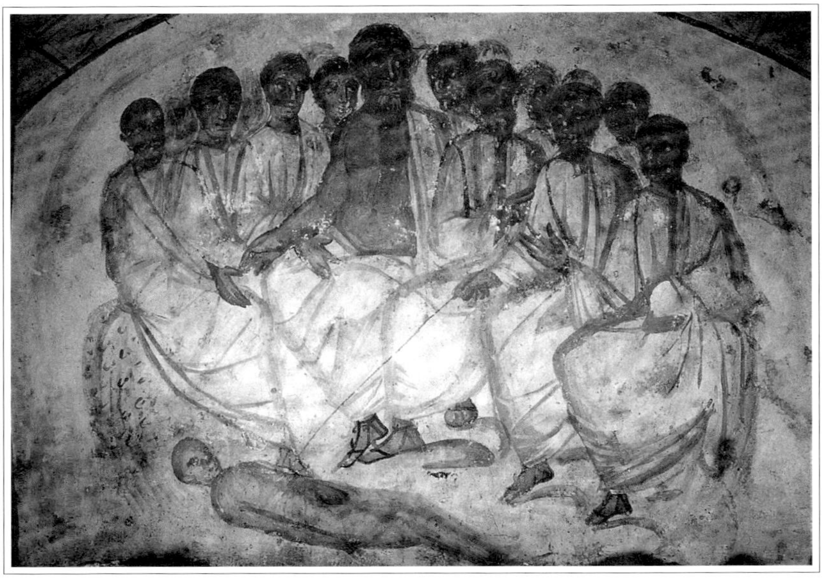

이것은 4세기 로마 시대의 지하 묘지에서 출토된 프레스코 벽화인데 스승들과 제자들이 인체를 관찰하는 장면을 묘사하고 있다.

나눌 수 있는 기회가 거의 없습니다. 따라서 자신에게 의학을 가르쳐 준 스승에 대한 각별한 감정이 있기 어려울 것입니다. 잘해야 스승에 대한 감사나 존경을 표시하는 정도에 그칠 뿐 스승을 경제적으로 봉양한다는 생각은 상당히 시대착오적인 느낌까지 줍니다. 제자는 스승을 양부(養父)로 삼고 스승의 가족은 제자의 수양 가족이 되는 셈인데 이는 제자가 의술을 배운다는 사실만으로 성립되는 매우 강한 결속 관계입니다. 사제 관계는 곧 부자 관계였던 셈입니다.

오늘날의 관점에서 볼 때 다소 설득력이 없는 것처럼 들리는 이 말은 다시 생각해 보면 꼭 그런 것만은 아닌 것 같습니다. 부모는 나에게 생명을 주었고 스승은 나에게 생존 수단인 의술을 주었습니다. 의술을 가르쳐 준 스승을 부모처럼 생각한다는 것이 부모에 대한 불경이 될 수는 없을 것입니다. 다만 「선서」에서 정신적 측면보다 물질적 측면이 강조되다 보니 현실감이 다소 떨어지는 것은 사실입니다.

## 3. 스승과 제자는 운명 공동체인가?

에델슈타인은 「선서」에 나타난 사제 관계의 모습을 피타고라스주의자에게서 찾고 있습니다. 그에 따르면 기원전 4세기의 피타고라스주의자들은 스승을 양아버지처럼 존경했다고 합니다. 피타고라스 자신도 스승을 극히 존경한 사람이었다는 것입니다. 피타고라스주의자들은 스승과 희로애락을 함께하며 스승이 곤궁할 때는 경제적 지원을 아끼지 않았는데 이는 아버지를 공경하는 것과 유사한 의무였다는 것입니다. 이 의무는 다른 누구보다 부모를 공경해야 한다는 규칙을 지녔던 피타고라스주의자에게서 더욱 엄격했다는 것이죠. 피타고라스주의자는 언제 어디서나 필요할 경우 스승을 도와야만 했다고 합니다. 스승이 병환 중일 때에는 그를 간호하고, 그를 위하여 장지(葬地)를 마련해야 했을 정도였다고 합니다.[106]

「선서」는 학생이 스승과 삶을 함께하고 스승이 어려울 때는 그를 물질적으로 돕는 것을 의무화하고 있습니다. 일반적으로 소피스트 이전의 교사들은 제자들에게 '정신적 아버지'로서의 권위를 인정받은 것으로 알려져 왔습니다. 이제 「선서」를 통해 경제적 공동체로서의 관계가 추가된 셈입니다. 이제 스승과 제자는 운명 공동체가 된 것입니다. 만약 그렇다면 그 같은 의사는 자신을 자기충족적인 존재로 인식하지 않고 자신의 삶과 의술이 스승의 도움에 의한 것임을 잘 알 것입니다. 스승의 은혜는 스승을 봉양함으로써 자연스럽게 보답될 것입니다. 이 의사는 자신의 스승처럼 제자 교육의 중요성을 잘 깨닫고 스승이 자신에게 베풀었던 은혜를 자신의 제자들에게 되돌려 줄 것입니다.

「선서」의 이 단락은 의사는 자신의 권리를 주장하거나 자신의 몫을 요구하는 존재라기보다 의술 자체와 스승에 대해 헌신하고 동료 의사에게 감사해야 하는 존재로 그리고 있습니다. 부모에게 효도하는 아들이라면 스승의 은혜에 보답할 줄 아는 제자가 될 것이고 이런 의사는 환자에게도 친절한 의사가 될 것입니다. 의술이라는 선물에 대한 감사에서 주변에 대한 사랑의 마음이 흘러나올 것이라는 고대 의학의 지혜가 이 단락에 담겨 있습니다.

## 제6장
# 의학의 계승자

> 나는 스승의 자손들을 나의 형제로 여겨 그들이 의술을 배우기를 원하면 그들에게 보수나 계약 없이 의술을 가르칠 것이며 내 아들들과 스승의 아들들, 그리고 의료 관습에 따라 선서하고 계약한 학생들에게만 교범과 강의와 다른 모든 가르침을 전하고 다른 사람들에게는 전하지 않겠습니다.

## 1. 누구에게 가르칠 것인가?

1단락에서 선서자는 여러 신들을 증인으로 삼아 「선서」와 계약(*syggraphē*)을 충실히 이행하겠다고 다짐하고 있으나 여기서 말하는 '계약'이 무엇인지는 명확하지 않습니다. 이 말은 2단락에도 반복됩니다. 이 두 용어가 동일한 문서를 의미하는지, 별도의 문서를 의미하는지는 불분명하지만, 만약 「선서」가 아닌 다른 문서를 지칭하는 것이 아니라면 2단락의 내용을 가리킨다고 추정할 수 있을 것입니다. 이런 추정이 가능하다면 「선서」라는 문서는 계약과 「선서」가 결합된 합성 문서임에 틀림없게 됩니다. 그래서 계약의 내용과 「선서」의 내용을 분리하는 것은 어렵지 않습니다.[107] 즉 2단락은 계약에 관한 내용이고 3단락

이후는 「선서」의 내용에 해당됩니다.

2단락의 "보수나 계약 없이 의술을 가르칠 것이며"의 "계약"도 스승과 학생 간의 법적 계약이라기보다는 사적 계약의 의미로 보이며 이 약정이 어느 정도 관례화된 단계에서 현재의 계약 조항으로 명문화되었다고 볼 수 있습니다. 그러나 문자적 의미보다는 「선서」에 담긴 정신적 의미르 해석할 필요가 있는 부분입니다.

「선서」의 거의 모든 부분은 선서자를 다른 사람들과 관계시키고 있는데 이 부분에서는 스승 및 스승의 아들과의 관계가 그려집니다. 「선서」에서 가장 사적인 관계인 선서자의 부모, 형제, 아들조차 자신의 직업적 관계와 관련되고 있습니다. 이런 면에서 선서자와 아들의 관계는 선서자와 스승의 아들, 그리고 그의 계약상의 학생들과 거의 구별할 수 없을 만큼 유사합니다. 이 계약의 대체적인 의미도 어렵지 않게 이해할 수 있습니다. 제자는 자신의 스승을 부모처럼 여기고 자신의 삶을 그와 함께하며 스승이 경제적으로 곤궁할 때는 도와주겠다는 약속을 한 후, 선서자는 스승과의 관계에서 제자와의 관계로 방향을 전환합니다. 선서자는 이제 의술의 전승자의 위치에 서게 됩니다.

그런데 우리는 의술을 포함한 대부분의 고대 사회 기술들이 처음에 가족 내에서만 전수되다가 점차 외부인을 받아들이면서 사회적으로 확산된다는 사실을 상기할 필요가 있습니다. 의술도 처음에는 가문 내에서 부자 세습으로 전승되어 오다가 어느 시점에서 외부인에게 문호가 개방되기 시작했습니다. 이 과정에서 혈연을 중심으로 형성된 의사 집단은 외부 출신 학생에게 친자식의 역할을 요구한 것입니다. 결국 가족만의 지식, 권리, 의무는 이러한 계약을 통해 사회적으로 확장되어 나갔습니다. 하지만 그러한 교육 방식이 고대 사회의 보편적 모습이었는가에 대해서는 의견이 나뉩니다.[108] 다만 히포크라테스가 속했던 코스 학파의 경우 기원전 5세기까지 외부인이 이 가문에 입문하기 위해서는

결혼을 하거나 입양되는 방법밖에는 없었습니다.[109]

그런데 20세기 초반에 「선서」가 히포크라테스 가문에서 나온 문서라는 내적, 외적 증거가 전혀 없다는 주장이 제기된 바 있습니다. 존스는 "어떤 학자들은 「선서」를 아스클레피오스의 후손 집단(Asclepiad Guild)이 요구한 문건으로 간주하지만 이 문서는 이런 내용을 입증해 줄 만한 단 하나의 단어도 들어 있지 않다. 「선서」는 학생을 자신의 스승과 스승의 가족에 구속시키고 있을 뿐, 의사 집단에 구속시키고 있지 않다."[110]고 주장했습니다. 그럼에도 불구하고 존스는 이 계약이 아스클레피오스 가문과 관련 있는 문서라는 일반적인 견해에는 동의하고 있습니다.

에델슈타인은 스승의 자손들을 자신의 형제처럼 대하라는 구절에 대해 이는 스승을 아버지로 받아들인다는 계약으로부터 자연스럽게 오는 것으로 봅니다. 그러므로 스승의 아들과 제자는 실제로 한 형제나 다름없는 관계가 되는 것입니다. 가족 구성원 간의 차별이 없으며 이타적인 태도를 가지는 것이 피타고라스 학파의 특징이라는 것입니다. 피타고라스 학파는 서로를 형제라고 믿었으며 서로 재물을 나누어 써야 한다고 믿었다는 것입니다. 그들의 이러한 믿음은 죽음에 직면해서도 지켜졌습니다. 이러한 상황에서 어떻게 그들이 동료들에게 대가를 받고 지식을 가르칠 수 있겠습니까? 형제의 아버지로부터 전수받은 기술을 어찌 다른 조건으로 가르칠 수 있었겠는가 하는 것이 에델슈타인의 주장입니다.[111]

고도의 부모애와 스승애, 그리고 형제애가 「선서」에 나타나고 있다는 사실이 중요할 뿐 「선서」의 일부 구절이 피타고라스 학파의 산물인지 아닌지는 부차적인 것입니다. 이러한 강렬한 인간애와 높은 윤리 수준은 바로 이어서 환자애(患者愛)로 확산되고 구체화됩니다.

## 2. 무엇을 가르칠 것인가?

「선서」에서 스승이 제자에게 전수하는 교육의 형태는 크게 세 가지로 구정되고 있습니다. 「선서」는 의학의 전수 대상을 세 부류로 규정한 것처럼, 의학 지식도 세 가지 방법으로 전수하고 있습니다. 이 세 가지 방법은 '교범(*paraggeliē*)'과 '강의(*akroēsis*)', 그리고 '다른 가르침(*ē loipē mathēsis*)'이라는 점차 확장된 표현으로 나타나고 있습니다.

그런데 교육을 왜 세 가지로 나누어 말하고 있는지에 대해서도 의견이 분분합니다.[112] 그리고 이 용어들의 정확한 의미와 서로 간의 차이점을 구별하기가 매우 어렵다는 것이 연구자들의 공통된 생각입니다.[113] '교범'은 몇몇 히포크라테스 학파의 논문에서 발견되는 격언들이나 원리 모음을 의미할 수도 있는데, 이 용어를 엄격하게 해석하면 의사 집단 구성원 사이에서 전수되는 것이지만 아직 책의 형태를 갖추지 않은 단편적인 격언 모음들을 가리키는 말입니다.[114] 그리고 다른 모든 가르침은 아마 "문서 형태든, 강의든, 실습이든 모든 교육을 의미한다."라고 보는 학자도 있습니다.[115]

마일스는 이러한 용어상의 차이가 히포크라테스 학파의 논문들이 다양하게 구성되어 있다는 사실에 기인한다고 보고 있습니다.[116] 예를 들어 '교범'은 「격언집」, 「교훈」, 「예측」 1권 등에 나타난 진단 및 치료에 관한 의학적 격언들을 뜻하며, '강의'는 「예후」, 「관절에 관하여」, 「골절에 관하여」에 예시된 것처럼 존경받는 스승의 체계적 가르침을 말하며, '다른 모든 가르침'은 「고대 의학에 관하여」나 「의술에 관하여」에 나타난 것처럼 의학의 본질에 관한 내용을 의미하는 것 같다고 보고 있습니다.[117]

마일스는 세 가지 전수 내용을 모두 문서화된 논문들에서 찾고 있으나 '교범'이란 오랫동안의 검증을 거쳐 의학의 원칙으로 확립된 경구 모음집을 말하고 '강의'란 의학 교재를 뜻하는 것이 아니라 구전 교육을 뜻하며 '다른 모든 가르침'이란 주로 의학 실습을 가르키는 것으로 볼 수도 있습니다. 「선서」에는 별도의 주석이 없기 때문에 어느 누구도 이 부분에 대해 자신 있게 말하기는 어렵습니다.

아무튼 「선서」가 나올 당시 히포크라테스의 논문이 지금처럼 집대성되어 있지 않았던 것은 사실일 것입니다. 『히포크라테스 전집』은 단일 학파나 단일 세대의 저작이 아닌 것이 확실합니다.[118] 『히포크라테스 전집』의 핵심 논문은 기원전 430-350년에 집필되었으며 수백 년 후에 나온 논문도 일부 포함되어 있습니다.[119] 『히포크라테스 전집』은 그리스 학문은 물론 서양 지성사 연구에서도 중요한 위치를 점하고 있으며 히포크라테스 의학의 이론적 근거이자 실천적 지침이 되어 왔습니다. 그래서 『히포크라테스 전집』에 대한 연구는 고대 이래 현재까지 지속적으로 이루어지고 있습니다.

『히포크라테스 전집』에 대한 연구에서 반드시 기억해야 할 사람이 있습니다. 프랑스의 에밀 리트레(1801-1881년)[120]라는 사람이 그 주인공인데, 그는 19세기에 10권짜리 『히포크라테스 전집』을 발간하여 기념비적인 업적을 세웠습니다. 이 저술은 그리스어-프랑스어 대역본의 형태로 되어 있으며 그의 10권짜리 판본은 이전에 나온 모든 번역본들을 대체했으며 지금도 여전히 정본(定本)의 위치를 차지하고 있습니다.[121]

그럼 마일스가 세 가지 의학교육의 사례로 제시한 논문들이 어떤 것들인지 위에 언급된 논문의 순서대로 살펴보겠습니다. 우선 "인생은 짧고 의술은 길다."라는 말을 많이 들어보셨을 것입니다. 이 말은 「격언집」의 맨 처음에 등장하는 구절입니다. 『히포크라테스 전집』 중 가장 유명한 경구이기도 하지요. 「격언집」은 의술에 대한 다양한 측면과 예후, 계절과 연령의 영향, 치료법(주로 배설과 식습관)에 대한 매우 풍부한 경구들을 포함하고 있습니다. 경구들은 일정한 순서 없이 배열되어 있고 그 일부는 서로 유사하기까지 합니다. 히포크라테스의 논문 중 이 논문은 가장 많이 인용되고, 출판되었으며, 비평되었다고 할 수 있습니다.

「교훈」은 이상적인 의사상을 묘사하면서 나쁜 의사에 대한 질책을 담고 있는데, "인간에 대한 사랑이 있는 곳에 의술에 대한 사랑이 있다."[122]라는 구절과 "훌륭한 의사는 이익이 아니라 명예를 추구한다."[123]는 격언 외에도 다양한 경구들을 담고 있어 히포크라테스 의학의 윤리적 이상을 담고 있습니다. 그러나 이 논문은 헬레니즘 시기에 작성된 것이어서 히포크라테스 당시에는 존재하지 않았던 것으로 보는 것이 통설입니다.

「예측」 1권은 예후에 관한 관찰을 다루고 있으며 170여 가지의 경구가 실려 있습니다.

「예후」는 예후 문제를 본격적으로 다루고 있으며 급성병과 관련하여 관찰된 증상들에 대해 다루고 있습니다. 그런데 이 논문에는 질병에 의해 죽음을 예견케 하는 환자의 얼굴에 대한 고전적인 묘사인 '히포크라테스의 안색(Hippocratic facies)'[124]이 묘사되어 있습니다. 「예측」 1권은 「예후」의 축약본이라고 할 수 있습니다.

「골절에 관하여」와 「관절에 관하여」는 히포크라테스 학파의 논문 중 분량도 많고 잘 정돈된 외과 논문들이어서 오랫동안 히포크라테스의 진서일 가능성이 높은 것으로 알려져 왔습니다. 팔다리의 탈구와 골절의 치료 방법을 다룬 이 두 논문은 동일 저자의 작품으로 간주되고 있습니다. 외과 기구의 사용법을 다루고 있는 「정골 기구」와는 내용상 상호 연관성이 있어 흔히 함께 취급됩니다. 탈구된 뼈를 맞추는 '지렛대'를 뜻하는 그리스어 제목에서 유래된 「정골 기구」는 이 두 논문의 축약판이거나 개정판일 가능성이 있습니다. 기원전 1세기 키티온의 아폴로니오스는 한 장의 그림이 때로 긴 언어적 묘사보다 효과적이라는 생각에서 골절과 관절 치료 장면을 삽화로 그려 넣은 주해서인 「관절에 관하여」[125]를 남겼습니다.

「고대 의학에 관하여」는 「인간의 본질에 관하여」[126]와 함께 히포크라테스 시대에 나온 대표적 의학 이론서[127]로 의학과 철학이 자매 관계에 있던 당시 분위기와는 달리 의학의 철학적 경향에 대해 강한 거부감을 표시하고 있습니다. 이 두 논문 속에서 의학은 철학과 무관한 독립적인 학문으로 나타납니다.[128] 「고대 의학에 관하여」는 의학의 탄생 과정과 위상, 그리고 치료의 방법과 체계를 담고 있는 논문으로 온냉건습(溫冷乾濕)과 같은 철학적 전제를 의학에 도입하여 질병을 설명하려는 의사들을 공개적으로 비난합니다. 이 논문은 인간의 본질에 대한 참된 지식은 의학보다 앞설 수 없으며, 오히려 의학 자체로부터 흘러나와야 한다고 보는 의학의 독립 선언서기도 합니다.[129]

「의술에 관하여」는 의학의 본질을 설명하고 있는 논문으로 의술을 비판하는 소피스트에 맞서 의학은 단순한 기술이 아니라 진정한 학문이라며 질병과 맞서 싸우는 의술의 역할을 강조합니다. 이 논문은 그리스 의학의 개념과 한계를 잘 보여 주고 있습니다.

## 3. 의술은 비술인가?

「선서」는 전수되어야 할 의학 지식을 세 부류로 한정하듯이 의학의 계승자들도 세 부류로 한정하고 있습니다. 의술을 원하는 모든 사람에게 자유롭게 의술을 가르친 것이 아니라 자신의 아들과 스승의 아들, 그리고 「선서」와 계약을 이행할 것을 맹세한 자들에게만 의술을 배울 수 있는 자격을 부여했던 것입니다.

그런데 자세히 살펴보면 의학은 아버지와 아들 사이에서만 전승될 뿐 여자들에게는 의학 교육의 기회가 없었음을 알 수 있습니다. 당시 의술은 남계 혈통으로만 전수되었기 때문에 모든 의사는 남자였습니다. 그것은 그리스 사회가 고도의 가부장적 사회였기 때문입니다. 의술의 전수를 부자 직계 혈통으로 한정한 것도 「선서」가 당시의 의학적 관행을 그대로 반영하고 있음을 보여줍니다.

그래서 당시 의사들은 대부분 남자들이었고 여자들은 산파로만 당시 의료계 내에서 활동하고 있었습니다. 예를 들어 소크라테스의 어머니가 산파였습니다. 그런데 파노스트라테(Phanostrate)라는 여자 의사가 유일하게 자신의 이름을 남겼습니다.[130] 그녀는 히포크라테스 시대의 산파이자 의사로 활약했는데, 모든 이의 고통을 없애 준 그녀의 죽음을 주변 사람 모두 슬퍼했다고 합니다. 아무튼 그리스 의학에서 여성의 지위는 이처럼 주변적이었습니다.

위 구절에 따르면 의술은 선택받은 소수의 집단 내에서만 전수되는 것이라는 인상을 받기 쉽습니다. 그래서 「선서」가 당시 특정 엘리트들의 의사 면허증이 아니었느냐는 오해를 받기도 합니다. 실제로 어떤 비판자들은 이 구절에 대해 다분히 엘리트주의적이고 배타적이라고 지적하기도 합니다. 이 부분은 환자에 대한 정성과 의무보다 동료들에 대한 의무와 도리를 강조하고 있는 것처럼 보이기 때문입니다. 일부 비평가들은 「선서」가 기껏해야 '고대 신비주의 종교 집단의 가입 선서'에 지나지 않으며 환자와의 약속을 담은 것이 아니라 환자를 돕겠다는 일방적인 선언에 불과하다고 봅니다.

「선서」를 잘 음미해 보면 이것은 사실과 다르다는 것을 쉽게 알 수 있습니다. 의술을 배우기를 원하는 사람 중에서 의료 관습에 따라 계약하고 선서하기만 한다면 의술을 배울 수 있었습니다. 학생의 학업 성적이나 부모의 경제적 능력이 일정 수준 이상이 되어야만 의학 공부를 할 수 있는 오늘날과는 다른 셈이죠. 물론 의료 관행의 구체적인 내용이 무엇인지는 전혀 알 수 없지만, 우리는 여기서 「선서」가 엘리트주의와 연고주의의 산물이라는 주장이 근거가 희박한 것임을 알게 됩니다. 이 의사 집단은 자신의 동료나 수련의를 포함하며, 나아가 아스클레피오스의 후손이 아닌 학생들에게도 의학의 문호를 개방함으로써, 「선서」는 당시 의사 직이 갖고 있던 세습적 길드의 전통을 깨뜨린 셈입니다.[131]

그렇더라도 「선서」는 의학을 배우기 위해 입문하는 학생들에게 충성맹세를 요구하고 이를 수용하는 학생에게만 의술을 전수하고 있는 것으로 나타납니다. 의술의 이런 비공개성은 새로운 의학적 발견과 의술의 개발을 독점적으로 공인받을 수 있는 안전 장치가 없었던 시대 상황과 무관치 않습니다. 그래서 『히프크라테스 전집』 중 "경건한 것들은 경건한 사람들에게만 현시된다. 속인들은 그들이 과학의 비밀 의식에 가입하기 전까지 그것들을 알 수 없다."[132]라는 내용이나, "영광스러운 것들은 모든 사람들 사이에서 엄격하게 지켜져야 한다."[133]라는 내용 등은 일부 의술의 경우 특수 집단 내에서만 비전(秘傳)되는 것들임을 암시해줍니다. 그런데 의사 간의 긴밀한 결속과 의술의 비방성(秘方性)은 고대 그리스 의학에만 나타나는 고유 현상이 아니라 비슷한 시기의 중국에서도 나타난 현상이었습니다. 오히려 동양에서는 의술의 신비성이 한층 더 강했다고 보는 것이 맞을 것입니다.

당시 중국에서도 의술은 아들이나 특수한 사람에게만 전수되며 의술의 전수는 길일(吉日)을 택해 목욕재계하고 혈맹 의식을 치룬 다음 실시되어야 한다는 생각이 지배적이었습니다. 의학이 다루는 대상이 인간의 건강과 생명이다 보니 의술은 결코 허술하게 전수되어서는 안 된다는 것이겠죠. 장기간의 수련과 함께 인간과 우주에 대한 통찰력 없이 생명을 다루는 것은 위험한 것으로 여겼던 것입니다. 그래서 고대 동양 의학에서도 의사들은 제자를 선택할 때에 매우 엄격했습니다. 아무나 제자로 맞은 것이 아니라 의학에 적합한 사람만을 제자로 받아들였습니다.

동양의 『히포크라테스 전집』이라 할 수 있는 『황제내경 소문(黃帝內經 素問)』의 「금궤진언론(金匱眞言論)」편에 "그 사람이 아니면 가르치지 않고 참된 진리가 아니면 전하지 않는다."[134]라는 언급이나, 『황제내경 영추(黃帝內經 靈樞)』「관능(官能)」편의 "적합한 사람을 만나면 전수하고 적합한 사람이 아니면 말하지 마라."[135]라는 언명도 같은 맥락에서 이해할 수 있습니다. 이것은 동양 의학의 불문율이었습니다. 의술은 비술(秘術)이므로 혈맹(血盟)을 통해서 전수되어야 한다는 관념이 지배적이었는데 우리는 그 근거를 『황제내경 영추(黃帝內經 靈樞)』의 「금복(禁服)」편에서 발견할 수 있습니다. 뇌공(雷公)이 구침(九針)의 이치를 전수해달라고 요청하자 황제는 다음과 같이 말합니다.

> 이것은 나의 스승께서 금지한 바가 있다. 사사로이 이를 전하는 것은 죄가 되니 팔을 베어 피를 나누어 마시는 의식을 거쳐야 한다. 그대가 만약 이를 전수받고자 한다면 목욕재계하도록 하라.[136]

이어 뇌공은 3일 동안 목욕재계한 후 다시 와서 황제와 함께 팔을 베어 피를 마시는 의식을 거행합니다. 황제는 마지막으로 뇌공의 손을 잡고 책을 건네주면서 "신중하고 또 신중해야 한다(愼之愼之)."라고 마지막 당부를 한 후 의술을 전수합니다.

「선서」에서 의술의 전수 대상자를 특정 집단으로 한정시킨 것은 의사 집단의 특권 의식을 천명하거나 기득권을 유지할 목적이라기보다는 의료의 질 관리 차원으로 이해할 수도 있을 것입니다. 아무 제약 없이 누구나 자유롭게 개업할 수 있었던 당시 상황에서 무자격자들과 일정한 차별성을 유지하기 위해서는 일정한 선발 과정과 절차는 어느 정도 필요했을 것입니다. 물론 오늘날처럼 의과대학에 갈 수 있는 문이 바늘구멍처럼 좁지는 않았겠지요.

이상에서 우리는 「선서」에 나타난 의사와 의사의 관계에 대해 살펴보았습니다. 그리스에서 조상 숭배는 부모 공경으로 이어지고 돈독한 부자 관계는 아들이 의사를 지망하는 순간 새로 만난 스승과의 사제 관계가 새로운 부자 관계로 변모됩니다. 그래서 스승과 그 가족에 대한 사랑은 그가 개업하는 순간 환자에 대한 사랑으로 확대됩니다. 처음에는 편협하고 불완전한 도덕이 점차 사회에 대한 사랑의 의무 선언으로 외연을 넓혀 갑니다.

제3부

# 「선서」의 내용은 무엇인가?

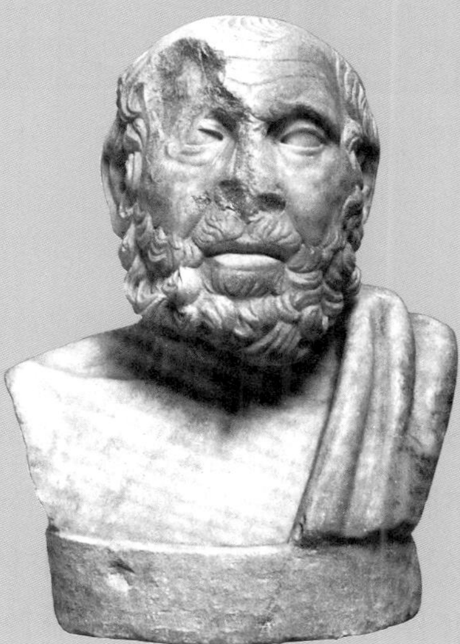

## 제7장
# 의학의 정신

> 나는 나의 능력과 판단에 따라 환자를 돕기 위해
> 섭생법을 처방할 것이며 환자들을 위해나
> 비행으로부터 보호하겠습니다.

## 1. 의학의 주체는 누구인가?

이 단락은 히포크라테스의 의학 정신을 잘 보여 주고 있는 구절입니다. 「선서」의 내용 중 가장 중요한 것임에도 이 구절의 의미가 속속들이 규명되지 못했습니다. 이 문장은 다음의 세 가지 질문에 대한 응답으로 되어 있습니다. 첫째, 의학의 주체는 누구인가? 둘째, 의학의 목적은 무엇인가? 셋째, 치료의 방법은 무엇인가?

그럼 우선 첫 번째 주제인 의학의 주체에 대해 살펴보겠습니다.

"나는 나의 능력과 판단에 따라"라는 구절은 진단과 처방의 주체가 신이 아니라 인간이고 환자가 아니라 의사 자신임을 천명하는 것입니다. 오늘날은 당연하게 들리지만 히포크라테스가 활동했던 기원전 5세기에 이런 선언은 사실상 의사의 홀로서기 선언이나 다름없었습니다. 왜냐하면 당시까지 질병은 인간의 영역이 아니라 초월적 존재의 몫으로 인식되었기 때문입니다. 그래서 질병의 발생과 치료는 신과 같은 초자연적 존재와 관련된 것으로 생각되었습니다.

### 주술 의학

이런 신벌설(神罰設)적 질병관은 서양 최초의 문학서인 기원전 8세기의 『일리아스』에 잘 나타납니다. 『일리아스』는 기원전 13세기 중반에 일어난 트로이 전쟁의 후반부를 묘사한 책인데, 이 책을 원작으로 하여 만든 영화가 2004년에 개봉된 「트로이」입니다. 원정군의 총대장인 아가멤논[137]이 아폴론 신전의 사제인 크리세스의 딸, 크리세이스를 전리품으로 탈취했고 크리세스는 아가멤논에게 딸을 돌려 달라고 간청했으나 거절당했습니다. 이에 아폴론은 아가멤논을 응징하기 위해 그리스 진영에 전염병을 발생시켰고 이에 당황한 그리스인들은 예언자의 조언에 따라 크리세이스를 돌려주고 희생 제물용 황소 100마리[138]를 신전에 바쳐 신의 노여움을 풀고서야 전염병에서 해방되었습니다. 대신 아가멤논은 아킬레우스의 전리품인 브리세이스라는 처녀를 가로챘고 이에 아킬레우스는 분노합니다. 『일리아스』는 바로 이 시점에서 시작되고 『일리아스』의 제1권의 제목이 「전염병, 아킬레우스의 분노」인 것은 바로 그 때문입니다.

여기서 주목할 것은 그리스 군을 강타한 전염병이 아폴론 신의 분노에 의한 것으로 기술되고 있다는 점입니다. 인간의 오만에 분노한 신은 질병을 보내고, 분노의 원인은 신탁이나 점(占)으로 예언되며, 신은 기도와 제물을 받고 분노를 풀어 병을 거두어들이는 과정은[139] 종교적 의학의 전형입니다.

그리스의 진정한 계몽 시대라고 할 수 있는 기원전 5세기에 와서도 신벌설의 위세는 여전했습니다. 기도나 주문, 혹은 정화의식을 사용하는 주술 의학(마술 의학) 역시 치료의 일부를 담당하고 있었습니다. 질

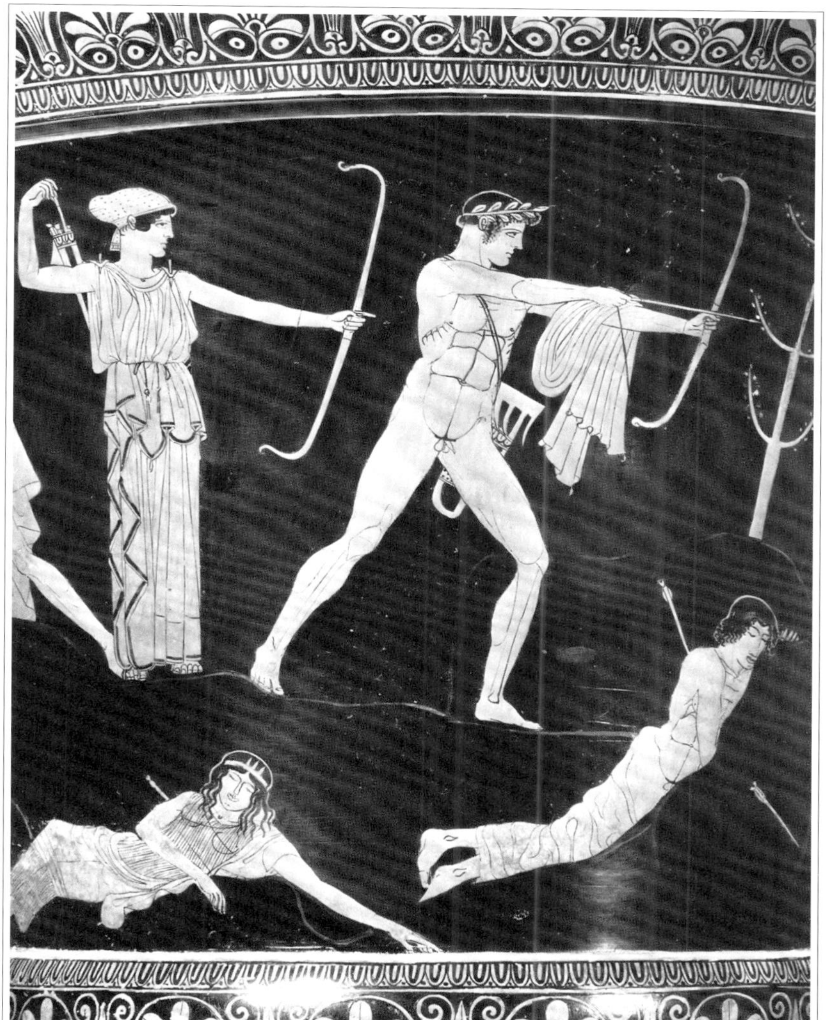

아폴론과 아르테미스 남매가 인간에게 질병의 화살을 날리는 장면이 기원전 455–450년경의 항아리에 그려져 있다. 고대의 신벌설적 관념을 읽을 수 있다. 루브르 박물관 소장

병의 신성성을 믿는 점쟁이, 마술사, 정화꾼, 사기꾼, 돌팔이들은 자신들이 훌륭한 의사라는 인상을 주기 위해 진단과 치료 과정에서 환자들을 현혹시키고 어쩌다가 환자가 회복되면 자신들의 치료 덕분이라고 주장하지만 환자가 죽으면 신에게 그 책임을 전가시킵니다. 그들이 질병을 신성하다고 주장하는 가장 큰 이유는 자신들의 무지(無知)를 은폐하기 위해서라는 것이 히포크라테스 학파 의사들의 생각이었습니다. 히포크라테스 시대에 존재했던 세 그룹의 의사 중에 이들도 한 축을 담당하고 있었습니다. 이것은 합리적 의학이 꽃피던 고전기 그리스 사회에 이런 주술적, 마술적 치료에 대한 믿음이 대중들의 마음을 사로잡고 있었다는 증거가 되는 셈입니다.

### 신전 의학

두 번째 의사 집단으로 아스클레피오스 신전에서 신전 의술을 펼치던 신전 의사(temple-physician) 혹은 사제 의사(priest-physician) 집단이 있습니다.

아스클레피오스 신앙은 히포크라테스 시대에 그리스 전역에 확산되어 곳곳에 아스클레피오스 신전이 세워집니다. 그 중에서도 아스클레피오스 신앙의 중심지[140]는 그리스 남부의 펠로폰네소스 반도에 있는 에피다우로스였습니다. 기원전 13세기의 인물인 아스클레피오스가 기원전 5세기에 오면서 아폴론을 대신하여 의술의 신(physician-god)으로 격상된 것이죠. 소크라테스가 죽음을 앞두고 최후에 남긴 유언인 "크리톤! 우리는 아스클레피오스에게 닭 한 마리를 빚지고 있네. 갚게나. 소홀히 말고."라는 말은 아스클레피오스 신앙이 넓게 퍼져 있었음을 뒷받침하고 있습니다. 이 신전의 성직자들은 단지 종교적 행사만을 주관한 것이 아니라 치유를 위해 찾아오는 환자들을 관리하기도 했습니다. 그래서 이들은 사제와 의사의 일을 동시에 수행한 겸직 의사였던

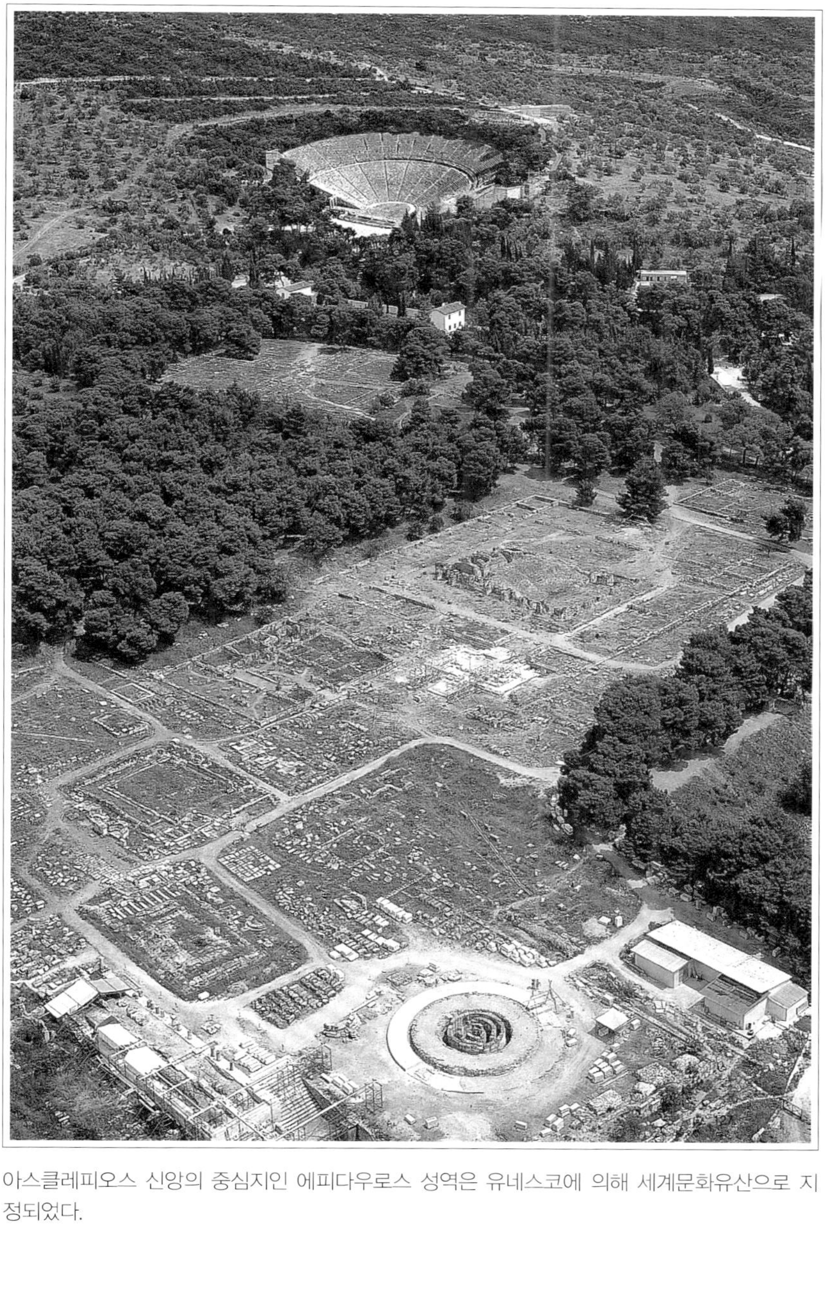

아스클레피오스 신앙의 중심지인 에피다우로스 성역은 유네스코에 의해 세계문화유산으로 지정되었다.

셈입니다.

요즘도 병원에서 불치 판정을 받은 환자들 중에는 그대로 앉아서 죽음을 맞기보다 지푸라기라도 잡고 싶은 심정으로 기도원이나 절에 가서 기적 치료를 받아 보는 경우가 있듯이 당시에도 세속 의사로부터 회복이 어렵다는 판정을 받은 환자들은 혹시나 하는 심정으로 아스클레피오스 신전으로 향했습니다. "인간의 의술에 절망한 나는 모든 희망을 신에게 걸어 봅니다. 나는 아테네와 귀여운 아이들의 어머니를 떠났습니다. 아스클레피오스 신이여! 1년 동안 계속되던 궤양이 당신의 작은 숲에 와서 석 달 만에 치유되었습니다."[141]

치유의 희망을 안고 아스클레피오스 신전으로 찾아간 환자는 먼저 목욕 등의 정화의식을 치른 다음, 지성소(至聖所, *abaton*)에 마련되어 있는 침소(寢所)에서 깊은 잠을 자게 되는 데 이것을 '신전 수면(*enkoimēsis*)'이라고 합니다. 일종의 신전 치료인데 다음날 환자는 자신의 병이 낫게 되면 신전의 금고(*thēsauros*)에 사례를 하고 떠납니다. 사례금으로 닭 한 마리를 바치기도 했다고 합니다.[142]

그럼 합리적 의학을 전면에 내세운 히포크라테스 학파는 일종의 신비적인 치료인 신전 의술을 어떻게 생각하고 있었을까요? 결론부터 말하면 히포크라테스 학파의 의사들은 자신들과 치열하게 경쟁했던 사이비 의사들에 대해서는 혹독했지만 신전 의술은 상대적으로 존중했습니다.

사실 진료 현장에서 활동하고 있던 합리적 의사들의 경쟁 상대는 합리적 시술을 표방한 사이비 의사들이었지 신전 의술을 베푸는 사제들이 아니었습니다. 따라서 마술적-주술 의학에 대해서는 격렬하게 공격하면서도 신전 중심의 전통 종교는 의심하지 않습니다. 비록 아스클레피오스 신전의 사제들과 히포크라테스 학파의 의사들이 협력 관계에 있었다는 증거는 없지만 반대로 그들 사이가 갈등 관계에 있었다는 증거도 없습니다.[143] 그럼 왜 그들이 사이비 의사들에 대해서는 혹독하게 비판하면서도 신전 의술에 대해서는 침묵을 지켰을까요?

우선 앞에서도 언급했지만 히포크라테스는 아스클레피오스 가문 출신입니다. 그래서 아스클레피오스 가문의 의학은 아스클레피오스 신전 의학과 전혀 무관할 수는 없었을 것입니다. 물론 치료 방법상의 차이에도 불구하고 두 의학의 뿌리가 아스클레피오스였기 때문에 합리적 의학과 신전 의학 사이에는 아스클레피오스라는 일종의 교량이 존재했던 것입니다.

그리고 상호 역할 분담이 이루어졌을 가능성도 배제할 수 없습니다. 치료 과정에서 합리적 의학의 한계를 인식한 의사들이 불치병 환자나 난치병 환자에 대해서는 신전 의학의 능력을 일부 인정했을 가능성도 있기 때문입니다[144] 이렇게 해서 기원전 5세기 아테네에서는 히포크라테스의 합리적 의학과 함께 아스클레피오스의 신전 의학이 공존할 수 있었습니다.

## 자연 의학

기원전 6세기에 오면 자연철학자들의 등장으로 '신'에 대한 사색이 '자연'에 대한 탐구로 전환됩니다. 그러다가 기원전 5세기에 오면 계몽주의 운동이 일어나 '우주'에 대한 관심이 '인간'에 대한 성찰로 바뀝니다. 신과 인간의 장엄한 갈등을 그린 비극이 탄생하고 헤로도토스와 투키디데스의 합리주의적 역사관이 나타난 것도 이 시기입니다. 자연스럽게 철학의 경향도 자연 철학에서 인간 중심의 철학으로 바뀌어 소크라테스, 플라톤, 아리스토텔레스의 이성 철학이 자리 잡아 가게 됩니다.

그런데 기원전 5세기 중반에 오면 철학자, 역사가는 물론 의학자들 사이에서도 인간과 질병에 대한 탐구가 본격화되었습니다. 소크라테스 이전 철학자들이 신화적 사고에서 벗어나 합리적 사유를 통해 새로운 우주관을 창출했듯이, 그리스 의학도 이전의 주술적, 마술적 의학을 극

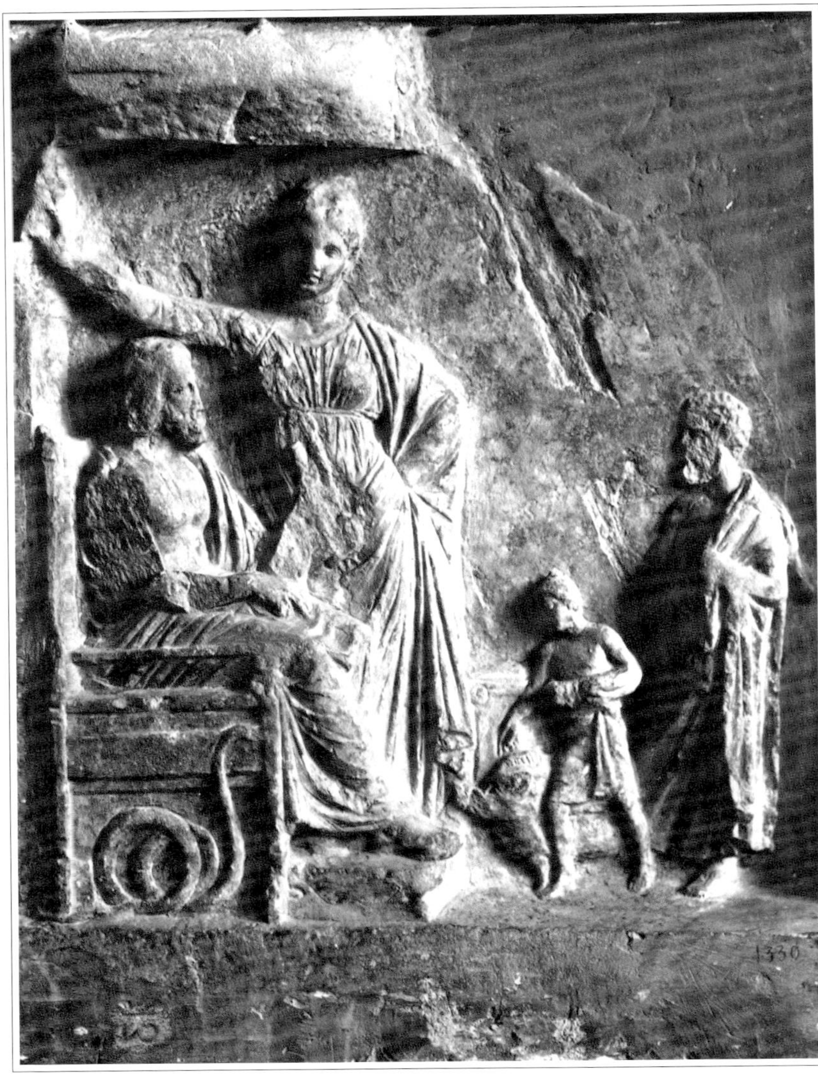

아스클레피오스와 휘기에이아가 어린 환자와 그 보호자를 맞이하고 있는 장면을 나타낸 얕은 부조. 아테네 국립 고고학 박물관 소장

복하고 합리적 의학을 발전시켜 나가게 됩니다.[145] 이전에 호메로스와 같은 시인들이 제우스의 벼락, 포세이돈의 지진, 그리고 아폴론의 전염병과 같은 도식으로 설명하던 자연현상을 자연철학자들이 순수한 자연현상으로 설명했던 것처럼, 의학자들도 질병 현상에 대해 초자연적 설명을 거부하고 자연적인 인식 태도를 보이기 시작했던 것이지요.[146] 즉 간질이나 망상, 그리고 정신 착란처럼 극적이고 놀라운 증상을 보이는 질병들을 자연적 현상으로 이해하고자 했습니다. 아폴론의 분노로 발생한다는 전염병의 원인이 히포크라테스의학에서는 '오염된 공기'라는 순수한 자연적 용어로 설명됩니다.[147]

이처럼 그리스 의사들이 자아를 발견하고 이 자아 발견의 순간에 인간성에 대한 물음을 던진 것은 역사상 유례없는 지적 흥분의 상황 속에서 일어난 일이었습니다. 이런 상황에서 페리클레스 시대의 민주주의, 합리주의, 인본주의, 그리고 과학이 탄생했습니다.[148] 이처럼 기원전 5세기경 아테네에는 히포크라테스의 합리적 의학[149]이 탄생할 모든 정치적, 사회적, 문화적 조건이 다 갖추어졌습니다. 특히 기원전 5세기 후반은 서양 의학사에서 결정적인 진보가 이루어져 진정한 의미의 의학과 의서(醫書)가 탄생한 시기였습니다.[150]

히포크라테스 학파는 질병 발생 과정에 인격신의 역할을 인정하지 않았고, 신의 분노를 진정시키거나 환자의 속죄를 통한 모든 치료법을 거부했습니다. 대신 그는 햇빛, 추위, 바람 등과 같은 '자연적 원인'과 '자연적 치료법'을 전개시켜 나갔습니다.

> 각 질병들은 각각의 자연적 원인을 가지고 있다. 어떤 질병도 자연적 원인 없이 발생하지 않는다.[151]

합리적 의사들은 신에 대한 기도와 주문 대신 환자들에 대한 관찰과 경험 그리고 합리적 추론을 중요시했습니다. 그러나 히포크라테스의 합리주의는 비록 그것이 미신이나 마술을 반대할 때조차도 결코 무신론은 아니었습니다.[152] 다만 이성적 치료법이 가능한 영역에서는 주술을 거부하고자 했습니다. "수술로 치료될 수 있는 통증에 대해 주문을 외우는 것은 현명한 의사의 길이 아니다."[153]라는 소포클레스의 기록은 이를 잘 보여줍니다. 이처럼 히포크라테스 학파 의사들이 주술적, 마술적 의술을 거부하고 합리적 의학을 개척한 것은 소크라테스 이전 자연철학자들이 이전의 신화적 인식을 거부하고 이성적 인식을 추구한 것과 비교될 수 있습니다.

물론 그리스 의학의 합리적 측면들은 아무리 강조해도 지나치지 않으나 그렇다고 그리스 의학에서 비합리적 요소가 완전히 소멸되었다고 볼 수는 없습니다. 비합리적 의학에 대한 믿음이 오늘날도 여전히 남아 있는 현실을 보면 이상할 것은 없습니다. 예를 들어 그리스에서 아스클레피오스의 치유 의식이 가장 성행했던 시기가 기원전 5세기의 계몽기였다는 사실은 주목할 만합니다. 기원전 430년 아테네의 전염병 발생은 이 의식의 성행에 중요한 역할을 한 결과를 낳았습니다. 히포크라테스의 만년에 해당되는, 기원전 399년에 죽은 소크라테스가 최후에 남긴 유언을 보면 히포크라테스 당시에도 신전 의학이 민중들의 삶 속에 깊이 자리 잡고 있음을 엿볼 수 있습니다.

> '크리톤! 우리는 아스클레피오스에게 닭 한 마리를 빚지고 있네. 갚게나. 소홀히 말고." 바로 이것이 그 분께서 하신 마지막 말씀이었습니다.[154]

당시 그리스인들은 아스클레피오스 신전에 가서 치료를 받고 그 대가로 닭 한 마리를 바쳤습니다. 물론 이 유언의 의미에 대해서는 다양한 해석이 가능하기 때문에 속단하기는 어려우나, 소크라테스의 유언을 통해 우리는 기원전 5세기 아테네에 히포크라테스의 합리적 의학과 함께 아스클레피오스의 신전 의학이 공존했으며 병이 나으면 신전에 닭을 바치는 관습을 소크라테스가 존중했음을 알 수 있습니다.

이처럼 현대 의학의 합리적이고 자연적인 속성은 2500년 기원전 그리스 의학에 뿌리를 내리고 있으며 이런 특징은 히포크라테스를 '의학의 아버지'라고 부르는 이유가 됩니다. 히포크라테스 학파는 신전에서 성직자와 의사의 역할을 동시에 수행하고 있던 사제 의사들과는 달리 의학의 전문성과 세속성을 강화시켜나간 전업 의사였던 셈입니다. 이제 질병은 마귀의 소행이나 신의 심판이 아니라 인간의 이성으로 이해할 수 있는 자연스러운 현상이었고, 질병의 확인도 신의 계시나 예언이 아닌 다양한 진단술에 따라 이루어졌습니다. 히포크라테스 학파는 질병의 원인과 치료를 신에게서 찾는 신비주의와 작별을 고하고 인간을 질병 치료의 주체로 설정하는 합리적 의학의 문을 연 셈입니다.

이제 신은 「선서」의 증인이 될 수 있을지언정 더 이상 질병을 일으키거나 치료하는 존재가 될 수 없습니다. 질병은 인간의 행위와 자연 현상의 결과일 뿐 초자연적인 현상이 아니며 오직 인간의 능력과 판단으로 대처해야 하는 대상으로 인식되기 시작한 것입니다.

## 2. 의학의 목적은 무엇인가?

"환자를 돕기 위해"라는 표현은 의학의 목적을 밝힌 내용입니다. 환자에게 최선의 이익(*ōpheleia*)이 되도록 진료한다는 것입니다. 의학의 존재 이유를 이처럼 간결하고 명쾌하게 담은 문서는 찾아보기 어렵습니다. 이 표현은 현대의 생명 의료 윤리의 네 원칙 중 세 번째 원칙인 '선행의 원칙(principle of beneficence)'으로 정리되어 존중되고 있습니다. 그리고 섭생법에 관한 언급의 바로 뒤에 이어지는 "환자들을 위해나 비행으로부터 보호하겠습니다."라는 구절은 생명 의료 윤리의 네 원칙 중 두 번째 원칙인 '악행 금지의 원칙(principle of nomaleficence)'으로 계승되고 있습니다. '선행의 원칙'과 '악행 금지의 원칙'을 합쳐 '행선피악(行善避惡)의 원칙(principle of doing good and avoiding evil)'이라고 부르기도 합니다. 이처럼 「선서」에 나타난 의학의 목적은 '선행의 원칙'과 '악행 금지의 원칙'입니다. 우선 선행의 원칙에 관한 내용부터 살펴보겠습니다.

의학은 사람의 건강을 증진시키고 질병을 치료하는 것입니다. 그리고 의사는 이를 구체적으로 실행에 옮기는 존재입니다. 그래서 환자가 처음 대하는 대상은 바로 의사입니다. 의사에게 가장 중요한 것은 환자의 건강 회복에 있습니다. 플라톤과 아리스토텔레스의 말처럼 의학의 목적은 의술을 가진 의사의 이익이 아니라 치료를 받는 환자의 이익에 있습니다.[155] 히포크라테스 의학의 목표는 다음과 같습니다.

> 환자를 돕되 해를 주지마라(*ophelein ē mē blaptein*. Help, or do no harm.).[156]

히포크라테스 학파의 한 저자는 "어떤 기술은 그 기술을 가진 사람들에게는 고통스러우나 그 기술을 이용하는 사람들에게는 유익하며 일반인에게는 이로움을 주지만 그것을 실천하는 사람들에게는 슬픈 여러 기술들이 있다. 이런 기술들 중 그리스 인들이 의술이라고 부른 것이 있다."[157]라고 말하고 있는데 이는 플라톤과 아리스토텔레스에 앞서 의학의 목적이 의사의 성공이 아니라 환자의 건강에 있음을 밝히고 있습니다. 이런 차원의 인간적 관심이 히포크라테스 사상의 독창성을 형성하는 근간이 되고 있지요. "환자를 도우라."라는 언명은 의사들이 항상 성취할 수 있는 것이 아니기 때문에 "피해를 주지 마라."라는 현실적 언급이 추가된 것으로 보입니다. 만약 환자에게 도움을 줄 수 없다면 적어도 부적절한 치료법으로 환자의 상태를 악화시켜서는 안 된다는 것입니다. 그런데 이 격언은 의학의 범위를 넘어서는 환자들에 대해서는 치료 거부도 가능하다는 명분을 제공해 왔습니다. 즉 회복 불능 환자에 대한 진료 중단이 인정될 수 있는가에 대한 논란을 야기했습니다. 그럼 일시적으로 불치병 환자의 삶을 연장하는 연명 치료에 대한 히포크라테스 학파의 생각은 어떠했을까요?

### 치료 중단

회복 가능성이 없는 환자는 치료하지 않는다는 생각은 고대 사회에서 합법적이고 윤리적인 것으로 간주되었습니다.[158] 이집트에서 불치병 환자에 대한 치료 거부는 예후의 중요한 일부였고[159] 환자를 보고 먼저 소생 가능성을 판단한 다음 치료가 어렵다고 판단되면 치료를 포기하는 것이 고대 사회의 의학 윤리였습니다. 그러나 그리스 의학은 상황이 다소 달랐습니다. 의사들이 모든 병자를 치료해야 하는지, 아니면 치료 가능한 환자만 다루어야 하는지에 대해서는 견해가 나뉘었고, 히포크라테스 학파의 의사들 사이에서도 이 문제에 대해 의견이 통일되어 있지 않았던 것으로 보입니다.[160]

우선 이와 관련하여 「예측」 2권의 저자는 부상당한 환자가 의식을 잃고 치료 과정에 적극적으로 참여할 수 없다면 치료하지 말도록 당부하고 있고[161] 「의술에 관하여」[162]에는 이런 언급이 비교적 선명하게 나타나 있습니다.

> 먼저 의술에 대해 정의해 보면 일반적인 용어로 말해 의학은 환자의 고통을 치료하고 질병의 증상을 완화시키며, 질병이 너무 위중하여 의학이 도움을 주지 못하는 환자에 대해서는 치료를 거부하는 것이다.[163]

이 규정의 앞부분은 문제가 없으나 치료의 거부까지 의학의 본질에 포함시키고 있는 뒷부분의 내용이 오늘날의 시각에서 볼 때 논란이 될 수 있습니다. 의학에 대한 충분한 지식을 가지고 환자를 성실히 치료하여 그의 고통을 제거시켜 주는 것이 의학의 목표라는 점에 대해서는 이론(異論)이 있을 수 없지만 회복의 가망성이 없는 환자에 대해 의사가 치료를 중단하거나 거부하는 것조차 의학의 본질에 속하는지는 생각해 볼 문제가 아닐 수 없습니다. 이미 인간의 존엄성을 상실한 상태에서조차 가망 없는 생명을 일시라도 연장하기 위해 최첨단 의술에 의존하는 현대의 의료 문화와는 분명히 다르기 때문입니다.

### 연명 치료

물론 히포크라테스 시대에도 이런 식의 진료에 반기를 드는 목소리들이 있었고 의사들이 스스로 치유될 수 있는 환자들은 돌보면서 정작 도움이 필요한 환자들은 치료하지 않는다는 비판이 제기되곤 했습니다.

> 어떤 사람들은 절망적인 환자의 치료를 거부하는 의사들이 있다며 의술을 비난한다. 그들은 만약 의술이 존재한다면 모든 사람이 평등하게 치료받아야 함에도 불구하고 의사들은 저절로 회복될 환자는 치료하면서 정작 도움이 절실하게 필요한 환자들은 손대지 않는다고 비난한다.[164]

이 같은 비판이 환자의 권리를 수호하기 위한 인도적 목적보다 의학을 공격하고 의학의 학문성을 의심하려는 불순한 동기에서 제기되었다는 점을 감안한다 해도 당시에 이런 견해를 가진 사람이 단지 소피스트만은 아니었으며, 불치병자의 치료 거부가 의사들 사이에서 그대로 금기사항으로 적용되지도 않았다는 사실을 감지할 수 있습니다. "불치병자들을 다른 사람들로부터 분리시키는 것은 불가능하다. 우리는 치유될 수 있는 환자들에게서 그들이 불치병으로 악화되는 것을 예방할 최상의 수단을 강구해야 한다."[165]라는 언급도 있습니다.

그러나 이런 주장에 대해 「의술에 관하여」의 저자는 비판자들을 잔혹하게 공격합니다. 다소 의외일 정도로 저자는 적대자들의 공격을 거침없이 무지와 광기로 폄훼하고 있습니다.

> 만약 어떤 사람이 의술에 속하지 않는 것을 의술로부터 요구하거나, 자연(*physis*)에 속하지 않는 것을 자연으로부터 요구하는 것은 그의 무지가 아니라 오히려 광기에 가깝다. … 그러므로 어떤 사람이 의학적 처치 수단을 넘어서는 질병으로 고통을 받을 때 그는 그 질병이 의술을 통해 회복될 것이라는 기대조차 해서도 안 된다.[166]

이 글에서 저자는 인간이 가진 의술을 넘어서는, 의사로서도 어쩔 수 없는 고통과 질병이 있을 수 있으며 이처럼 회복이 불가능한 환자에 대해서는 의사가 치료를 거부하는 것도 의학의 일부라고 주장합니다. 의학의 한계를 분명히 인식하고 있는 것으로 보입니다. 물론 여기서 의술에 속하는 영역과 의술을 넘어서는 영역이 어떻게 구분되고 회복 가능선과 회복 불능선의 경계점이 어디인지 분명하게 드러나지 않고 있지만 문맥으로 볼 때 환자의 소생 가능성을 염두에 두고 있는 듯합니다.[167]

한편, 치료의 한계를 넘어선 중환자나 자연의 회복 능력을 상실한 환자는 치료하지 말라는 언명은 환자의 입장에서는 가혹하게 느껴질지도 모릅니다. 하지만 이처럼 당시 의사들은 의학의 한계를 분명히 인식하고 있었고, 의학이란 고통 받는 환자를 구하는 것이지만, 동시에 가망 없는 환자는 미리 포기하는 것 역시 의학의 목적이라고 본 것이죠. 환자 자신도 의사에게 무리한 기대는 갖지 않았는데 이는 의학의 유한 책임론을 반영하는 것이기도 합니다. 당시 철학자인 플라톤의 저술에도 이런 분위기가 반영되어 있습니다.[168]

> 의사는 자신의 전문적 기술에 있어서 가능한 것들과 불가능한 것들을 판별하여 가능한 것들은 하려 하되, 불가능한 것들은 내버려 둔다.[169]

의사들은 환자를 보면 치료할 것인지 거부할 것인지에 대한 결정을 내려야 했고[170] 이것은 질병의 진행 과정에 대한 예측이었습니다.[171] 결정의 순간에 의사는 자신이 피하기 어려운 딜레마에 직면하게 되는데 이것은 의사에게는 피하고 싶은 상황일 것입니다. 그래서 그는 스스로 명예로운 퇴로를 찾아야 합니다. 의료 사고가 발생했을 때 의사의 책임이 아직 법적으로 규정돼 있지 않던 상황에서, 의사는 어떤 법적 제재보다 혹독한 사회적 비난을 면할 수 없었으며, 이런 결과를 모면하기 위해 의사는 가끔 민첩하게 '고상한 도주'를 감행했습니다. 그러나 이 같은 도주 행위가 정당화되기 위해서는 더 높은 이상을 필요로 합니다. 즉 이 결정이 궁극적으로 의사 자신의 명성보다 환자의 복지를 우선한 것으로 증명되어야 합니다. 회복이 불가능한 상황에서 의사가 개입하는 것은 "환자를 회복보다 죽음으로 이끄는 위험"한 일을 감행하는 것이었기 때문이지요.[172] 의사의 명성보다 환자의 상황을 개선시키는 것이 의사의 윤리적 목적이라는 점이 의심된 적은 없기 때문입니다.

불치 환자에 대한 그리스 의사들의 태도에는 치료 중단이라는 전통적 관행, 의술의 한계에 대한 인식, 불의의 의료 사고에 대비한 자기 방어 측면과 함께 자기 명예의 보호라는 현실적인 측면도 함께 작용한 듯합니다.[173] 의사가 환자 진료를 거부하면 환자는 대부분 그대로 죽어갔으나 환자가 원할 경우 치료하기도 했습니다. 그러나 이는 매우 소극적인 방법에 국한되었고 매우 드문 경우였지요.

## 의학의 한계

다음은 "환자들을 위해나 비행으로부터 보호하겠습니다."라는 부분에 대해 살펴보겠습니다. 이 내용은 오늘날 생명 의료 윤리의 네 원칙 중 두 번째 원칙인 악행 금지의 원칙으로 계승되고 있다고 언급했습니다.

그럼 위해(*dēlēsis*)와 비행(*adikia*)으로부터 환자를 보호하겠다는 말은 정확히 무슨 뜻일까요? 우선 그리스어 델레시스와 아디키아를 서로 다른 단어로 보는 학자들도 있고[174], 이 두 단어를 동어 반복으로 보는 학자들도 있습니다.[175] 후자의 입장을 취하는 사람들은 대부분 이 때의 위해와 비행이 환자 자신에 의한 것이지 의사에 의한 것으로 보지 않습니다. 그 대표자가 에델슈타인인데 그는 이 구절에 대해 다음과 같이 단언합니다.

> 우리는 다음과 같이 결론을 내려야 한다. 의사는 환자 스스로 초래할지도 모르는 위해로부터 환자를 지키겠다는 약속으로 말이다.[176]

환자에게 위해와 비행을 가하는 주체가 바로 환자 자신이며 의사는 이런 위험으로부터 환자를 보호해야 한다는 것입니다. 환자에게 위해와 비행을 가하는 주체가 누구냐에 대해 크게 세 가지 해석이 가능합니다.

우선 의사를 위해와 비행의 주체로 보는 입장이 있을 수 있습니다. 건강과 질병에 대한 지식과 기술에 있어 의사와 환자는 비교할 수 없을 만큼 큰 차이가 있습니다. 자신이 앓고 있는 병의 원인과 치료법에 대해 환자 자신이 아는 것은 매우 미미합니다. 환자는 사실상 모든 것을 의사에게 맡기는 기분으로 의사를 찾아가기 때문에 의사는 모든 결정에서 환자의 이익을 우선해야 합니다. 즉 의사가 어떤 진단법을 사용할 것인지, 어떤 약을 얼마나 쓸 것인지, 그리고 어떤 수술을 할 것인지에 대해 환자는 잘 알지 못합니다. 이를 '소비자 무지'라고 하는데 이 때문에 양측의 정보가 불균형적인 상황에서 진료가 진행됩니다. 이런 상태에서 의사는 심적 갈등을 겪을 수 있습니다. 환자의 건강을 위해서는 당연히 적정 진료를 해야 하지만 현실적으로 이것이 잘 지켜지지 않는 경우도 있을 것입니다. 환자의 건강증진을 위한 적정 진료와 병원의 수입 증대를 위한 과잉 진료 사이에 간극이 없을 수는 없을 것입니다. 이럴 경우 만약 의사가 후자 쪽을 선택했다면 의학적 필요 이상으로 제공된 치료는 환자에게 신체적 손상과 경제적 손실을 주게 됩니다. 의사의 이러한 '도덕적 해이(moral hazard)'는 환자에게 위해와 비행이 될 수 있습니다. 따라서 이 구절은 의사의 부적절한 치료로 인해 환자의 상태를 악화시키지 않겠다는 의지를 담고 있는 것으로 볼 수도 있습니다.

둘째, 위해와 비행의 주체로 환자 주변인이나 의료 제도로 보는 경우인데 이는 마일스의 해석입니다.[177] 마일스는 부당하게 건강을 위협하는 공공 정책으로부터 대중의 건강을 보호하겠다는 뜻으로 해석하고 있으며 이는 환자에 대한 임상 진료를 넘어 대중의 건강은 더 큰 요인의 영향을 받는다는 관점에 입각한 것입니다.

마일스의 이런 주장은 「선서」가 사회에 대한 의사의 도덕적 의무는 다루지 않고 임상 윤리만을 담고 있다는 생명 윤리학자들의 주장에 대한 대응으로 보입니다. 예를 들어 에델슈타인은 고대 그리스의 의료 윤리는 단지 병상 에티켓에 불과하며 철학자들은 「선서」를 최초의 임상 윤리로 생각했다고 주장했습니다. 어떤 학자는 히포크라테스의 윤리를 각 의사 개인이 직업적 자율성을 확보하기 위한 '극단적 개인주의'로 묘사하기도 합니다.[178] 또 어떤 학자는 히포크라테스식 윤리는 "각 구성원의 헝위를 위한 선언 이상의 책임감이 담겨 있지 않다. 구성원 개인의 이익을 초월하는 목적과 개혁을 추구하는 고상한 단체의 가능성과 책

임감은 어디에도 나타나 있지 않다."라고 말하고 있습니다.[179]

이 구절에 대한 마일스의 해석은 우리 시대의 의료 윤리를 잘 설명할 수 있다는 장점이 있습니다. 그러나 안타깝게도 타인에 의한 비행으로부터 환자를 지키기 위한 의사의 의무들에 대해 설명해 줄 수 있는, 현존하는 그리스 자료가 부족한 실정입니다. 또 환자 주변인들이나 사회적 제도가 환자에게 가하는 위해와 비행을 의사가 막아 내는 데에는 한계가 있을 것입니다.

세 번째로 이 구절을 환자 자신에 의한 위해와 비행으로 보는 사람들이 많습니다.[180] 인간이란 본디 스스로에게 위해와 비행을 저지르는 경향이 있고 이런 경향은 자기 규제와 관련된 모든 문제들에서 나타날 수 있습니다. 모든 신체적 욕망은 무한대로 질주하기 마련입니다. 욕망에 따라 되는 대로 살아가는 사람들은 자기도 모르게 자기 파괴 행위를 일삼는 경우가 많습니다. 예를 들면 지나친 흡연이나 과도한 음주가 몸에 해롭다는 것을 알면서도 자기 절제에 실패하는 경우 등이 그 좋은 사례가 되겠죠. 그래서 의사는 환자 자신이 저지르는 위해나 악행으로부터 그들을 보호하기 위해 환자에게 적합한 섭생법을 처방하고 그 실천 여부에 관심을 가져야 합니다. 따라서 이 구절은 의사가 환자 스스로 초래하는 위해로부터 환자를 지키겠다는 의미로 받아들일 수도 있습니다.

섭생법은 본능 외에 한 사회의 건강 문화와 의료 문화의 영향을 많이 받기 때문에 인간은 스스로 질병을 만드는 경향이 가장 큰 동물이기도 합니다. 우리는 우리에게 좋은 것이 무엇인지에 대해 잘 몰라서, 때론 잘 알면서도 무절제와 자기 관리 실패로 몸을 병들게 하는 음식을 섭취하기도 합니다. 이런 식으로 우리는 자신에게 무의식적인 위해를 가하고, 심지어 비행을 저지릅니다. 우리는 필요 이상으로 자신에게 부당 행위와 가혹 행위를 하는 셈이죠. 「선서」에 따르면 의사는 환자에게 정확한 섭생법을 말해 주는 사람이자 환자가 무지와 방종으로 자신을 손

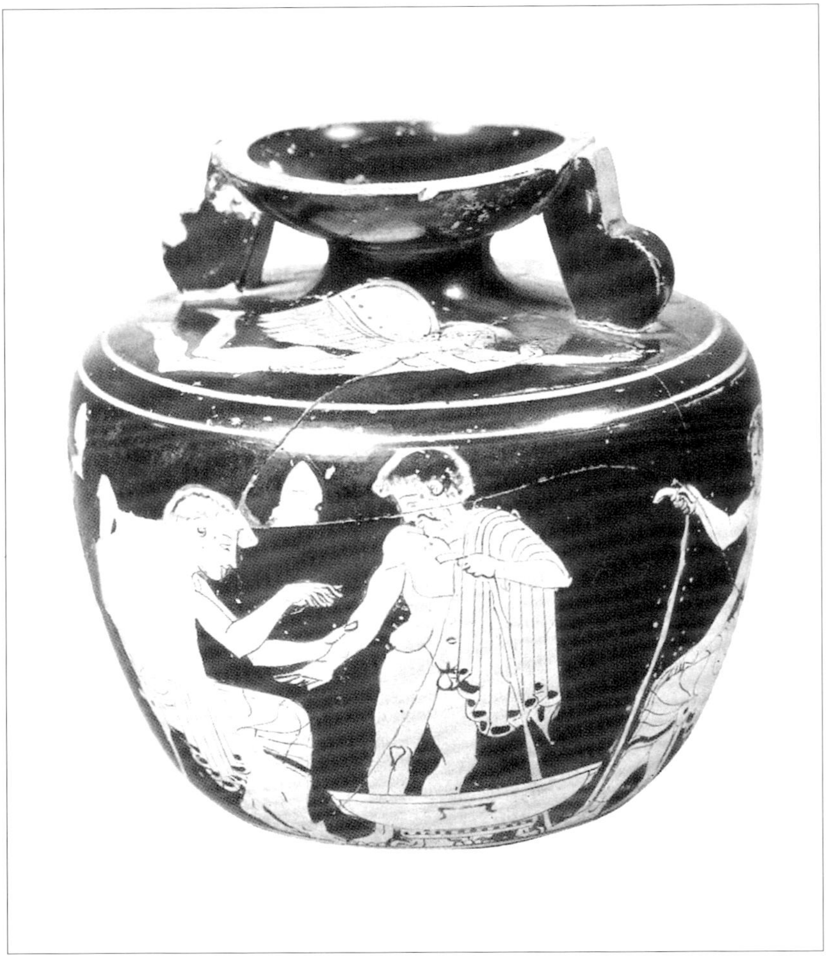

히포크라테스 시대의 향수병에 그려진 아테네 의사의 수술 장면. 의사는 환자의 팔에서 사혈하고 있고 피를 받기 위한 대야가 발아래 있다. 그리고 부상당한 환자가 차례를 기다리고 있다. 루브르 박물관 소장

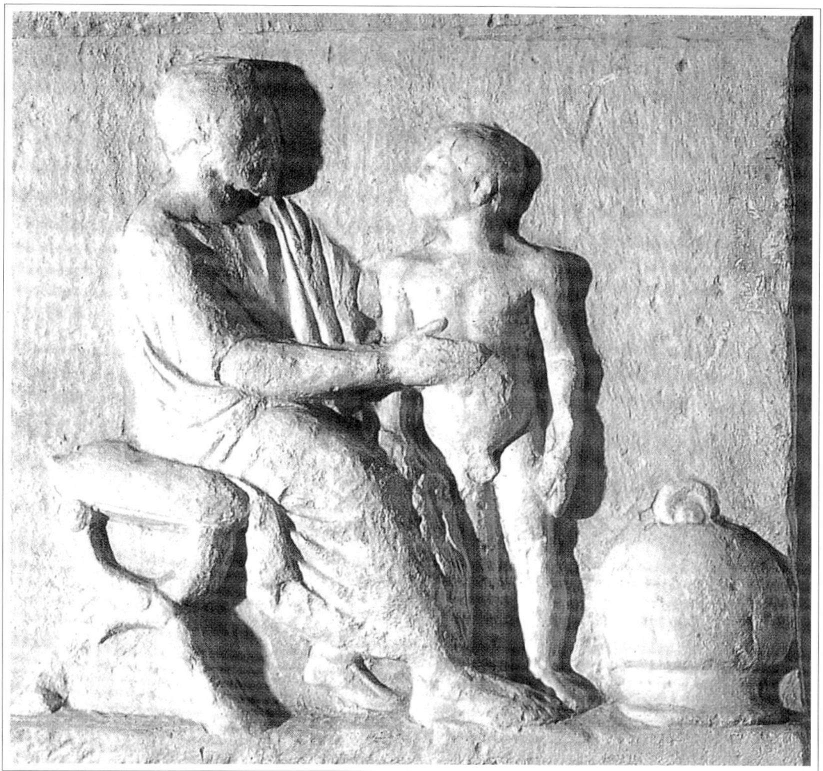

어린 환자를 진찰하고 있는 의사의 모습이 기원전 2세기 아테네 의사의 묘비에 부조로 표현되어 있다. 발아래 부항기가 놓여 있다. 로마 문명 박물관 소장

상시키지 못하도록 도와주는 사람입니다.

의사는 환자에게 필요한 섭생법을 잘 아는 사람입니다. 우리는 몸이 질병을 치료하는 주치의에 해당되고 의사는 그 보조자에 불과하다는 사실을 알면서도 무지와 무절제 때문에 몸을 손상하는 경우가 많습니다. 그래서 우리 몸과 그 안에서 작동하는 자연 치유력의 보조자인 의사가 필요하게 되고 의사는 환자에게 필요한 지식과 조언을 해 주어야 합니다. 의사는 위해와 비행으로부터 환자를 지키기 위해 노력해야 합니

다. 이처럼 섭생법에 관한 이 구절은 의학의 핵심을 담고 있습니다.[181]

의사는 환자에게 환자 자신이 진정한 의사이며 의사는 단지 환자의 자연 치유력을 도와주는 도우미임에 불과하다는 사실을 인식시켜야 합니다. 의학의 주체는 의사지만 회복의 주체는 환자입니다. 우리 몸에는 생래적으로 온전성을 지향하는 원리가 작동하고 있습니다. 의사의 치료는 '자연(*physis*)', 즉 퓌시스가 가진 강력한 회복력을 이용하는 것이며, 의사의 주요 역할은 치료 과정에서 자연에 무리를 가하지 않고 자연을 돕는 것이죠.[182] 히포크라테스 의학에서 자연을 돕는 의사의 지원군은 식이 요법이나 운동과 같은 섭생법입니다. 이 섭생법으로 효과를 보지 못할 때 드물게 약물을 사용했으며 절개, 소작과 같은 외과술은 최후의 수단이었습니다.[183] 그러나 「선서」에서는 수술 중에서도 칼을 사용하는 절개술은 그 분야의 전문가에게 위임하고 있습니다.

## 3. 치료의 방법은 무엇인가?

"섭생법을 처방할 것이며"라는 내용은 히포크라테스 의학의 특징을 상징적으로 보여 줍니다. 이 내용은 「선서」의 핵심적인 메시지이면서도 아직 제대로 조명받지 못하고 있습니다. 고대의 의사들과는 달리 현대의 의사들은 환자를 위한 섭생법보다 자신의 효과적인 치료법을 사용하는 경향이 있습니다. 그동안 섭생법에 관한 구절은 대체로 의학자들보다 철학자들이나 인문 의학자들 사이에서 논의되어 왔던 것이 사실입니다. 의사나 의학자들은 대체로 섭생이나 자연 치유에 관해 언급을 삼가는 경우가 많습니다. 이제 섭생에 대한 인식을 새롭게 할 때입니다.

### 섭생법이 최우선이다.

현대 의학에서는 대부분 진단 후 바로 환자에게 투약하거나 수술하

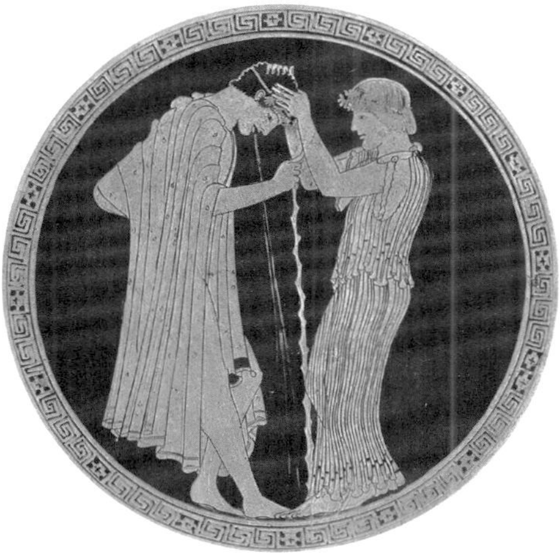

체액의 균형을 위해 구토로 과잉 체액을 배출하는 모습. 기원전 480년경의 컵 내부에 그려진 그림. 뷔르츠부르크 대학 마르틴 폰 바그너 박물관 소장

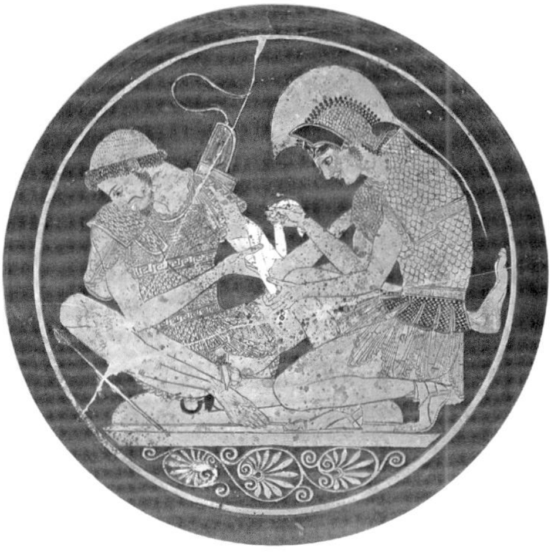

트로이 전쟁 중에 부상당한 파트로클로스를 치료하는 아킬레우스. 『일리아스』에 따르면 아킬레우스는 케이론에게 의술을 배웠고 그의 친구인 파트로클로스의 왼팔에 흰 붕대를 감아 주었다. 세 발 의자 위에 둘 다 갑옷을 입고 있다. 기원전 450년경의 도기 그림, 베를린 박물관 소장

는 경우가 많지만 히포크라테스 의학에서는 약과 수술보다 섭생법이 우선되었습니다. 오늘날처럼 다양하고 강력한 효과를 가진 치료법들이 없었기에 당연하게 보일 수도 있지만 문제의 본질은 다른 데 있습니다.

섭생은 그리스어의 '디아이타(*diaita*, 「선서」의 *diaitēma*)'에 해당됩니다. 디아이타의 원래 의미는 '생활 방식' 혹은 '자기 관리'를 뜻하는 말입니다. 그리스인들은 일상 생활이 곧 건강과 직결된다고 본 것이죠. 그런데 디아이타가 의학적 의미로 사용될 때는 음식물, 식이요법, 섭생 등의 의미로 사용됩니다.

섭생법은 당시로서는 새로운 것이었습니다. 왜냐하면 히포크라테스 이전의 의사들은 섭생법보다는 약물 요법이나 수술 요법을 중시했기 때문입니다. 기원전 5세기 말과 4세기 초에 일어난 이런 섭생법 운동은 일종의 의학 혁명이나 다름없었습니다. 배설, 절개, 소작으로 상징되는 전통적 치료법이 기원전 5세기 히포크라테스의 등장과 함께 뒤로 밀리기 시작했습니다. 히포크라테스 학파는 기존의 약리 의학 혹은 침습 의학 대신에 환자의 일상 생활의 관리라는 새로운 방법을 도입했습니다. 이 당시의 상황에 대해서는 플라톤이 『국가』에서 잘 기술하고 있는데, 그는 히포크라테스 학파의 식이 의학(dietary medicine)보다 관장제나 수술 등을 이용한 호메로스 시대의 약리학적 의학(pharmacological medicine)에 대한 향수를 감추지 않습니다. 음식과 운동 등을 통한 식이 의학이 약, 칼, 불을 이용한 치료 의학보다 선행해야 한다는 생각은 의사의 관점에서 볼 때 진보를 의미했으나 철학자의 생각은 달랐던 것 같습니다.[184] 그러나 국소적이고 공격적인 전통 의학에서 총체적이고 부드러운 식이 의학[185]으로의 전환은 의학사의 새로운 장을 열었습니다.[186]

히포크라테스 학파의 의사들은 환자에게 바로 약물을 투여하거나 칼을 사용하기보다 먼저 환자의 몸 상태를 살핀 후 환자의 몸을 정상화시키기 위해 일정 기간 동안 식이 요법과 운동 요법 등을 처방했습니다.

만약 그렇게 해도 환자의 몸에 기대했던 효과가 나타나지 않으면 다음 단계로 넘어가는 것이 히포크라테스 의학의 치료 순서입니다.

> 약으로 치료할 수 없는 병은 칼로 치료가 되고, 칼로 치료가 되지 않는 병은 불로 치료가 되며, 불로 치료가 되지 않는 병은 불치병으로 여겨야 한다.[187]

이상의 치료법 중 「선서」에는 섭생법, 약물, 수술에 대한 언급은 나타나지만 소작에 대한 언급은 보이지 않습니다. 보다 전문적인 용어로 당시 의학은 식이 요법학(dietetics)과 약학(pharmacology), 그리고 외과학(surgery)을 포함하고 있습니다. 지금은 의학이 세 분야로 세분화된 것이 당연하게 보이지만 당시에는 의학의 범위 내에 모두 담겨 있었죠.

섭생법 혹은 양생법 하면 우리는 언뜻 도교 사상을 떠올리지만 서양 의학의 경우에도 섭생법은 근대 이전까지 의사가 가장 중요시하는 치료법이었습니다. 오늘날에도 여전히 비만, 당뇨, 고혈압, 심장 질환 등을 포함한 많은 질병에 섭생법, 특히 식이 요법은 여전히 중요한 치료법입니다. 영양 과잉과 운동 부족으로 인한 비만병과 영양 부족으로 인한 감염병이 오늘날에도 전 지구적 고민거리가 되고 있습니다. 그리고 가공 식품 문제나 알코올 문제까지 포함한다면 식이 요법은 여전히 환자의 건강에 중요한 역할을 한다는 사실을 우리는 알게 됩니다. 이런 점에서 19세기 독일 철학자 루트비히 포이어바흐가 남긴 금언인 "음식이 사람을 만든다."[188]라는 말은 여전히 존중되어야 합니다.

그러나 섭생법에 대한 「선서」의 강조는 의학의 본질에 대한 깊은 성찰을 담고 있습니다. 음식 혹은 영양이란 무엇입니까? 음식은 몸속의 에너지를 만드는 데 필요한 영양 물질을 제공하고 신체의 신진 대사 과정을 거쳐 체내의 균형과 통합을 유지하는 것입니다. 히포크라테스 학파에서는 인체의 구성 요소를 혈액, 점액, 황담즙, 흑담즙의 네 가지로 설명했는데 이를 4체액설이라고 말합니다. 이 네 가지 체액이 균형을 이루면 건강한 상태가 유지되지만 이중 특정 요소가 과다하거나 부족해지면 요소들 간의 균형이 무너져 질병에 걸린다는 것입니다. 물론 이런 생리학 이론은 오늘날의 관점에서 보면 근거가 희박하지만 체내의 조화와 균형에 대한 인식은 새로운 것이 아닐 수 없습니다.

이런 관념은 19세기에 과학적 생리학의 기초를 닦은 프랑스의 클로드 베르나르(1813−1878)[189]에 의해 '체내의 항상성(恒常性, homeostasis of the internal environment)' 개념으로 이어졌습니다. 즉 베르나르는 환경을 체외 환경과 체내 환경으로 나누고 변화무쌍한 체외 환경의 변화에도 불구하고 체내 환경은 항상 일정한 조화나 균형을 유지한다고 생각했습니다. 예를 들어 체외 환경의 기온이 영상 30도일 때나 영하 10도일 때도 체온은 항상 36도 정도를 유지한다는 것이죠. 그는 내부 환경의 불변성은 생명체의 본질적 조건이라는 믿음을 가졌습니다. 최근에 들어와서는 체내의 내분비계, 신경계, 면역계 등의 원활한 기능과 조화를 강조하는 주장들도 제기되고 있습니다. 아무튼 이제 '건강은 항상성이다(Health is homeostasis.).'라는 철학적 사유가 가능해졌습니다.[190]

### 자연이 곧 의사다.

4체액설이나 항상성 관념 등을 통해 우리는 건강이란 인체의 균형 혹은 조화임을 인식하게 됩니다. 이런 시각에서 보면 건강한 몸은 스스로를 치료하므로 몸이 의사인 셈입니다. 실제로 히포크라테스 학파는 이후 서양의 의학사에 금언이 되는 명제를 창출했습니다.

> 자연이 병을 치료하는 의사다(*Noysōn physies iētroi.*).[191]

'자연(*physis*)'이라는 용어에서 '의사(physician)'라는 단어가 생긴 것입니다. 인체의 자연(본성)이 질병을 치유하고 건강을 유지시켜 주는 의사라는 의미입니다. 그래서 훗날 서양의 건강 사상에서 불멸의 이념이 된 '자연은 스스로 치유한다(*natura medicatrix.*).'라는 생각이 탄생하게 됩니다.

그렇다고 히포크라테스 학파의 의사들이 모든 것을 자연에 맡긴 채 단순한 방관자로 일관한 것은 아닙니다. 그들은 자연의 작용을 활성화시키기 위해 활발하게 움직였습니다. 이처럼 히포크라테스 학파의 의사들은 환자에게 필요한 물질을 제공해 주는 협력자이고자 했습니다. 의학은 치료 기술이라기보다는 협동적인 기술이며 의사는 단지 몸속의 자연 치유력(*自然治癒力*, *vis medicatrix naturae*), 예를 들어 상처의 회복, 재생 활동, 이물질의 거부, 면역 반응 등을 돕는 조력자에 불과합니다. 이는「선서」의 묵시적 메시지이기도 합니다.[192] 그러나 현대 의학에 오면서 자연 치유력이 간과되고 있습니다. 그리고 이것은 서양 의학의 중요한 철학적 결함이 되고 있습니다.[193]

섭생이란 바로 인체의 자연 치유력을 증진시켜 질병을 예방하고 건강을 유지하는 것입니다. 그래서 섭생은 단순한 치료법이라기보다는 일종의 '양생법'이었습니다. 섭생법은 단순한 식이 요법이 아니라 환자의 일상생활 전체에 대한 관리입니다. 히포크라테스 학파에서 말하는 섭생은 식사 외에도 운동, 목욕, 수면, 성생활 등 다양한 요소들을 포함하는 폭 넓은 개념이며 이에 대한 내용은「섭생에 관하여」와 같은 논문 등에서 다루어지고 있습니다. 히포크라테스 학파의 섭생 사상에 관한 원초적 관념은「고대 의학에 관하여」에 나타나는데 이 논문에 따르면 음식의 발견이 의술의 발견보다 앞서며, 바로 이 식이 요법에서 의술이 출발하고 있음을 강조하고 있습니다. 즉 저자는 요리 속에서 의술의 맹아를 발견합니다. 이런 관점에서 의술의 출발은 환자의 필요에 맞는 식

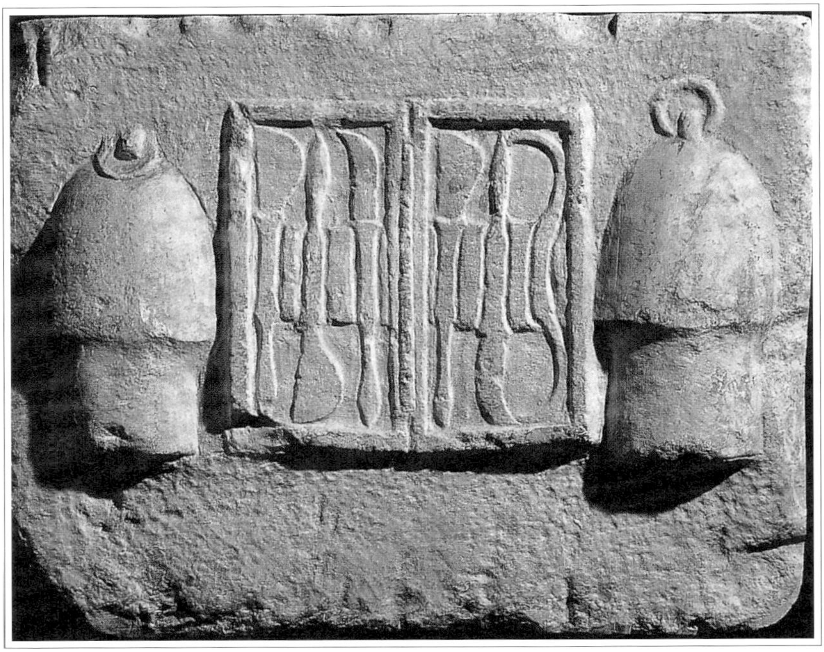

고대의 외과 수술 도구들과 부항기. 아테네의 아스클레피오스 신전 출토

이 요법의 발견이었습니다. 여기서 의학은 개인에게 적합한 요리법에 불과하며 의술의 발견은 요리법의 발견에서 이루어졌다는 의미에서 히포크라테스 의학은 기본적으로 식이 요법에서 출발합니다. 식이 요법과 함께 가장 중시된 섭생법은 운동이고 다음으로 목욕이나 수면, 그리고 성생활 등이 있습니다. 다양한 섭생법은 적당한 정도, 즉 적도(適度)를 지켜야 했습니다.

### 약물에 의한 배출

부드러운 섭생법 다음에 적용하는 치료법이 약물을 이용한 배출입니다. 배출이란 약물을 복용하여 몸속의 빈 공간을 깨끗이 비우는 것이지

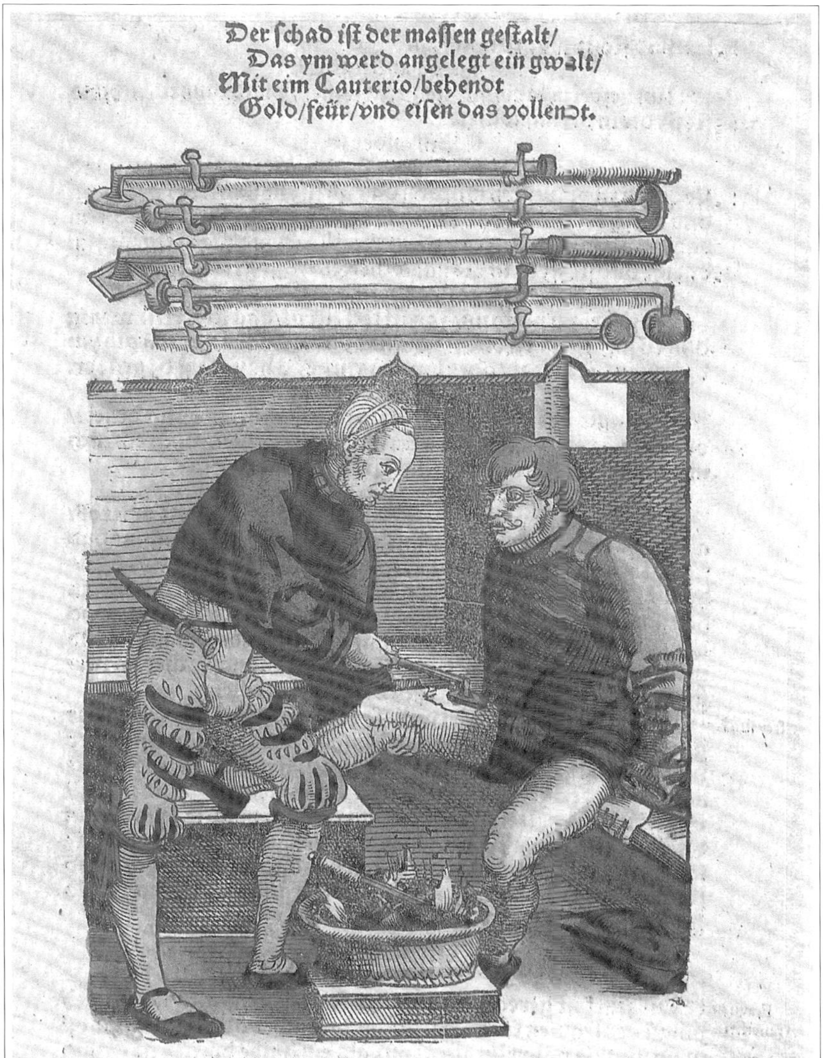


소작용 인두로 상처 입은 허벅지를 지지는 장면. 위로 소작용 인두들이 걸려 있다. 독일의 한스 폰 게르스도르프의 『전상(戰傷) 야전교범』에 실린 요하네스 베흘린의 16세기 목판화. 필라델피아 미술관 소장

요. 비우는 방법은 위로 비우는 구토와 아래로 비우는 배변이 있습니다. 배출의 목적은 질병의 원인이 되는 몸속의 불순물을 제거하는 것입니다. 일종의 카타르시스(*katharsis*)인데 아리스토텔레스가 처음으로 사용한 이 용어는 종교적으로는 정화, 의학적으로는 세척을 뜻합니다. 몸속의 오염 물질은 약물을 이용해 깨끗하게 배출할 필요가 있습니다. 그러나 보다 합리적인 이론인 4체액설이 등장함에 따라 4체액 중 과다 체액을 빼내는 개념으로 바뀌었습니다. 구체적인 배출 방법 중 위로의 배출은 재채기, 콧물, 구토 등이 있고 아래로의 배설은 관장제, 이뇨제, 하제(下劑) 등이 이용되었는데 가장 강력한 하제는 헬레보로스(hellebore)였습니다. 그러나 선택적 배출이 어떻게 가능하고 배출과정에서 과다 배출 문제를 어떻게 해결했는가에 대한 설명이 없습니다.

## 칼을 이용한 수술

질병의 원인을 제거하는 데 배출만으로 충분하지 못할 때 더 강력한 방법인 사혈(瀉血)이 시도되었습니다. 사혈이란 혈관을 절개하여 피를 흘리게 하는 치료법으로 원래 불순한 체액을 제거하는데 사용되었습니다. 사혈은 히포크라테스 시대 이전부터 알려져 있었습니다.

당시의 의료 상황은 플라톤의 『국가』에도 잘 나타나 있습니다. 플라톤은 "목수는 자신이 병이 나면 의사에게서 약을 받아 복용함으로써 그 병을 토해 내거나 설사를 하게 만들거나 소작(燒灼) 또는 절제 수술을 이용해서 병에서 벗어나게 되기를 기대한다."[194]라고 기록하고 있고, 이를 상징적으로 보여주는 것은 랜싯(외과 수술용 칼)과 인두, 그리고 부항기(cupping glass)였습니다. 그리스 문헌에서 절개와 소작이라는 표현은 의료 활동의 상징적 표현이었습니다.[195] 칼이 필요한 질병에 이제 주문을 외우지 않게 된 것입니다.

### 불을 이용한 소작

가장 강력한 치료법은 태우는 소작(cauterization)[196]인데 소작은 질병의 진행을 막아 주는 방법입니다. "의학에서 사용하고 있는 소작제 중 가장 강력한 것은 불이다. 물론 그보다 약한 소작제들이 많이 있다. 어떤 질병이 약한 소작제로 낫지 않는다고 그 질병을 불치병으로 간주하는 것은 옳지 않다. 그러나 만약 가장 강력한 소작제에도 반응을 보이지 않는다면 그 질병은 분명히 불치병이다."[197] 그러므로 불은 가장 최후의 치료법으로 여겨졌습니다. 물론 회복된 환자는 곳곳에 흉터 자국이 남았고 소작에 따른 상처와 기력 소모로 사망하는 경우도 종종 있었습니다. 그런데 「선서」에는 소작에 관한 언급은 보이지 않습니다.

# 제8장
# 의술의 사례: 치사약

나는 어떤 요청을 받아도 치명적인 약을 누구에게도
주지 않을 것이며 그에 대해 조언도 해 주지 않겠습니다.

## 1. 고대에 자살은 정당화되었는가?

의학의 원칙을 담고 있는 3단락에 이어지는 4단락은 6단락과 함께 의술의 구체적인 위반 사례에 대해 규정하고 있습니다. 3단락에서 의사는 환자 스스로 초래하는 위해와 비행, 그리고 자신의 부적절한 치료법으로부터 환자를 보호하겠다고 다짐했습니다. 4단락에는 그 구체적인 위반 사례가 두 가지 제시되고 있는데 그 중 하나가 치사약에 관한 내용입니다.

의사는 상대의 요구에 따라 자신의 의술을 파는 단순한 기술자가 아니기 때문에 진정한 의사라면 결코 의술을 부당한 목적을 위해 무분별하게 사용하지 않을 것입니다. 그렇다면 무엇이 정당한 것이고, 무엇이 부당한 것일까요? 이 구절은 오늘날 의료 행위의 본질에 대해 생각할 수 있는 여지를 남겨 주고 있습니다.

의사는 환자에게 치사약을 주지도 않고 권하지도 않겠다고 선언하고 있는 것으로 보아 이 구절은 당시에 약물의 남용이 빈번했다는 사실을

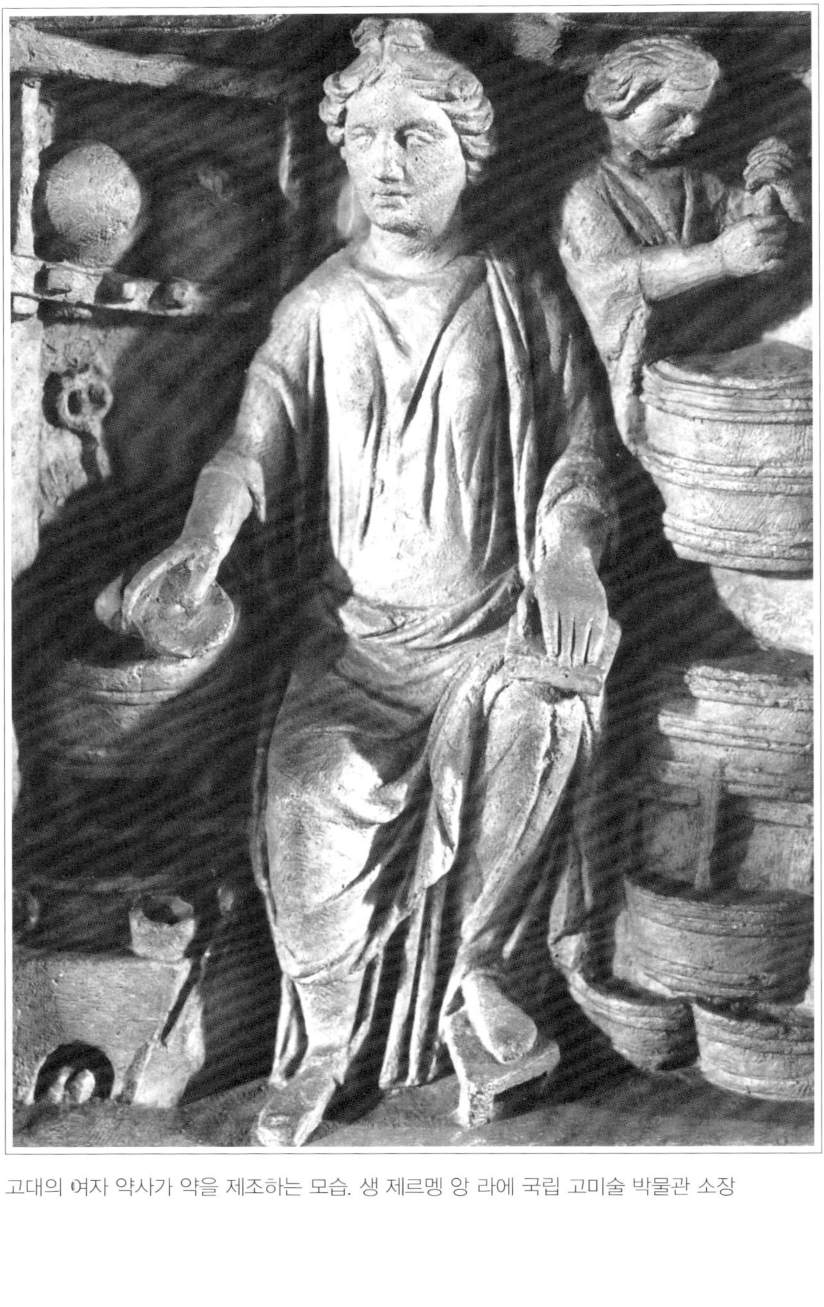

고대의 여자 약사가 약을 제조하는 모습. 생 제르멩 앙 라에 국립 고미술 박물관 소장

암시해 주고 있습니다.[198] 사실 환자에게 치명적인 약을 주지 않겠다는 말은 너무 당연한 것으로 들립니다. 이처럼 당연한 내용을 문서 형식으로 금지할 필요가 있을 만큼 당시에 치사약이 흔하게 제공되었다는 말인가요? 「선서」에 언급된 상황이 정확히 무엇을 의미하는 것일까요? 이 주제는 현대 생명 의료윤리의 첨예한 주제 중의 하나이기도 해서 이에 대해 다양한 분석과 해석이 이루어졌습니다.

히포크라테스가 살았던 고전기 그리스 사회는 건강이라는 가치를 추구하는 사회였습니다. 그리스 인들에게 건강은 소중한 자산이자 이상이었고[199] 베르너 예거의 표현에 따르면 그리스적 문화의 이상은 건강에 대한 이상이었습니다.[200] 균형과 조화가 건강의 본질이기 때문이었습니다. 인간의 신체와 정신의 완벽한 조화를 추구하는 플라톤적 이상[201]이 지배한 사회에서 건강하지 않으면 아름답지 못할 만큼 건강은 소중한 것으로 여겨졌으며 질병은 인간을 열등하게 만드는 것으로 받아들여졌습니다.[202]

따라서 환자는 자신의 사회적 위치를 되찾기 위해서도 질병으로부터 회복되어야 했습니다. 만약 난치병으로 판단되면 의사의 치료조차 거부하는 경우도 있었습니다. 건강의 회복, 나아가 완전한 신체의 보전이란 목표가 달성될 수 없을 때 단순한 연명 치료는 무의미한 것으로 생각되었습니다. 스토아 철학의 창시자인 제논이 부러진 손가락 때문에 목매 자살한 사건[203]은 불치 환자들의 자살에 정당성을 부여해 주는 사건이기도 합니다. 육신의 건강과 완벽한 신체를 보존하려는 그리스 인들의 염원은 이토록 강렬한 것이었습니다.

## 2. 치사약은 언제 제공되었는가?

### 안락사설

이런 상황에서 환자가 육신의 손상에 대한 모멸감과 고통의 종식 수단으로 치사약을 요구했을 가능성이 없지 않습니다. 그렇다면 이것은 일종의 자살을 위한 요구였을 것입니다.[204]

그래서 전통적으로 의료 윤리학자들은 이 구절을 안락사를 거부하겠다는 의미로 해석하는 경향이 있습니다. 만약 환자가 자신의 고통을 참을 수 없다고 느끼거나 의사에게 어떤 도움도 기대할 수 없다고 생각되면 당시 환자들도 종종 자살을 생각했던 것 같습니다. 물론 질병으로 인한 자살과 수치심으로 인한 자살은 구분될 수 있습니다. 수치심이 큰 역할을 하던 고전기 그리스의 '치욕의 문화'에서 명예를 최고의 가치로 추구하는 영웅들에게 자신이 저지른 불명예는 감당하기 어려웠을 것입니다. 예를 들어 트로이 전쟁에 출정한 그리스 영웅 중 아킬레우스 다음의 용장이었던 아이아스가 아킬레우스 사후 그의 무구(武具)의 소유권을 놓고 오디세우스와 대결했다가 패하자 밤중에 자기편 군대를 공격하려 했는데, 아테나 여신이 그를 미치게 하여 대신 양떼를 죽이고 말았습니다. 제정신이 든 그는 수치심에 명예형 자살을 합니다.

그리스도교 이전 고대의 종교에서는 자살을 금지하지 않았고 자살자에 대한 처벌도 규정하지 않았습니다. 고대인들은 자살을 불명예스럽게 생각하지 않았으며 그 같은 행위에는 그럴 만한 충분한 이유가 있다고 간주했습니다. 고통의 마감 수단으로서의 자살은 정당한 것으로 간주되었고 테베를 제외한 대부분의 도시 국가에서 자살은 널리 인정되었습니다.[205]

플라톤주의자(Platonist)와 견유학파(Cynics), 그리고 스토아 학파(Stcics)는 환자에게 자살이 허용될 수 있다고 가르쳤습니다. 심지어 이 일부 철학자들은 자살을 운명에 대한 인간의 가장 위대한 승리로 예찬하기도 했습니다. 아리스토텔레스는 신체적인 고통에 굴복하는 것은 비겁하다고 주장했고 에피쿠로스 학파(Epicurean)는 질병에 굴복하지 말도록 충고했으나, 후대의 아리스토텔레스 학파(Aristotelian)와 에피

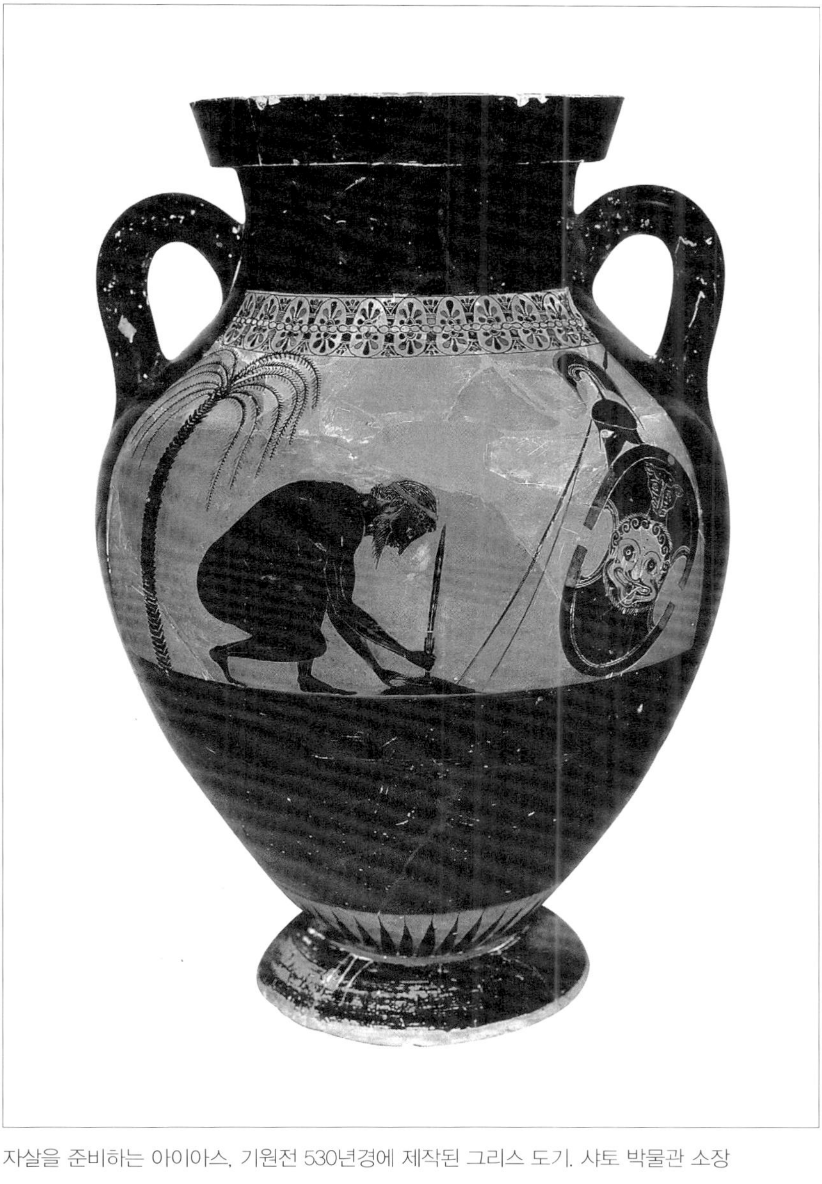

자살을 준비하는 아이아스, 기원전 530년경에 제작된 그리스 도기. 샤토 박물관 소장

쿠르스 학파도 훗날 자살을 용인하게 됩니다.[206] 자살에 대한 고대인들의 관념은 이처럼 어렵지 않게 확인되며 심지어 고대인들은 자발적인 죽음에 정당성을 부여하기까지 했습니다.

> 용감한 사람들 중 어느 누구도 많은 사람이 하는 것처럼 고통을 피하기 위해 자살하는 경우는 없다. 아가톤[207]은 "사람들 중에서 가장 부족한 사람들이 고통 때문에 자살을 생각한다."라고 말했다. 시인들에 따르면 불멸의 존재로 태어난 케이론조차 부상의 고통 때문에 죽게 해달라고 기도했다.[208]

게다가 음독은 자살의 가장 손쉬운 방법이었고 환자는 치사약을 갖고 있거나 고통 없는 편안한 죽음에 이르게 할 수 있는 방법을 알고 있는 의사에게 독극물을 요구했을 가능성이 없지 않습니다. 자살에 흔히 사용된 것은 독약이었고 대부분은 의사의 도움을 받아 구한 것이었습니다.[209] 환자들은 더 이상의 치료가 무의미하다는 것을 확인하고 싶어 했고 이런 결정을 내리는 것은 의사의 몫이었습니다. 환자는 의사와 상의하거나 그의 친구를 통해 의사에게 촉구했을 것입니다. 그 과정에서 만약 증상이 너무 위중하거나 희망이 없음을 친구가 확인했을 때 그는 환자에게 자살하도록 직간접적으로 제안했을 수도 있습니다.[210]

고대에 많은 의사들이 환자들의 요구에 따라 실제로 독약을 제공한 사실은 분명한 것 같습니다. 의사로서 그들은 분명히 그런 행위에 대해 양심의 가책을 느끼지 않았을 것입니다.[211] 의사는 독약 요구에 놀라지 않고 거절하지도 않았습니다.[212] 불치병 환자들은 어차피 죽을 운명이었기 때문이었겠지요. 문제는 그들이 원치 않는 데도 고통을 연장하여야 하는가였습니다. 게다가 환자들은 죽음을 원했고 심지어 히포크라테스의 격언인 "환자를 돕되 피해를 주지 마라."는 말도 죽음으로 인한 고통보다 평안을 찾겠다는 환자들을 마주한 의사들에게 강력한 억제

책이 되지는 못했을 것입니다.[213] 이처럼 고대에 많은 사람들이 끝없는 고통보다 자발적인 죽음을 택했고 이런 형태의 안락사는 없지 않았습니다.[214]

오늘날 윤리학자들도 「선서」의 이 구절을 대체로 안락사 금지에 대한 근거로 제시하고 있습니다. 이들은 전통적으로 이 구절을 안락사나 의사 조력 자살(physician-assisted suicide, PAS)[215] 혹은 연명 치료의 중단[216]을 거부하겠다는 의미로 해석하는 경향이 있습니다. 예를 들어 미국의 전국 가톨릭 생명 윤리 센터(National Catholic Bioethics Center, NCBC)는 이 구절을 "나는 환자가 요구해도 치사약을 처방하거나 투약하지 않을 것이며, 이에 대해 조언하지도 않을 것이고, 환자를 죽이기 위한 어떤 행위나 부작위도 하지 않을 것이다."[217]라고 해석하고 있습니다.[218] 여기서는 "인간 생명을 마감시키려는 부작위"까지도 포함되어 있습니다.

그래서 이 구절은 안락사에 관한 토론에서 자주 등장합니다. 안락사(*euthanasia*, *eu*=good, *thanatos*=death)는 말 그대로 '수월한 죽음', 혹은 '편안한 죽음'을 뜻합니다. 이 용어는 「선서」가 나온 후 1세기 정도 지난 기원전 280년경에 나타납니다. 이 단어는 죽음을 돕는다는 뜻보다 고통 없는 자연스러운 죽음을 의미했습니다. 19세기 역사가인 윌리엄 레키[219]가 "질병의 고통을 종식시키기 위해 의도적으로 생명을 끊는 것"이라는 현재의 의미를 부여했던 1869년 전까지, 안락사는 단순히 평화로운 죽음을 의미해 왔습니다.[220]

하지만 그리스의 의사들이 환자의 자살을 도왔다거나 불치 환자를 안락사시켰다는 기록 중 히포크라테스 시대에 작성되어 지금까지 전하는 것은 없습니다. 또 임종 환자의 치료에 대한 그들의 생각이 통일되어 있지도 않았습니다. 어떤 논문들은 회복 불가능한 환자의 치료를 옹호하는가 하면, 어떤 논문들은 죽어 가는 사람을 치료하려는 시도는 의학에 속하지 않는다고 주장하고 있습니다. 불치 환자의 치료에 관한 이런 상반된 언급은 이 문제에 대한 고대 사회의 의견이 다양했음을 보여주는 것입니다.

아무튼 자살이 크게 비난 받지 않았던 고대 세계에서 환자의 잠재적 자살 가능성에 대해 의사가 어떤 태도를 취해야 하는지에 대해 「선서」가 언급하고 있다는 사실은 나름대로 의미가 있으나 이 구절이 안락사에 관한 고대 논쟁을 담고 있다고 단정하기에는 증거가 부족한 것이 사실입니다.

### 독살설

"어떤 요청이 있어도"에서 요청의 주체가 환자 자신인 경우와 환자가 아닌 제3자인 경우가 있을 수 있습니다. 후자의 경우 정치적 목적의 독살과 사형 집행자로서의 극약 처방이 있을 수 있을 것입니다. 즉 사형 집도의라는 역할도 생각해 볼 수 있다는 것입니다.

독살 행위는 고대 사회에서 흔했으며 특히 정치적 소용돌이가 휘몰아칠 때는 정적의 제거 목적으로도 사용되었습니다. 그 과정에 왕의 주치의인 의사가 불가피하게 개입되는 경우가 있었습니다. 「선서」의 작성 시기가 펠로폰네소스 전쟁(기원전 431-404년)에서 아테네가 스파르타에게 패배한 직후의 혼란기였다는 사실은 이와 무관하지 않습니다. 권력 쟁취를 위해 자행된 무수한 살인들이 낱낱이 기록되진 않았지만 고대 사회에서 의사가 치사약을 투여하는 상징적 모습은 로마 시대의 역사가인 타키투스의 기록에도 나타납니다. 그의 기록은 로마 황제 클라우디우스[221]의 주치의였던 크세노폰[222]이 54년에 클라우디우스를 어떻게 살해했는지를 보여줍니다. 클라우디우스의 아내인 아그리피나[223]는 첫 남편과의 사이에서 얻은 네로에게 제국을 넘겨주기 위해 세 번째 남편인 클라우디우스 황제의 독살 음모를 꾸미게 되는데 독버섯이 든

접시를 클라우디우스에게 올린 아그리피나는 그 독의 효과가 즉시 나타나지 않자 자신의 공범인 크세노폰을 소환했습니다.

> 그는 토하려고 애쓰는 황제를 도와주는 척하면서 맹독에 담근 깃털을 왕의 목구멍 속에 넣었다. 그는 대역죄에는 위험이 따르지만 그만큼 보상이 주어진다는 것을 잘 알고 있었다.[224]

당시 의사들은 장군이나 정치 지도자 혹은 귀족들과 개인적으로 연결되어 있었습니다. 독살 방법을 알고 있던 의사들은 귀족이나 지배자들과 내밀한 관계에 있을 경우 살인 음모에 협력하라는 압력이나 유혹에 쉽게 노출될 수밖에 없었을 것이고 이를 거부하기 어려웠을 것입니다. 그래서 권력 주변에 몸담고 있던 의사들은 잠재적인 독살자가 될 수 있었습니다. 리트레는 이 구절이 독살 음모에 말려들지도 모른다는 의사의 공포를 담은 것으로 보고 있습니다.[225]

당시의 독약 투여 방법에 대한 연구들이 이미 진행된 바 있고[226] 독약 투여 혐의자들에 대한 고문은 그러한 사례를 색출하는 좋은 방법이었습니다. 실제로 독약으로 사람을 죽게 한 경우에는 법적인 처벌을 받기도 했습니다. 플라톤은『법률』에서 그 같은 범죄를 저지른 의사를 혹독하게 비판합니다.

> 독약에 관한 법률은 다음과 같다. 누구든지 만일 타인을 해치기 위해 설령 생명에는 지장이 없더라도 상대방이나 그 하인에게 독물을 사용할 경우 … 그가 의사라면 유죄가 판명되는 대로 사형에 처해야 한다.[227]

플라톤은 살해 목적으로 독약을 투여하는 의사의 행동을 테러 행위로 간주하고 독살죄는 사형에 해당된다고 단언하고 있습니다.[228] 물론

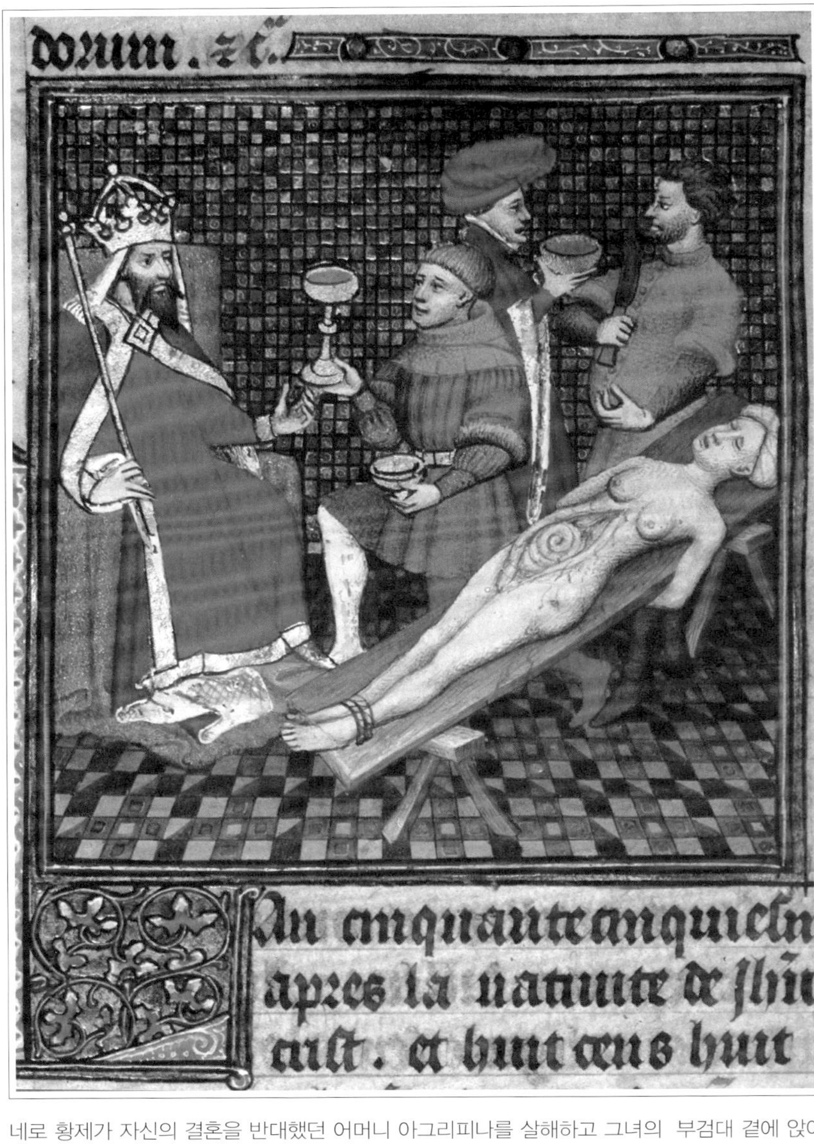

네로 황제가 자신의 결혼을 반대했던 어머니 아그리피나를 살해하고 그녀의 부검대 곁에 앉아 있다. 보카치오의 책(1410년경)에 수록된 세밀화. 파리 라르세날 도서관 소장

당시 일부 파렴치한 의사들이 자행하던 고의적 사고에 대해 경종을 울리려는 의도가 감지되긴 합니다. 1세기 로마의 대(大)플리니우스[229]에 따르면 로마의 정치가이자 문인이었던 카토(기원전 234–149년)의 눈에는 그리스 의사들이 살인을 즐기는 야만인이자 독약 전문가이며 잠재적인 암살자로 보였다고 합니다. 그러나 카토가 평소 그리스 혐오주의자라는 사실을 감안하면 그의 말을 액면 그대로 받아들일 수는 없습니다. 하지만 이것은 독약을 가진 고대의 의사는 언제든지 암살자 역할을 할 수 있었음을 보여 줍니다.

이 구절을 살인 금지 조항으로 해석할 수 있는 다른 이유는 "어떤 요청을 받아도"에서 요청하는 주체가 환자가 아닌 제3자로 볼 수 있기 때문입니다. 정적을 제거하려는 음모를 꾸미는 자는 그 방법을 알고 있는 의사에게 은밀히, 때로는 공개적으로 암살을 요청할 수도 있기 때문입니다. 예를 들어 제2차 세계 대전 중 독일 의사들은 히틀러에 의해 자행된 홀로코스트(holocaust)에 가담하여 대규모 의학적 살인을 자행했고 나치 정권하에서 유태인 집단 학살을 계획했으며 생체 해부까지 시도했습니다.

### 사형집도의설

정치적 목적의 독살과 유사한 형태로 사형 집행을 위한 극약 처방이 있습니다. 우리가 잘 알고 있는 것처럼 소크라테스는 사형 선고를 받아 독약[230]을 마시고 죽게 되는데 이 시점이 「선서」의 탄생과 비슷합니다. "이 말씀을 하심과 동시에 그 분께서는 잔을 입에 대시더니만 아주 침착하게 그리고 편안히 잔을 비웠습니다."[231] 그런데 소크라테스의 음독 장면에는 집도의가 보이지 않습니다. 11인 위원회를 보좌하는 서기 1명이 사형을 집행하게 되는데, 이 사람은 소크라테스를 위로한 뒤 눈물을 흘리며 나가고 뒤이어 들어온 신분을 알 수 없는 사람이 독약을 가져다줍니다.

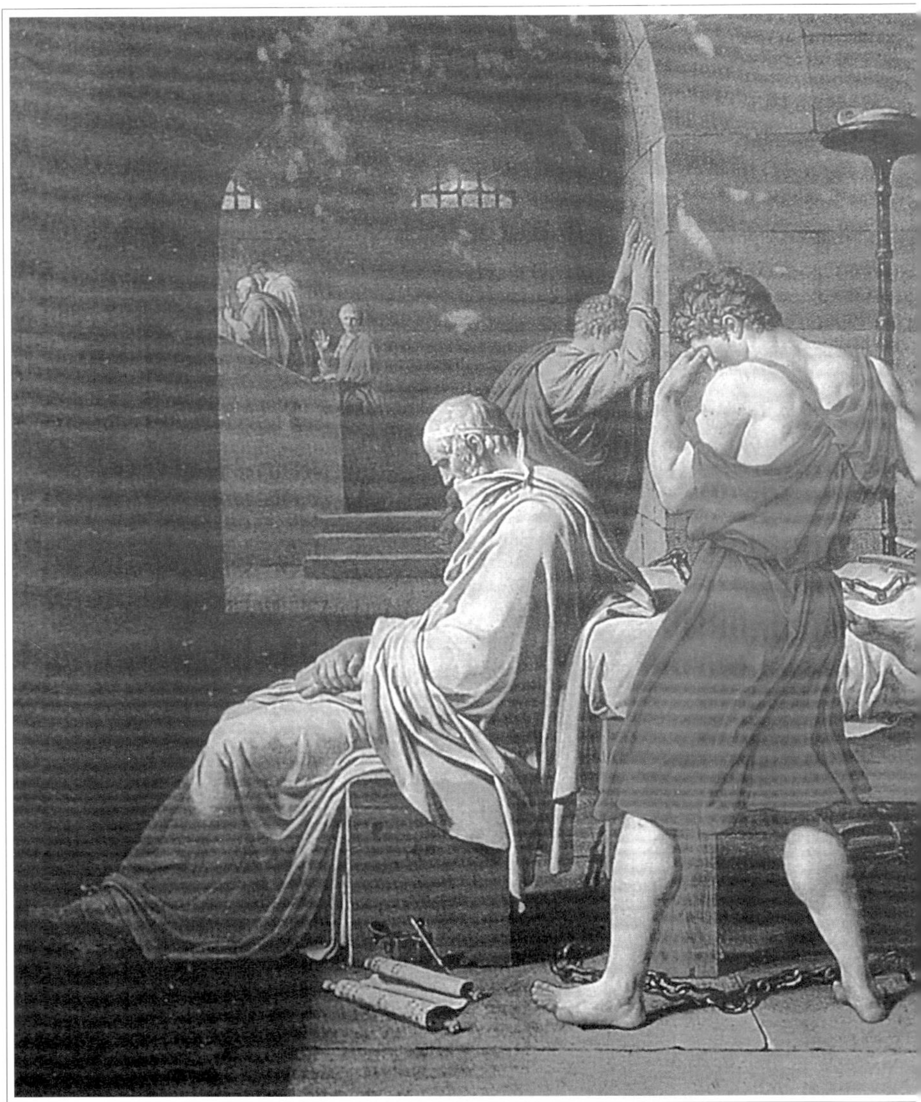

「소크라테스의 죽음」(1787년), 다비드 작, 뉴욕 메트로폴리탄 미술관 소장

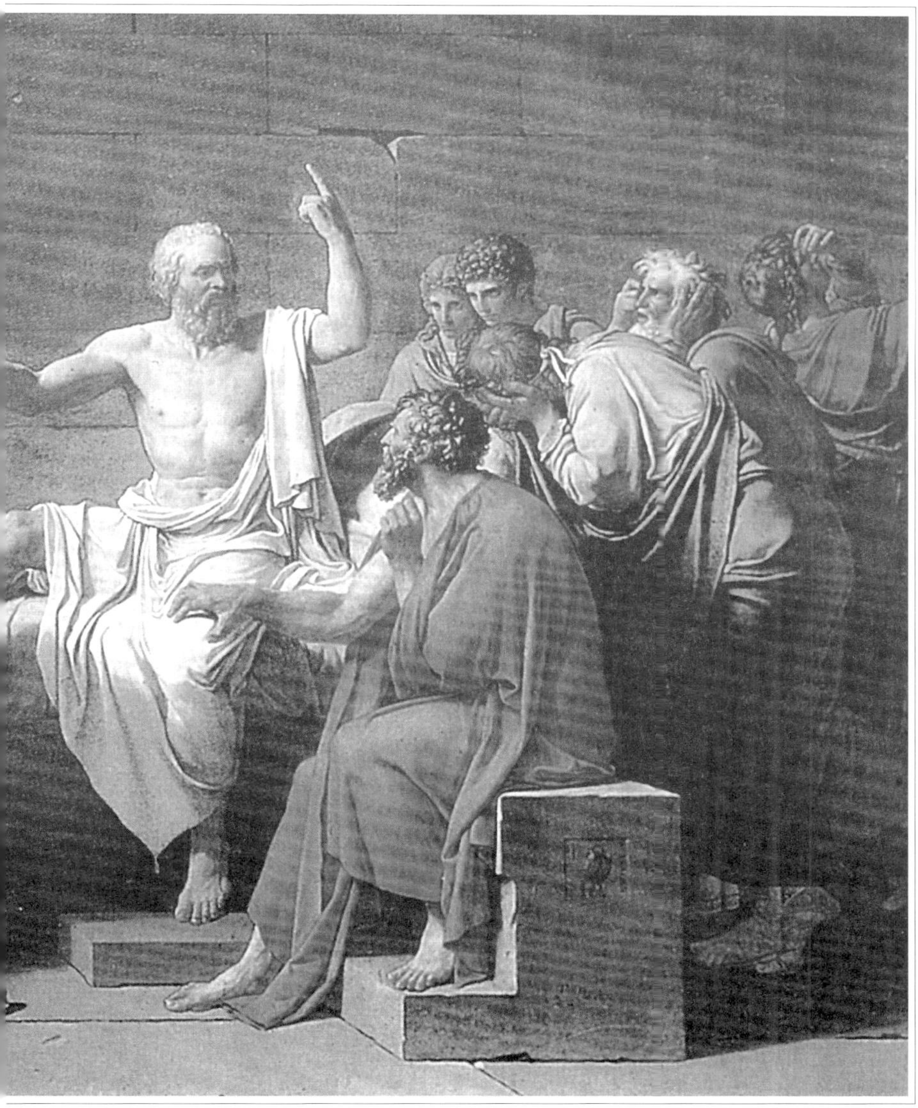

당시 치사약으로 널리 사용되던 햄록(hamlock)은 이미 그리스 의학 논문에 그 독성이 잘 알려져 있었으나 환자의 죽음을 유도하기 위해 햄록을 사용했다는 사실이 기록상으로 명확하게 나타나지는 않습니다. 히포크라테스가 세상을 떠날 때쯤 태어난 식물학의 아버지 테오프라스토스[232]가 작성한 생물학적으로 효험이 있는 식물의 목록에는 트라시아스와 그의 제자인 알렉시아스라는 두 약사와 햄록을 사용한 이야기가 실려 있습니다.

> 만티네이아[233]의 트라시아스는 자신의 말대로 편안하고 고통 없이 삶을 마칠 수 있는 독초를 찾아냈다. 그는 햄록 양귀비(hemlock poppy)와 다른 식물들의 즙을 사용했다.[234]

테오프라스토스에 따르면 그들 중 한 명인 만티네아의 트라시아스가 고통 없이 신속하게 죽을 수 있게 도와주는 햄록과 양귀비를 원료로 한 독을 발견했습니다. 테오프라스토스는 햄록이 구체적으로 어떤 목적을 위해 사용되었는지에 대해서는 더 이상 언급하지 않고 있습니다. 일종의 독약인 햄록이 사형 선고를 받은 죄수의 생명을 마감시키는 물질로 사용되었다는 증거는 로마 시대에도 남아 있습니다.

1세기 네로 황제 시대의 인물인 세네카는 만년에 정적들에게 고발당해 황제로부터 자결 명령을 받습니다. 이에 세네카는 유언 서판을 요구한 후 작은 칼로 팔과 발목의 혈관을 절개해서 피를 흘린 후 차분하게 음독합니다.

> 세네카는 죽음이 좀처럼 찾아오지 않고 시간이 걸리는 것을 알게 되자 오랫동안 충실한 우정과 의술 솜씨를 신뢰하고 있던 안나이우스 스타티우스에게 전에 부탁해 놓았던 독약을 달라고 요청했다. 그것은 아테네인이

국가의 재판에서 죄를 선고받은 사람을 처형할 때 사용했던 독과 같은 것이었다.[235]

위 인용문을 보면 고대 로마에서는 사형수가 자살할 때 집도의가 입회했음을 알 수 있습니다. 그러나 소크라테스의 최후 장면에서처럼 고대 그리스에서도 의사가 사형 집도의로 참여했는지에 대해서는 역사적 증거가 부족합니다. 설령 환자에게 독극물을 처방하고 사형이 더 효과적이고 인도적으로 이뤄지도록 하기 위해 의사가 사형 집행 과정에 참여했다 해도, 해당 의사가 도시 국가의 결정을 거부할 수는 없었을 것입니다. 아무래도 「선서」의 치사약 제공 거부 규정이 사형 집도의를 염두에 둔 것 같아 보이지는 않습니다. 일부 학자들은 「선서」에 담긴 치사약 제공 거부 규정을 사형 집행 과정의 의사 참여 문제와 관련된 오늘날의 논쟁에 적용하기도 하지만, 이 구절이 고대 그리스의 사형 집행 시 의사의 참여 문제를 뜻하는 것인지에 대해서는 증거가 부족합니다.

좀 더 인도적인 사형 집행을 위해 사형 과정에 의사가 참여하기 시작한 것은 1789년으로 추정됩니다. 그 해는 프랑스의 의사이자 법률가였던 조제프이냐스 기요틴[236]이 모든 사형을 "고통 없이 참수하는 기계"로 집행할 것을 요구하는 고문 금지법을 발의하여 통과시킨 해이기도 합니다. 당시까지만 해도 귀족 계층만이 고통 없는 최후를 맞이할 수 있었습니다. 미국의 일부 의사들은 치사약을 투여하거나 사형수의 건강 상태에 따라 투여량을 조절하여 사형 집행을 돕기도 했습니다. 의사 협회들은 이런 행위를 비난하기는 하지만, 의사들이 「선서」의 치사약 사용 금지 조항을 위반한 책임을 지는 것은 원하지 않는 것 같습니다.[237]

### 인체 실험설

오늘날 우리는 '생체 실험' 하면 제2차 세계 대전 중에 나치에 의해 자행된 생체 실험을 떠올리게 됩니다. 각종 세균 병기와 화학무기에 대한 인체의 반응을 살핌으로써 세균전과 화학전 등에 대비하기 위해 시작된 반인륜적 범죄 행위에 수많은 독일 의사들과 과학자들이 참여했고 전쟁이 끝난 뒤, 이 중 23명이 뉘른베르크 재판에 회부되어 엄정한 심판을 받은 바 있습니다. 이에 대한 반성의 일환으로 1948년에 「제네바 선언」이 탄생했다는 사실은 앞에 언급한 적이 있습니다.

의학의 발전이나 난치병 환자의 치료라는 숭고한 목적을 위한다고는 해도 피험자의 자발성이 없는 인체 실험은 그 정당성을 인정받기 어렵습니다. 인체 실험 대상자에게 사전에 충분한 정보를 제공하고 이 정보에 대한 이성적 판단 능력을 가진 실험 대상자의 자발적인 동의를 받는 것은 필수적일 것입니다. 이를 위해 실험자는 실험 대상자에게 실험의 성격, 기간, 목적, 방법, 예상되는 불편과 위험, 건강상의 영향 등에 대해 소상하게 말해 주어야 하고 피험자의 결정은 자유로운 분위기 속에 이루어져야 할 것입니다. 이러한 안전 장치는 제2차 세계 대전이라는 참혹한 역사적 경험을 통해 마련된 강령들의 일부입니다.

인체 대상 연구에 관한 헌장으로 가장 먼저 제정된 것이 「뉘른베르크 강령(The Nürnberg Code)」(1947년)이고, 인체 대상 연구의 가장 대표적인 윤리 기준으로서 모든 의학 연구의 기본적인 윤리 지침으로 활용되고 있는 것이 「헬싱키 선언(Declaration of Helsinki)」(1964년)입니다. 그런데 2500여년 전에 만들어진 「선서」는 이 모든 강령과 선언보다 먼저 만들어진 의학 연구의 기본 윤리 지침일지도 모릅니다.

「선서」의 치사약에 관한 내용을 의학 연구 중 사람을 죽이는 행위를 삼가겠다는 의미로 해석한다면 「선서」를 최초의 의학 연구 윤리 지침으로 볼 수도 있을 것입니다. 이러한 놀라운 주장을 하는 학자들 중 대표자는 영국의 로이드입니다. 그는 이 구절이 생체 해부(vivisection)를 거부하는 것이라고 주장합니다. 「선서」의 작성 시기와 제2차 세계 대전은 2500년이라는 시간차가 존재하는데 이것이 가능한 이야기일까요?

서양 의학사에서 생체 해부는 기원전 3세기의 헬레니즘 시대에 처음으로 이루어졌습니다. 로이드는 이 시기 알렉산드리아의 해부학자인 헤로필로스와 에라시스트라토스가 죄수들의 생체를 해부했다는 켈수스의 기록을 다음과 같이 인용하고 있습니다.[238]

> 많은 질병들은 신체 내부에서 발생하는데 신체 내부에 대해 잘 모르기 때문에 어느 누구도 치료를 할 수 없었다. 그래서 시체를 부검해서 장기들을 살펴볼 필요가 있었다. 헤로필로스와 에라시스트라토스가 이것을 가장 잘했다. 그들은 살아 있는 죄수들을 눕혀 놓고 해부했다. 그들은 감옥에서 나온 죄수들로 왕으로부터 받았다. 그리고 그들이 아직 살아 있는 동안 이전에는 성질이 밝혀지지 않았던 부분들, 즉 각 부분의 위치, 색깔, 모양, 크기, 배열, 강도, 부드러움, 매끄러움, 관계 … 등을 관찰했다.[239]

켈수스에 따르면 헤로필로스는 왕의 지하 감옥에 투옥된 죄수들을 생체 해부한 최초의 인물이지만 헤로필로스가 왕의 주치의였다거나 심지어 그가 알렉산드리아의 왕실 부속 연구소인 무세이온(*Mouseion*)[240]과 관련 있다는 증거는 없습니다. 하지만 그는 고대의 의학 역사상 인간 해부에 대한 금지가 풀렸던 단 한 번의 짧은 시기에 생존했으며 독특한 신분 덕분에 시체나 생체에 대한 접근이 부분적으로 가능했던 것 같습니다. 어떤 학자들은 시체가 미라로 만들어지는 문화 속에서는 아마도 생체 해부의 충격이 덜했으리라고 추측하기도 합니다.

하지만 로이드의 주장은 몇 가지 의문을 불러일으킵니다. 첫째, 에델슈타인이 지적한 대로 "나는 치사약을 주지 않겠다."라는 말에 대한 로이드의 해석은 연대기적으로 맞지 않습니다. 왜냐하면 고대 그리스의 의사들은 외상, 질병 혹은 수술로 인해 노출된 깊은 조직을 관찰해 상세하게 기록했지만, 해부나 부검은 하지 않았기 때문입니다.[241] 게다가 헤로필로스와 에라시스트라토스는 「선서」가 작성되고 1세기가 흐른 뒤에 활동했으며, 그들은 코스 섬이 아니라 알렉산드리아라는 새로운 의료 환경에서 생활했습니다. 둘째로, 그리스의 의사들은 시체를 만지면 오염된다고 믿었습니다. 만약 의사가 생체를 해부했다면 '순수하고 경건한 삶과 의술의 원칙'에 위배됩니다.[242] 셋째, 기원전 5세기 그리스 사회가 생체 해부를 허용했다는 기록이나 근거가 남아 있지 않다는 점입니다. 그래서 기원후 1세기의 기록을 500년이나 소급해서 그대로 적용하여 생체 해부 운운하는 것은 지나친 소급으로 보입니다.

## 3. 치사약에 관한 규정은 안락사를 의미하는가?

이상의 내용을 종합해서 판단해 볼 때 치사약의 제공 금지 규정은 아무래도 가망 없는 환자를 염두에 둔 것으로 보입니다. 그렇다면 「선서」의 치사약에 관한 부분이 오늘날의 안락사를 뜻하는 것일까요?

오늘날 안락사는 '한 사람의 최선의 이익을 위해서 행위 또는 무위(無爲)에 의해 그 사람의 죽음을 의도적으로 야기하는 것'으로 정의됩니다.[243] 안락사는 의사의 행위를 기준으로 '적극적 안락사'와 '소극적 안락사'로 구분됩니다. 전자는 치사약 등을 주입하여 직접적으로 환자의 죽음을 유도하는 것인 반면, 후자는 생명 유지 장치 등을 제거하여 죽게 방치하는 것을 말합니다.[244] 우리나라를 포함한 대부분의 나라에서 적극적 안락사는 살인죄로 규정하고 있으나 소극적 안락사는 어느 정도 묵인하고 있는 실정입니다.

그런데 어떤 행위가 안락사가 되기 위해서는 당사자가 아니라 타인이 죽음을 야기해야 합니다. 그렇다면 엄밀한 의미에서 의사 조력 자살은 안락사에 속하지 않게 됩니다. 왜냐하면 의사 조력 자살은 본질적으로 자살이며, 이때 의사의 역할은 환자의 자살을 도와주는 것에 지나지 않기 때문입니다. 엄격한 의미에서 볼 때 이 구절은 안락사보다는 의사 조력 자살에 가까워 보입니다. 하지만 최근 들어 의사 조력 자살도 넓은 의미의 안락사에 포함시키는 경향이 있습니다.

그럼 의사 조력 자살의 대명사가 된 미국의 잭 케보키언의 사례를 통해 「선서」의 치사약 제공 거부와 오늘날 안락사의 관계에 대해 살펴보도록 하겠습니다.

> 1999년 4월 13일 미국 미시간 주 폰티액 연방 법원은 의사 조력 자살 논쟁의 핵심 인물이었던 죽음의 의사 케보키언에게 2급 살인 판결을 내렸다. 그는 1998년 루게릭병 환자인 유크에게 적극적인 안락사를 시술했고 그 장면을 직접 녹화했으며 이를 CBS 시사 프로그램인 「60분」에 방영하여 전 세계적으로 충격을 주었다. 그 전까지 그는 환자들에게 자신이 고안한 자살 기계인 머시트론(mercitron)으로 죽음을 도왔다. 즉 식염수, 근육이완제, 염화칼륨이 든 3개의 병을 정맥 주사 바늘로 연결해 환자가 줄을 당기면 약물들이 차례로 혈관에 주입되어 심장을 멈추게 했다. 그는 1990년부터 같은 방법으로 130여 회에 걸쳐 자살을 도왔지만 대부분 무죄 판결을 받아 왔다. 그러나 이번에는 직접적인 약물을 주입함으로써 살인 판결을 받게 되었다.

이로 인해 케보키언은 8년 6개월 동안 복역한 후 2007년에 가석방되어 2011년에 세상을 떠났습니다. 미국의 오리건 주는 1994년에 의사 조력 자살을 허용하는 '존엄사법(Death with Dignity Act)'을 주민 투표를 통해 통과시켰습니다. 오리건 주는 2명 이상의 의사가 생존 기간이 6개월 미만이라는 진단을 한 불치병 환자의 경우 의사들이 약물을 처방해 존엄사를 돕도록 허용하고 있습니다. 이에 따라 이후 많은 환자들이 존엄사를 선택했습니다. 이후 2006년 미국 연방 대법원은 존엄사를 비롯한 의학적 행위에 대한 규정은 각 주(州)의 결정에 달려 있다는 판결을 내렸으며, 워싱턴 주는 2008년 11월에 주민 60%의 지지로 존엄사법을 통과시켰습니다.[245] 미국은 2015년 3월 현재 오리건, 워싱턴, 버몬트, 몬타나, 뉴멕시코 주에서 존엄사법이 시행되고 있으며 2015년은 미국에서 존엄사에 대한 분기점이 될 것 같습니다. 케보키언에 대한 판정은 의사 조력 자살(혹은 소극적 안락사)은 허용하되 적극적 안락사는 허용될 수 없음을 보여준 셈입니다. 이것은 1973년 미국 의사 협회가 적극적 안락사와 소극적 안락사를 구분하고 소극적 안락사는 묵인하되 적극적 안락사는 허용하지 않는다는 원칙과 그 맥을 함께 하는 것입니다. 케보키언의 경우 자신이 직접 고안한 기계와 약물을 제공하여 환자로 하여금 자살하게 한 의사 조력 자살에 대해서는 무죄 판결을 받았으나 자신이 직접 약물을 투입한 적극적 안락사에 대해서는 법적 처벌을 면할 수 없었던 것입니다.

「선서」의 치사약 제공 거부 내용이 오늘날의 모든 유형의 안락사 금지를 의미하는지, 아니면 의사 조력 자살과 같은 특정 유형의 안락사를 의미하는지는 명확하지 않습니다. 왜냐하면 당시 안락사에 대한 관심이나 논쟁이 오늘날처럼 활성화되었다는 기록이 없기 때문입니다. 다만 「선서」의 이 규정은 문맥상으로 볼 때 환자의 생명에 치명적인 해를 줄 수 있는 약들은 신중하게 투여하라는 의미에서 치사약의 사용을 엄격하게 제한하고자 한 것이 아닌가 합니다.

## 제9장
# 의술의 사례: 낙태용 페서리

마찬가지로 나는 어떤 여성에게도
낙태용 페서리를 주지 않겠습니다.

## 1. 그리스 사회에서 낙태는 무엇이었는가?

낙태용 페서리의 제공 금지는 환자를 위해와 비행으로부터 보호하겠다는 악행 금지 원칙의 두 번째 사례로 나타나 있습니다. 이는 당시 사회에 낙태가 그만큼 공공연하게 이루어지고 있었다는 반증이기도 합니다. 허약한 아이는 치료하지 말고 버리라는 플라톤의 주장을 상기해본다면 고대 그리스 사회에서 아예 태어나지조차 않은 태아의 생명권이 과연 제대로 보장되었을지 의문입니다. 그런데 「선서」는 낙태용 페서리를 주지 않겠다고 서약하고 있습니다. 낙태를 큰 죄악으로 생각하지 않던 당대의 의료 문화와 상당한 차이가 느껴지기도 하지만 반드시 그런 것은 아닐 수도 있습니다.

앞서 언급한 것처럼 그리스 인들에게 있어 건강은 소중한 자산인 동시에 이상과 목표였습니다. 건강 없이는 아름다움도 없었습니다. 정신과 신체의 완벽한 조화를 목표로 한 사회에서 건강은 당연히 소중한 것

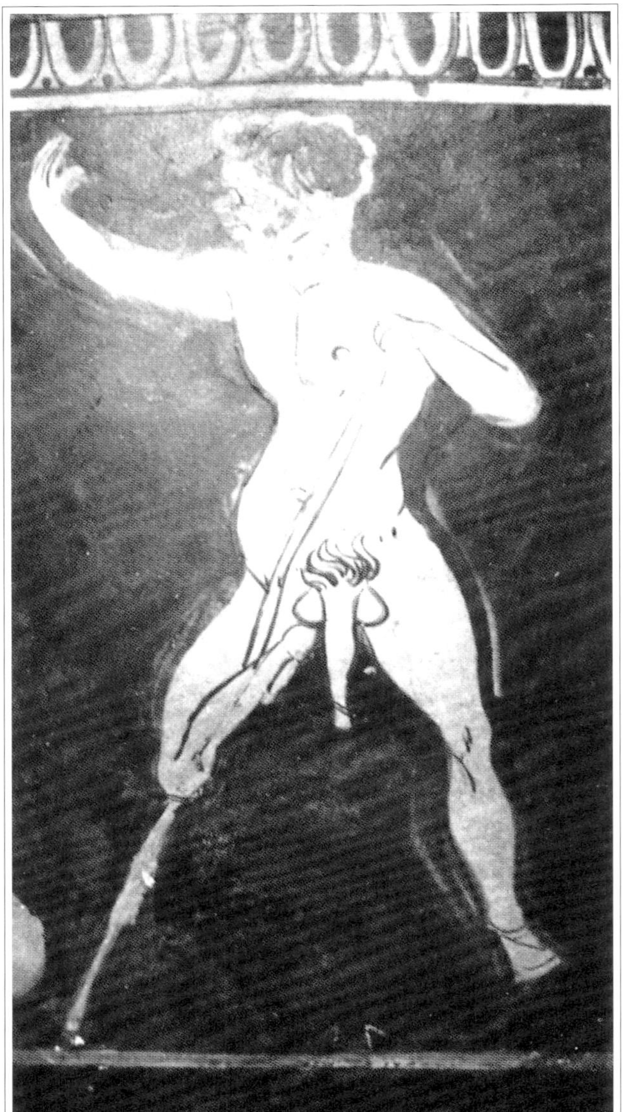

그리스의 영향을 받은 기원전 2세기의 에트루리아의 도기. 장애인이 의족을 하고 있는 장면이다. 루브르 박물관 소장

이었습니다. 그리스인들은 건강의 중요성을 체험적으로 인식하고 있었습니다. 그래서 플라톤은 건강하고 우수한 아이는 기르되 열등한 부모의 자식들이나 불구 상태로 태어난 아이들은 유기시켜야 한다고 주장했던 것입니다.[246]

> 안으로 속속들이 병이 든 몸에 대해서는 식이 요법에 의해서 조금씩 배설케 하며 투약을 함으로써 길고도 한심한 인생을 당사자에게 살게 하여 그같이 허약한 자식들을 낳지 않도록, 정상적으로 살 수 없는 사람은 자신을 위해서도 나라를 위해서도 유익하지 않기 때문에 치료를 해서는 안 된다고 생각하네.[247]

플라톤에 따르면 낙태는 이상 국가의 공공연한 관습이었으며 심지어 대부분의 그리스 철학자들은 낙태를 권장하기까지 했습니다. 플라톤은 한 걸음 더 나아가 허약한 인간은 그가 성인이 되어 그와 비슷한 체질의 아이를 낳기 전에 죽는 것이 국가에 이롭다고 보았습니다. 인간을 열등하게 만드는 질병으로부터 회복될 수 없다면 단순한 생명 연장은 의미가 없으며 그러한 인간은 빨리 죽을수록 더 좋다는 것입니다. 국가에 필요한 경우 열등한 인간의 후손이 출생하는 것을 막거나 그 후손을 말살하는 것은 그에게 있어 지극히 논리적인 결론입니다. 아리스토텔레스도 이상 사회에 필요한 인구 수준을 유지하는 가장 좋은 방법은 낙태라고 보았습니다.[248]

그리스 의사들이 낙태를 시도하지 않았다는 주장이 20세기 초반에 제기되기도 했지만,[249] 실제로 그리스법이나 로마법은 아직 태어나지 않은 아이를 보호하지 않았기 때문에 낙태는 합법적이었고 많은 의사들은 낙태약을 처방했습니다. 당시에 나온 의서들은 낙태를 해야 할 상황과 방법까지 언급하고 있습니다. 원하지 않은 임신을 한 소녀에게 의사 출신의 저자는 다음과 같은 낙태법을 알려 줍니다.

> 나는 자궁 속에서 6일 동안 머문 다음 밖으로 나온 씨를 직접 본 적이 있다. … 내가 어떻게 6일된 씨를 보게 되었는지를 설명하겠다. 내가 잘 아는 어떤 여자는 매우 유명한 가수를 데리고 있었는데, 그는 여러 남자와 잠자리를 함께했다. 그녀는 인기가 떨어질까 봐 임신을 두려워했다. 이 가수는 여자들끼리 하는 말을 들었던 적이 있었다. 여자가 임신을 하려면 씨가 자궁 밖으로 흘러 나와서는 안 되고 안에 머물러 있어야 한다는 것이었다. 이 말을 들은 그녀는 이 사실을 항상 기억했다. 그래서 그녀는 정액이 밖으로 나오지 않았다는 것을 알게 되었을 때 여주인에게 그 사실을 털어놓았고, 그 말이 나에게까지 전해진 것이다. 나는 그 가수에게 발뒤꿈치를 엉덩이까지 들어 올리면서 뛰도록 주문했다.[250]

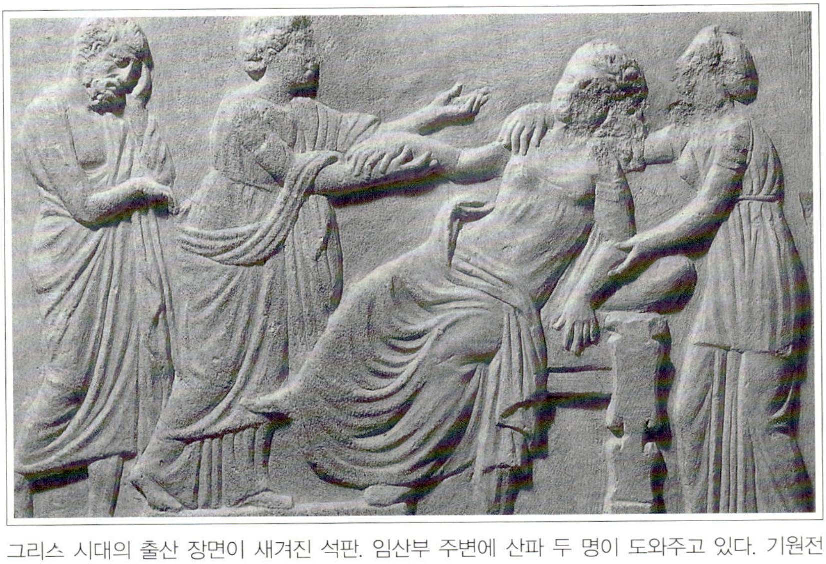

그리스 시대의 출산 장면이 새겨진 석판. 임산부 주변에 산파 두 명이 도와주고 있다. 기원전 350년경

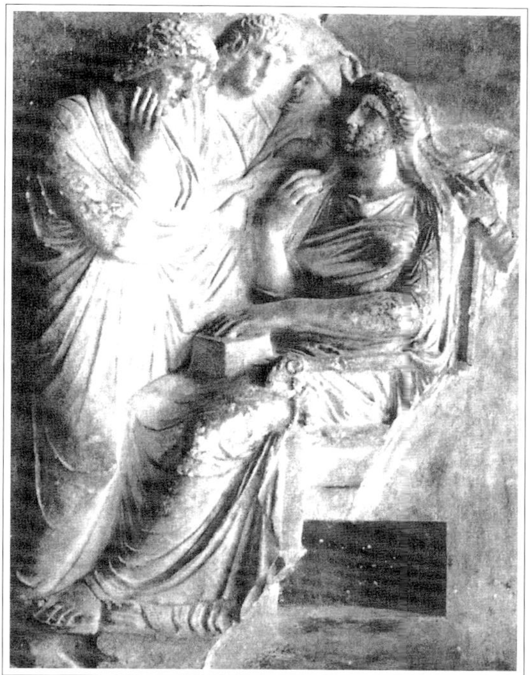

분만 도중 숨진 젊은 산모와 아들을 새긴 묘비 기원전 4세기경, 아테네 국립 박물관 소장

만약 「선서」가 낙태를 금지하고 있다고 가정한다면 이 의사는 「선서」의 정신을 정면으로 위반하고 있는 셈이 됩니다. 자연 유산과 인위적인 낙태가 잘 구분되어 있진 않지만 「부인병에 관하여」과 「여성의 본성에 관하여」에도 낙태 사례들이 기록되어 있습니다. 비록 그리스 사회가 임신과 다산을 건강하고 바람직한 것으로 보았지만, 낙태는 로마 시대처럼 그리스 시대에도 성행했고 이에 대한 양심의 가책 같은 것은 크지 않았습니다. 태어나자마자 아기를 유기(遺棄)하는 것이 정당화된 사회에서 태아 살해에 대한 사회적 비난은 크지 않았습니다. 아무튼 이처럼 출산 후 기아(棄兒)가 공개적으로 주장되는 상황에서 태아 살해는 이보다 훨씬 부

담이 적었을 것입니다. 당시 낙태가 조산사에 의해서도 공공연하게 이루어지고 있음은 플라톤이 소크라테스의 입을 통해 증언하고 있습니다.

> 조산사들은 어려운 상황에서도 출산을 유도할 수 있고 바람직하다고 생각되면 유산을 시키기기도 한다.[251]

이처럼 그리스 의사들은 낙태가 허용되는 문화 속에서 활동하고 있었음에도 불구하고 「선서」는 낙태를 금하고 있는 것 같습니다. 그럼 「선서」는 왜 조산사들마저 거리낌 없이 행하던 낙태를 금하고 있는 것일까요? 이에 대해 가장 일반적인 대답은 「선서」에 표현된 의학의 궁극적인 목적이 질병을 치료하고 건강을 증진시키는 것인데 의사가 태아를 살해할 이유가 없다는 것입니다. 이것이 낙태 금지 이유에 대한 가장 상식적인 설명입니다.

## 2. 전면 금지인가, 특정 방법의 금지인가?

그런데 「선서」 낙태 규정의 정확한 의미를 두고 의견이 분분합니다. 논쟁의 초점은 이 규정이 낙태의 전면 금지를 뜻하는 것인지, 아니면 특정한 낙태 방법의 금지를 의미하는 것인지에 관한 것입니다. 그래서인지 이 문제는 르네상스 시대에도 논란이 되었습니다. 르네상스 시대에 존재했던 「선서」의 네 가지 그리스어 판본 중 세 개의 판본에서 낙태에 관한 내용이 다른 용어로 표현되고 있습니다.

우선 오늘날 「선서」의 그리스어 정본으로 간주되고 있는 판본(*textux recεptus*)에는 "마찬가지로 나는 여자에게 거친 페서리를 주지 않겠습니다."라고 표현되어 있습니다. 반면에 기원후 3세기의 파피루스 판본에는 "그리고 나는 여자에게 거친 것을 권하지 않겠습니다."라고 나타나 있으며, 마지막으로 십자가형으로 된 12세기경의 그리스도교적 판본에는 "그리고 마찬가지로 나는 여자에게 경구용이든 삽입용이든 거친 것을 주지 않겠습니다."라고 기록되어 있습니다. 파피루스 판본에서 페서리라는 용어가 누락된 것은 3세기의 사람들이 이 규정을 특정한 낙태 방법의 금지, 즉 선택적 금지로 해석했을지도 모른다는 것을 암시하고 있습니다.[252] 그리고 그리스도교가 사회를 장악한 시대에 오면 낙태가 선택적 금지가 아닌 전면 금지로 확대됩니다. 물론 이런 경향은 그리스도교적 생명관과 무관하지 않을 것입니다.

이런 흐름을 염두에 두고 첫 번째 판본에 입각해서 이 구절을 해석한다면 「선서」는 모든 낙태를 금지하고 있는 것이 아니라 특정 방법을 금지하고 있는 것으로 볼 수 있습니다. 그런데 에델슈타인을 비롯한 많은 연구자들은 첫 번째  판본을 사용하고 있으면서도 이 구절을 모든 낙태를 거부하는 것으로 이해하고 있습니다. 그러나 첫 번째 판본에 따르면 낙태 자체에 대한 반대라기보다 다양한 낙태 방법 중 산모의 건강에 해를 끼칠 수 있는 거친 낙태용 페서리의 사용을 금지하는 것으로 해석하는 것이 자연스럽습니다. 왜냐하면 「선서」의 해당 구절은 그리스 인들이 사용한 다양한 낙태 방법 중에서 오직 "거친 페서리(*pesson phthorion*)"를 주지 않는 것만 언급하고 있기 때문입니다.

페서리(*pessos*, pessary)는 그리스 시대에 여성의 질속에 삽입하던 섬유나 모직물로 만든 약물 마개입니다. 이것은 주로 피임 수단으로 사용되었으며 「선서」에 나타난 "거친 페서리"는 낙태를 유도하는 한 수단 중 하나였습니다. 페서리는 질에 상처를 주어 감염을 일으킬 수 있다는 점에서 아마 차선적인 치료법이었을 것입니다. 좌욕이나 부드러운 약, 혹은 식이 요법 등으로 낙태 효과를 볼 수 없을 때, 페서리 같은 비복용제가 사용되었을 것입니다. 페서리에 의해 여자들은 질이나 자궁에 상처를 받곤 했습니다.[253] 당시에도 이미 낙태가 여성의 건강에 미치는 위험은 잘 알려져 있었습니다.

> 낙태가 출산보다 더 위험하다. 왜냐하면 태아를 약이나 독약이나 음식이나 페서리나 폭력 말고는 어떤 방법으로도 낙태시킬 수가 없기 때문이다. 그러나 폭력은 고통스러운 것이다. 자궁이 찢어지거나 염증이 생길 수 있다. 이것은 위험하다.[254]

이 고대 그리스 의사는 여성들이 낙태로 항상 상처입고 있다고 말합니다. 자궁에 압력을 가하거나 자궁 속에 막대기나 나무를 삽입하는 폭력적인 방법은 오늘날에도 일부 개발도상국에서 사용되고 있습니다. 염증의 위험 때문에 페서리가 이차적인 요법으로 간주되었지만, 거친 페서리의 사용을 특별히 금지한 것은 질 속에 이물질을 사용하거나 자궁에 힘이나 기계를 사용하는 것이 위험하기도 하고 가끔은 치명적인 염증을 증가시킬 수도 있기 때문이었을 것입니다.[255]

또는 낙태약이 나와 있었던 상황에서 거친 페서리를 사용하고 그것이 몸 안에 남아 있는 상태에서 산모가 사망했을 때 페서리가 직접적인 사인이 아니었어도 그 책임이 의사에게 돌아갈 수도 있었을 것입니다. 그래서 당시 그리스의 의료 문화와 「선서」 행간의 의미를 고려해 볼 때 「선서」의 이 구절을 낙태의 전면 금지로 해석하기보다는 거친 페서리의 사용으로 인한 위해와 비행으로부터 산모의 건강을 지키겠다는 의미로 해석할 수 있습니다. 거친 페서리의 사용에 따른 환자의 손상을 막는 것은 악행 금지 원칙의 구체적인 사례가 될 수 있기 때문입니다.[256]

## 3. 낙태 문화는 어떻게 변화해 왔는가?

태아의 생명권을 존중하는 현대의 낙태 반대자들이 이 부분을 히포

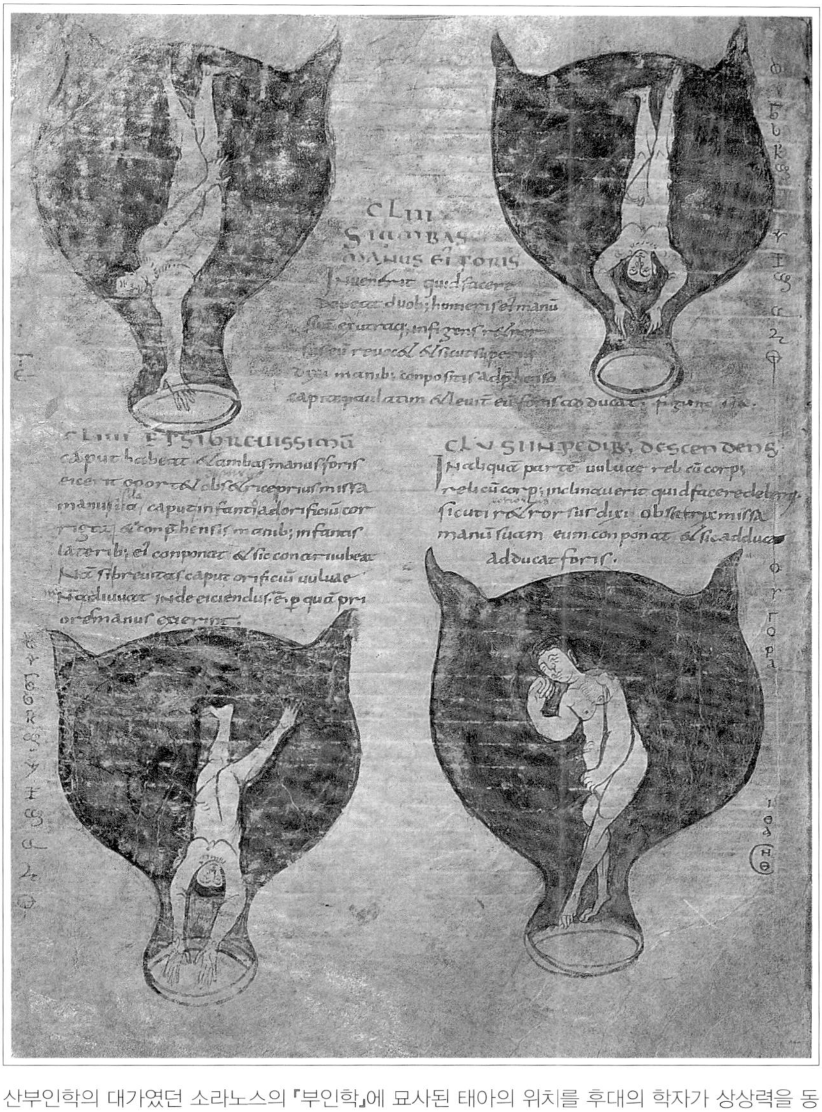

산부인학의 대가였던 소라노스의 『부인학』에 묘사된 태아의 위치를 후대의 학자가 상상력을 동원해 그린 그림

크라테스의 의사들이 낙태를 거부해 왔다는 증거로 인용하고 있지만 태아의 생명과 관계된 낙태의 반대에 관한 언급이 나타나는 것은 「선서」가 작성되고 300년 정도가 흐른 뒤인 기원전 1세기경입니다.[257] 시간이 흐르자 일부 의사들은 모든 낙태를 거부하면서 「선서」의 금지 규정을 내세워 스스로를 정당화하기 시작했습니다. 히포크라테스의 의료윤리에 정통했던 1세기 로마의 의사 스크리보니우스 라르구스[258]는 낙태 금지는 악행 금지라면서 태아 살해는 일반 살인보다 더 나쁜 것이라고 주장했습니다.[259] 50년 후에 산부인과의 시조라 할 수 있는 소라노스는 의학의 역할은 "자연이 만든 것을 지키고 보존하는 것"이라고 강변하면서 "간통에 의한 태아를 지우기 원하는 사람이나 젊음의 아름다움을 위해 낙태하고자 사람은 정당화될 수 없지만, 출산에 뒤따르는 위험을 방지하기 위해서는 정당화될 수 있다."[260]라며 낙태가 상황에 따라서는 정당화될 수 있다고 말했습니다.

1943년에 에델슈타인은 「선서」의 이 구절을 파괴적인 페서리로 좁게 해석하지 않고 "낙태약(abortive remedy)"으로 번역했습니다.[261] 에델슈타인의 포괄적인 해석은 1973년 미국 연방 대법원의 '로 대 웨이드(Roe vs. Wade)' 판결[262]에서 고대 의사들의 보편적인 관점을 반영하지 않았다는 이유로 부분적으로 기각되었습니다. 반면에 1923년의 러브판과 1952년 브리태니커 판은 "낙태용 페서리"로, 1996년 슈타덴은 "거친 페서리"로 번역하고 있는데 필자도 낙태용 페서리 혹은 거친 페서리라는 의미로 해석하고 있습니다.

그러면 현대의 낙태 논쟁은 어떻게 진행되었을까요? 지금 이 순간에도 태동하는 생명을 파괴할 수 없다는 생명 우선론(pro-life)과 임신의 지속과 중절 여부는 산모에게 달려 있다는 선택 우선론(pro-choice) 사이에서 열띤 논전이 벌어지고 있습니다. 낙태 논쟁은 현대로 올수록 그 분위기가 달아오르고 있습니다. 19세기 후반에 미국 의사 협회는 낙태 금지 입장을 분명히 하기 시작했고, 세계의사협회는 1948년 「제네바 선언」에 "나는 수태된 순간부터 인간 생명을 최대한 존중하겠습니다." 라는 구절을 포함시켰습니다. 그러나 물밑에서는 낙태 금지법에 대한 개혁 움직임이 조용히 진행되고 있었고 1973년 미국 연방 대법원의 그 유명한 로 대 웨이드 판결[263]은 낙태를 합법화시켜 사실상 낙태의 자유를 보장해 주었습니다. 이 판결로 미국인들은 태아가 체외에서 생존 가능한 시기 이전까지는 낙태할 수 있는 권리를 헌법적으로 보장받게 되었습니다. 이 판결로 인해 수태된 순간부터 인간 생명은 신성하다는 견해는 무효화된 셈입니다.

이상으로 치사약과 낙태용 페서리에 관한 규정을 보면 알 수 있듯이 모든 윤리 규약은 절대적이거나 불변적일 수 없습니다. 의학의 발전과 의술의 변화에 따라 새로운 의료 행위가 등장하게 되고 이 새로운 행위에 대한 윤리적 판단이 필요해지면 새로운 강령이 추가되기도 합니다.[264] 반면에 기존의 강령이 현실적 적합성을 상실하고 그 의미가 퇴색하는 경우도 있습니다. 최근에 들어 환자의 권리 의식이 신장되면서 「선서」 이후 오랫동안 고수되어 오던 안락사나 낙태 관련 금기가 좀 더 유연해지고 있습니다. 이런 식으로 「선서」의 구체적인 사례들은 가감될 수 있습니다. 그러나 「선서」에 담긴 기본 정신은 여전히 유효합니다. 진료를 할 때 환자의 이익을 최우선으로 한다는 원칙 말입니다.

## 제10장
# 의술의 사례: 절개

나는 칼을 사용하지 않을 것이며 심지어 결석 환자도
그 일에 종사하는 사람에게 맡기겠습니다.

## 1. 절개의 규정은 선서 해석상의 난제인가?

이제 의술의 세 번째 사례를 다룰 차례입니다. 「선서」에서 이 단락은 6단락에 속하지만 이 책에서는 4단락에 이어 바로 다루고 있는데 그 이유는 자연스럽게 이해될 것입니다.

이 규정은 「선서」의 내용 중 가장 해석하기 어려운 난제로서 연구자들을 당혹스럽게 만들어 왔습니다. 필자도 이 규정에 대한 해석으로 전전긍긍했으나 시원한 해결책을 찾지 못했습니다. 만약 이 단락의 내용이 사실대로라면 선서자는 어떤 수술도 하지 않는다는 뜻인데, 결석 수술 금지는 물론 결석 환자를 그 분야의 담당자에게 보내겠다는 언급이 『히포크라테스 전집』의 어디에도 나와 있지 않아 이 문장은 달리 설명할 길이 없습니다. 그리고 향후에도 결정적인 사료가 발견되지 않는 한 이 문제는 쉽게 해결될 것 같지 않습니다.

이 구절은 「선서」에서 두 가지 점에서 문제가 되어 왔습니다. 하나는

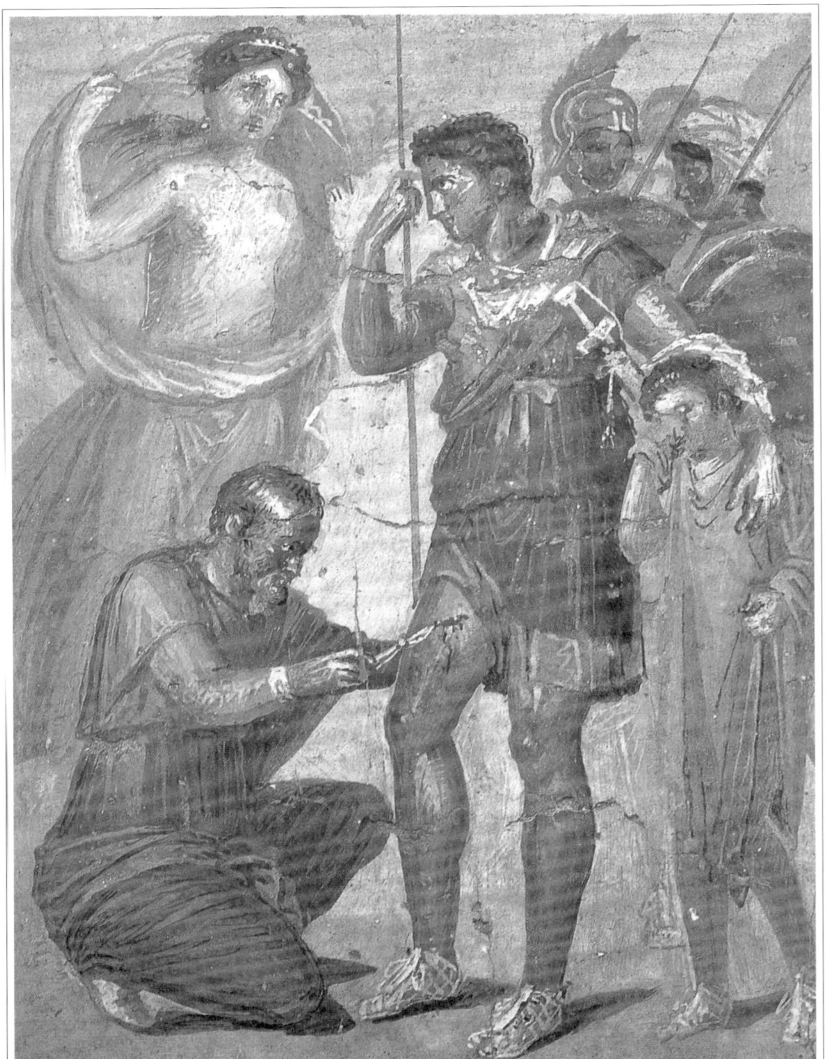

트로이 전쟁이 끝난 후 트로이의 유일한 생존자인 아이네이아스는 트로이를 탈출하여 로마로 향하던 중 도중에서 적장 투르누스와의 단독 결투를 앞두고 부상을 당한다. 왼쪽에 그의 어머니인 아프로디테가 서 있고 오른쪽엔 그의 아들이 눈물을 흘리고 있다. 폼페이의 프레스코화

해석상의 논란이고 다른 하나는 위치상의 논란입니다. 이 단락은 「선서」의 전체적 흐름에서 상당히 이질적인 느낌을 줍니다. 존스는 의사가 수술해서는 안 되며 수술 전문가에게 맡긴다는 언급이 『히포크라테스 전집』의 어디에도 나타나지 않는다는 사실을 상기시키며, 리트레가 「선서」에 대한 그의 글 서문에서 지적한 것처럼 히포크라테스 의사들은 두려움이나 망설임 없이 수술을 한 것처럼 보인다고 말하고 있습니다.[265] 그는 외과에 대한 부정적인 편견이 1세기까지는 나타나지 않았기 때문에, 「선서」의 이 문장은 후대에 삽입된 것임이 확실하다고 봅니다.[266]

또한 이 구절은 「선서」의 구성을 혼란스럽게 만들고 있습니다. 이 구절은 금기 사항을 규정한 다른 단락들, 즉 치사약과 낙태용 페서리, 성 관계 금지와 비밀 준수와도 이질적인 것입니다. 그래서 이 구절을 뽑아내면, 5단락의 의사 윤리 원칙을 중심으로 전반부의 의학 정신과 의술의 사례, 그리고 후반부의 의사 윤리의 두 사례로 구분되어 「선서」는 논리적이고 설득력 있는 흐름을 갖게 됩니다.[267]

앞에서 살펴본 것처럼 수술은 섭생법, 약물 요법과 함께 그리스 의사들의 또 하나의 치료법이었습니다. 히포크라테스와 동시대인인 소포클레스의 비극 작품도 "수술로 치료할 수 있는 통증에 대해 주문을 외우는 것은 현명한 의사의 길이 아니다."[268]라며 칼의 사용을 보고하고 있으며, 외부 상처의 수술법을 배울 수 있는 최고의 장소로 전장을 제안하고 있을 정도입니다. 이후 그리스의 의사들이 서양 의학의 외과 수술에 지속적인 영향을 미쳤음에도 의사가 칼로 수술을 하지 않겠다는 「선서」의 다짐은 무슨 의미일까요?

## 2. 외과 수술은 고대에 천시되었는가?

이 의문에 대한 대답은 19세기까지 오직 하나였습니다. 고대의 의사들은 칼을 쓰는 수술 행위가 의사의 존엄성을 훼손한다고 생각했기 때문에 「선서」가 결석 제거술에 관한 구절을 통해 내과와 외과 사이에 선을 긋고자 했다는 것입니다.

이발사 외과의

지금은 의사가 외과 수술을 배우는 것이 당연하게 생각되지만, 18세기까지만 해도 서양에서는 피를 뽑거나 고름을 짜내고 상처를 꿰매는 외과 의사는 깨끗하게 책으로 공부하고 약물을 처방하는 내과 의사와는 다른 집단으로 취급되어 왔습니다. 전통적으로 중세 유럽에서 외과 의사는 내과 의사보다 사회적으로 신분이 낮은 이발사 출신이 많았습니다. 이들은 이발을 본업으로 하면서 필요에 따라 수술도 하는 이발사 외과의(barber-surgeon)였는데, 지금도 이발소에 걸려 있는 푸른색, 붉은색, 흰색의 나선형 무늬의 원통이 원래 이발사 외과의의 간판이었다는 사실이 이를 잘 입증하고 있습니다. 푸른색은 정맥을, 붉은색은 동맥을, 흰색은 신경(혹은 붕대)을 상징한다고 합니다. 19세기 이탈리아의 오페라인 「세비야의 이발사」에 등장하는 주인공 피가로도 이런 부류의 이발사입니다. 당시 이발사는 귀족들의 집을 방문하여 귀족들의 이발과 면도 외에도 간단한 수술까지 겸한 것으로 알려져 있습니다. 물론 직접 인체 해부를 시도하며 해부 병리학을 발전시킨 16세기의 베살리우스와 18세기의 모르가니 같은 학자들이 없었던 것은 아닙니다.[269]

그런데 19세기에 리트레는 더 엄밀한 연구를 통해 고대에 외과 의사들이 비천한 지위에 있었다는 인식에 문제가 있음을 밝혀냈습니다. 그는 고대 의사는 내과 의사이자 외과 의사였기 때문에 칼을 쓰는 수술 행위가 의사의 존엄성을 훼손한다는 기존의 해석에 문제가 있음을 지적했습니다. 다시 말하면 외과를 경시하는 태도가 대체로 고대 의사들에게는 잘 나타나지 않을 뿐 아니라 이에 대한 기록도 확인되고 있지 않는다는 것입니다.[270] 1세기의 켈수스는 의학의 다양한 분과가 더 오래 전에 전문화되었다고 보고 있으나[271] 내과로부터 외과가 본격적으로 분리된 것이 기껏해야 2세기 갈레노스 시대에서 시작되었다는 주장도 있습니다.[272]

특정 부위의 질병에 대한 전문적 수술은 고대에도 잘 알려져 있었고 아마도 결석[273]은 이런 질병 중의 하나였을 것이며 이 분야의 담당자에 의해 수행되었을 것입니다. 그리스 사회의 의료 전문성에 대해서는 정확히 알려진 것이 없지만 이에 대한 논의는 알렉산드리아 시대부터 본격화되어 로마 시대에 와서 절정에 달했다고 보는 것이 대체적인 시각입니다.

## 고환 제거설

리트레는 이 구절의 의미에 대해 최초로 문제를 제기한 사람입니다. 그는 이 구절을 "나는 결석 수술을 하지 않겠다. 나는 결석 수술을 그 일에 종사하는 사람에게 맡기겠다."라고 번역하면서 이 구절이 외과 수술 전체나 모든 결석 수술을 거부하겠다는 의미가 아니라고 주장합니다. 그는 여기서 말하는 "결석"은 "고환"을 뜻하며 이 문맥에서 '결석 제거'가 '고환 제거(castration, 거세)'를 의미하는 것으로 결론을 내렸습니다. 존스도 "『선서』의 전반적인 분위기로 볼 때 '나는 거세 수술을 하지 않겠다'라는 뜻으로 보아야 한다."[274]라고 거들고 있습니다. 이러한 제한적인 해석에 대해 언어학자들은 동의하지 않지만, 일부 현대 학자들은 이 견해를 묵시적으로 수용하면서 의사들이 그 같은 수술을 혐오한 것은 도덕적 이유 때문인 것으로 설명하고 있습니다. 이 고환 제거설 말고도 결석을 담석으로 해석하는 학자도 있고[275] 신장 결석으로 보는 학자도 있습니다.

그러나 니티스는 거세의 역사를 꼼꼼히 살펴본 후 "거세는 아마도 질병의 예방과 치료를 위해 시술되었다. 결석, 특히 방광 결석은 거세를 통해 예방될 수 있는 질병의 하나로 직접 언급된 적이 없다."라며 고대인들은 거세 수술을 결석 제거술로 생각한 적이 없다고 밝혔습니다.[276]

이처럼 도덕적 이유 때문에 거세를 혐오했다는 주장은 리트레의 해석에 새로운 문제를 안겨줍니다. 왜냐하면 거세는 항상 그리스 인들에게 혐오의 대상이었고 도덕적 이유로 자신이 거부한 거세를 다른 사람에게 맡기겠다는 것은 모순이기 때문입니다. 치사약과 낙태용 페서리의 제공과 같은 비도덕적인 문제에 대해서는 절대 금지시킨다고 했지, 결코 다른 사람에게 맡기겠다고 말하지 않았습니다. 여기서 우리는 당시에도 결석 제거술이 비난받는 수술이 아니었음을 알 수 있습니다. 게다가 고대 사회에서 거세는 의학적 목적이 아니라 주로 종교적 목적에 따라 이루어졌음을 상기한다면 이 구절은 거세가 아닌 결석 제거술로 이해해야 하는 것이 자연스럽습니다.

### 외과 수술 금지설

리트레에 이어 20세기 중반에 독일의 에델슈타인도 이 구절에 대해 독특한 해석을 내놓아 주목을 받았습니다. 그는 고전기 그리스의 의료 현장에는 외과 수술을 행하는 의사들과 함께 이를 거부하는 일군의 의철학자들이 있었는데 「선서」는 후자의 집단에서 나온 것이라며 그 근거 중 하나로 이 구절을 제시했습니다. 그의 주장에 따르면 당시 피타고라스 학파의 의사들은 섭생과 약물 요법에 비해 수술을 낮게 평가했습니다. 피타고라스 학파는 식이 요법을 최상의 방법으로 믿었기 때문에 약을 사용하기는 했으나 약의 효능에 대해서는 그다지 높게 생각하지 않았으며 칼과 인두를 가장 낮게 생각했습니다. 아리스톡세노스에 따르면 피타고라스 학파의 의학 체계에서 수술과 소작이 가장 하위에 있습니다.

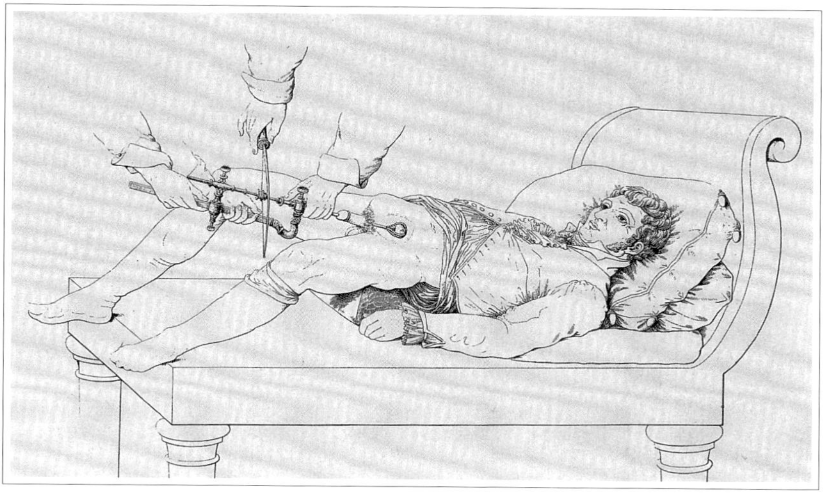

19세기에 방광 결석을 제거하기 위해 수술하는 장면. 이 수술 도구의 제작자인 장 시바알의 저서에 포함되어 있는 삽화. 1847년

에델슈타인은 피타고라스 학파가 대부분의 질병을 방종과 무절제의 산물로 설명했다는 아리스톡세노스의 견해를 상기시키면서 피타고라스 학파가 식이 요법과 약학에 주로 관심을 두었다고 결론을 내립니다. 그런데 플라톤은 『티마이오스』에서 피타고라스 학파의 치료법을 개관하면서 식이 요법 다음으로 약학을 중시했다고 말합니다. 이것은 아리스톡세노스의 기록과 일치하지만 수술과 소작에 대해서는 전혀 언급하지 않습니다. 하지만 에델슈타인은 그리스 의학에서 그토록 널리 사용되던 수술법들을 거부했던 피타고라스주의자들이 있었다고 믿고 있습니다. 수술의 효과에 대한 분명한 언급이 남아 있지는 않지만 플라톤의 『티마이오스』를 통한 이런 추론은 확실해 보입니다.

그럼 왜 피타고라스 학파는 칼의 사용을 피했을까요? 그 대답은 오직 추측에 의존할 수밖에 없습니다. 피 묻은 희생 제물(bloody sacrifices)이 신들에게 제공되어서는 안 된다고 믿은 사람과 희생 제물에서 신적인 순수함이 더럽혀지는 것을 본 사람은 피 흘리는 수술에 칼을 사용하면 자신의 순수함과 경건함이 오염된다고 생각했을 것입니다.

그러나 「선서」의 시대에 수술을 반대하는 집단이 존재했다는 증거가 부족하기 때문에 에델슈타인 가설은 폭넓은 공감을 얻기에는 부족합니다. 만일 피타고라스 학파의 철학자들이 모든 외과 수술을 거부했다는 에델슈타인의 생각이 옳다면, 결석 수술에 대한 추가적인 부정은 무의미해집니다. 모든 수술이 금기였다면, 다른 의사에게 후송하겠다고 하는 다짐은 명백한 모순이며 이러한 논리적 모순은 더 새로운 접근을 요하고 있습니다.

### 의료 사고설

거세설이나 수술 금지설 모두 그리스 의학에서 수술을 분리시키고 있습니다. 그러나 이런 해석은 당시 그리스의 일반적인 의료 문화와는 거리가 있어 보입니다. 카스는 리트레와 에델슈타인의 역설을 피해 가는 듯한 해결책을 제시하고 있습니다. 그는 이러한 맹세를 의사 자신의 능력을 넘어서는 의료 행위를 하지 않겠다는 것으로 보고 있습니다.[277] 고대에도 어느 정도 의학의 분업이 이루어지고 있었기 때문에 의사들은 자신의 전문 분야의 기술을 밝히고, 자신이 치료할 수 없는 수술을 행한 자들을 비판했습니다. 예를 들어 전장의 경험을 가진 의사들은 외상과 이물질 제거를 위한 수술에서 경험의 가치를 강하게 내세우기도 했습니다. 의료 사고의 가능성 때문에 의사는 신중할 수밖에 없었을 것입니다. 이는 수술이 의학의 본질을 침해하기 때문이 아니라 의사가 수술을 전문적으로 공부하지 않았기 때문이었을 것입니다.

마일스도 이 규정이 의료과오(medical errors)를 회피하기 위한 것이라는 주장에 동의하고 있습니다. 그도 외과 수술을 거부하겠다는 다짐은 기원전 400년경의 그리스적 의료 윤리와 거리가 있는 것으로 보

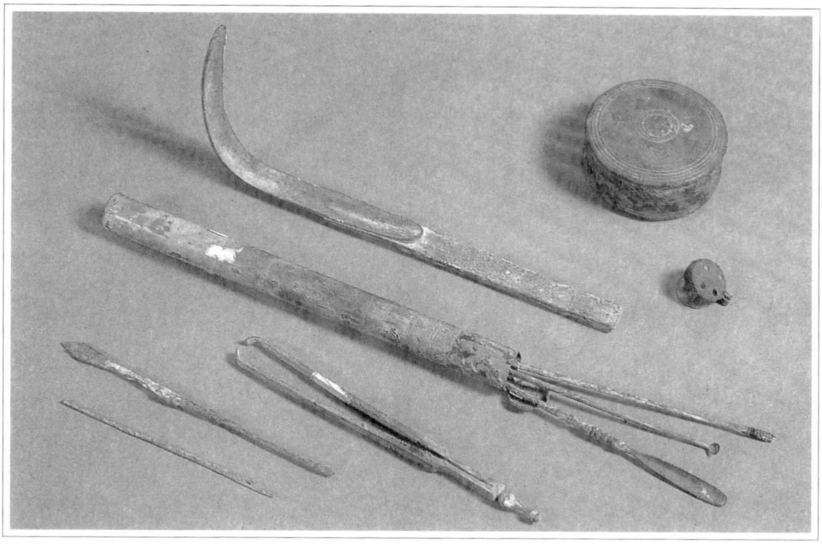

의사의 무덤에서 발굴된 고대의 수술 도구들. 약통, 메스, 침 등이 보인다. 수술 도구 중에는 고고학자들이 아직 그 용도를 규명하지 못하는 것들도 있다.

고 있습니다. 당시의 의서들은 외과 수술에 있어 상당한 자신감을 보여주고 있고 플라톤과 소포클레스도 외과 수술을 의사의 업무의 일부로 인식하고 있기 때문입니다. 그리고 마일스는 외과 수술은 「선서」가 나오고 수 세기가 흐른 로마 시대에야 전문화되었다는 주장에 동의하면서, 고대 그리스 시대에도 개별 의사들이 외과 분야의 전문가로 인정을 받고 다양한 외과용 메스나 소작 기구를 사용했다는 사실은 인정하지만, 외과 의사를 독립된 전문직으로서, 때로 법적으로 보장받는 직종으로 인정하는 사회적 개념은 나중에 생겼다고 봅니다. 존스는 2세기의 갈레노스의 말을 인용하며 외과 수술이 로마에서 전문적인 의료 행위였다고 주장합니다. 1세기의 켈수스도 의학의 제3의 영역으로 외과 분야가 있고, 이 제3의 영역은 손을 주요 치료 도구로 사용하며, 수술은 세 가지 의학 영역의 기술 중에서 그 효과가 가장 뚜렷한 것이라고 말하면서, 당시 의학이 세 가지의 전문 분야로 구성되어 있음을 언급하고 있습니다.

비록 의사의 수술 거부 맹세는 「선서」의 시대에 어울리지 않지만, 켈수스의 설명을 염두에 둔다면 「선서」가 필요한 경우 다른 의사에게 후송하겠다는 상호 협력의 다짐으로 해석할 수 있습니다.[278] 이러한 상호 협력은 에델슈타인과 리트레의 가설이 지닌 논리적인 모순을 해결해 줍니다. 그러나 논리적으로는 그럴듯해 보이지만, 이 해결책은 「선서」의 추정 작성 시기인 기원전 400년경과 그 사이에 존재하는 연대기적 오차를 피할 수 없습니다.[279]

## 3. 의료 사고에 대한 윤리적 인식이 나타났는가?

서양 의학사에서 그리스의 치료 방식은 이집트의 그것에 비해 기본적으로 부드럽고 유연했던 것으로 알려져 있습니다. 이런 점은 당시에도 이집트의 거칠고 무리한 치료법과 비교되곤 했습니다. 게다가 「선서」를 만든 의사 집단은 3단락에서 본 것처럼 환자 치료를 위해 섭생법 처방을 가장 먼저 사용했습니다. 그 다음이 약물이었고 마지막 수단이 칼과 불이었습니다. 식이 요법과 운동과 같은 부드러운 치료법을 중시하는 의사들이 칼을 사용하는 외과 수술을 선호했을 리 없습니다. 그래서 이 구절을 수술에 대해서는 자신들보다 경험이 많고 유능한 사람들에게 후송하겠다는 의미로 해석하는 게 타당할 것 같습니다.

『히포크라테스 전집』의 「머리 부상에 관하여」에는 전장에서 입은 두부 손상, 특히 창상과 그 치료, 두부 절개술이 정확하게 기술되어 있고 「진료실에서」에는 외과 의사가 자신의 진료실에 갖추어야 할 외과 기구와 장비, 수술실의 조명 방법, 외과 수술의 원리가 기술되어 있습니다. 또한 「부인병에 관하여」 1권과 「정골 기구」 등에도 외과 수술에 대한 내

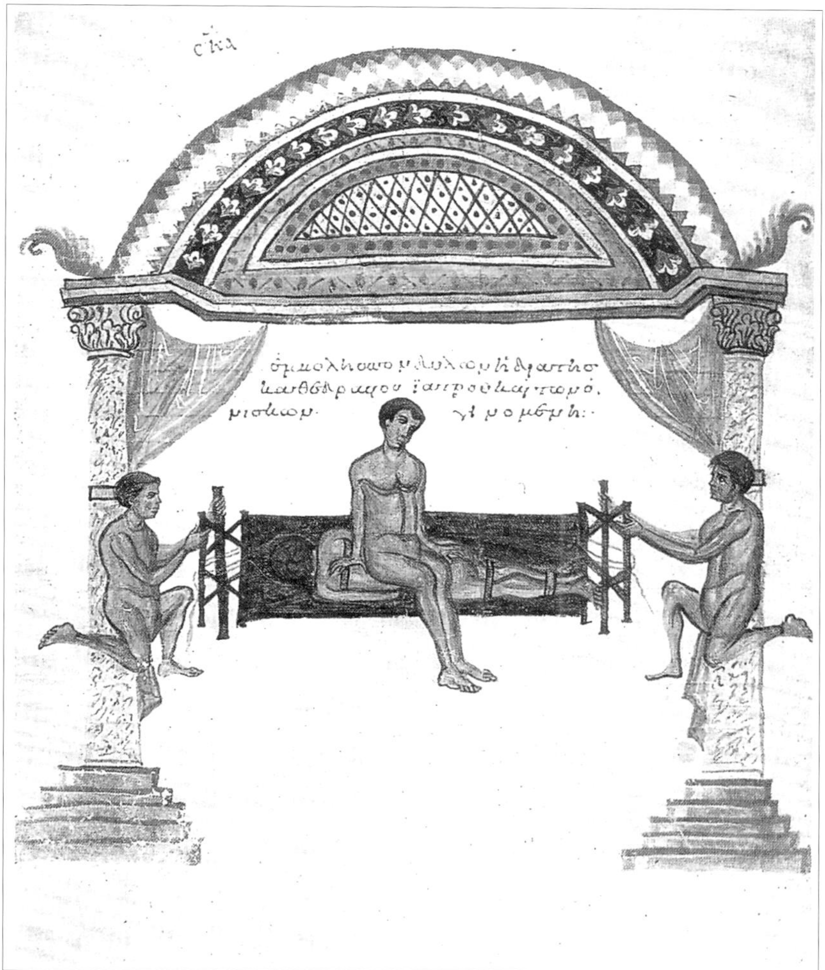

히포크라테스 학파의 관절 치료 장면. 기원전 1세기 아폴로니오스는 히포크라테스의 논문 「관절에 관하여」에 대한 주석서에 관절 치료 장면을 삽화로 그려 넣었는데, 원본은 소실되고 10세기의 필사본만 남아 있다. 의사가 환자의 등에 앉아 있고 두 조수가 환자의 척주(脊柱)를 펴고 있다. 피렌체의 라우렌치아나 의학 도서관 소장

용이 담겨 있습니다. 그러나 이상의 논문들은 『히포크라테스 전집』에 속하긴 하지만 히포크라테스 학파의 저술이 아니라 크니도스 학파나 다른 집단의 산물로 보는 것이 다수설입니다. 따라서 이상의 논문에 나타난 절개술이나 거친 치료법을 히포크라테스 학파의 의술로 보기에는 무리가 있습니다.

반면에 골절이나 탈골된 뼈의 교정과 같은 부드러운 치료법은 전형적인 히포크라테스 학파의 산물입니다. 팔다리의 탈구와 골절의 치료 방법을 다룬 「골절에 관하여」와 「관절에 관하여」는 분량도 많고 비교적 잘 정돈되어 있어 히포크라테스의 진서(眞書)일 가능성이 높은 것으로 알려져 왔습니다. 그래서 히포크라테스 학파에서 말하는 수술이란 칼로 절개하거나 인두로 지지는 과격한 것이 아닙니다. 히포크라테스 학파의 의사들이 탈골이나 골절을 교정할 때 사용했던 다양한 장치들(도르래, 지레, 히포크라테스 벤치 등)은 인체에 손상을 가하는 유혈 수술 장비가 아니었습니다. 따라서 골절과 관절 치료 등은 외과 수술의 금지 대상에 속하지 않았으며 「선서」에서 말하는 수술 금지 대상은 칼로 절개하는 어렵고 위험한 수술이었을 것입니다. 섭생법이나 약물과 같은 비외과적인 방법, 그리고 위생학적 진료를 주로 했던 히포크라테스 학파로서는 결석과 같은 위험하고 어려운 수술은 그 분야의 담당자에게 보냈을 가능성이 없지 않습니다. 진위여부는 불확실하지만 『그리스 명구선』에 실린 히포크라테스의 묘비명은 히포크라테스 의학의 성격을 잘 브여 주고 있습니다.

> 아폴론의 후손으로 코스 섬에서 태어나 건강의 여신의 무기로 수많은 질병을 퇴치하고 우연이 아닌 의술로 명성을 얻은 테살리아인 히포크라테스, 여기 잠들다.[280]

이 묘비명은 히포크라테스 의학의 예방적 성격을 상징적으로 보여주고 있습니다. 이 묘비명에 담긴 의미를 파악하기 위해서는 건강의 여신인 휘기에이아[281]와 의술의 신인 아스클레피오스의 상징성을 비교해서 이해할 필요가 있습니다.[282] 휘기에이아의 숭배자들은 주로 '건강'에 관심을 가지며, 치료는 부차적인 것으로 생각했습니다. 건강이란 자연의 법칙에 따른, 합리적이고 절제 있는 생활에 주어지는 것으로, 의학의 주된 기능은 인간으로 하여금 건강한 육체 속에 깃든 건강한 정신을 지켜나갈 수 있는 자연 법칙을 발견하는 것으로 생각했습니다.[283]

반면에 아스클레피오스의 숭배자들에게 의사의 주된 역할은 질병을 치료하는 것이었습니다.[284] 앤드루 와일은 이런 경향성을 휘기에이아 추종자들은 치유(healing)에 관심을 가진 반면, 아스클레피오스 추종자들은 치료(treatment)에 관심을 가진 것으로 해석하고 있습니다. 치료는 외부에서 오고 치유는 내부에서 온다는 것이죠.[285] 오늘날의 관점에서 보면 휘게이아는 보건학(혹은 예방 의학)을, 아스클레피오스는 치료 의학을 상징한다고 볼 수 있습니다. 묘비명에 따르면 히포크라테스 의학은 치료 의학의 전통보다 휘기에이아로 상징되는 예방 의학적 성격이 짙습니다.

「선서」에서 결석 환자를 다른 의사에게 후송시키는 것은 결석 제거술이 기술적으로 어렵고 위험하다는 점에서 이상하다기보다는 신중한 행동입니다. 윤리적으로도 환자의 위험을 최소화하기 위해 해당 기술자에게 보내는 것이 옳을 것입니다. 「선서」의 작성자는 가장 혹독하게 고통 받는 환자에게도 자신이 할 수 없는 일은 하지 않겠다고 다짐합니다. 그는 기꺼이 그런 환자를 그 분야의 종사자에게 보낼 것입니다. 그러므로 「선서」는 자신이 도와줄 수 없는 사람들조차 쉽게 포기하지 않는다는 것을 보여 줍니다. 어떤 사람들은 여기서 전문화의 출발이나 영역의 고수 등을 감지하기도 하지만 문맥을 잘 보면 더 높은 차원의 의미가 숨어 있습니다.

그리스 의사들은 의료 과오가 자신들의 직업적인 명성에 미칠 수 있는 영향에 대해 매우 민감했습니다. 그들은 또한 의료 사고로 부당하게 고소되는 것을 두려워했습니다. 의료 과오와 그 책임에 대한 인식은 의료 윤리의 발전 단계에서 새로운 진전입니다. 이것은 그리스 의사들이 만들었던 의료 과오의 윤리학의 토대가 됩니다. 자신의 전문 분야가 아니거나 자신보다 더 잘 치료할 수 있는 사람이 있는 경우 적절한 시점에서 환자를 그에게 후송하는 것은 현대 의료 윤리에서도 매우 중요합니다.

자신의 한계를 알라. 도와주려는 선의가 도와줄 수 있는 능력을 넘지 않도록 하라.[286] 능력이 뒷받침되지 않는 선의는 위험하다는 것인데 누가 이에 동의하지 않겠습니까? 실제로 존스가 히포크라테스의 5대 윤리서에 담긴 의사의 권장 사항을 다섯 가지로 정리한 것을 보면 그중 첫 번째가 필요 시 동료 의사의 도움을 청하는 것이고 두 번째가 도움을 요청한 환자를 돕는 것입니다.[287]

제11장

# 의사 윤리의 원칙

나는 나의 삶과 나의 의술을 순수하고
경건하게 지켜가겠습니다.

## 1. 삶이란, 그리고 의술이란?

「선서」는 이제 의사 윤리에 관한 내용으로 방향을 선회하고 있습니다. 5단락은 「선서」의 구조적 중심에 위치하면서 의사 윤리의 원칙을 천명하고 있습니다. 이 단락의 내용은 의사의 개인 윤리와 직업 윤리가 어떠해야 하는가를 말하고 있습니다. 그런데 5단락은 「선서」 중 가장 추상적인 내용이어서 학자들도 그 의미를 해석하는 데 고심해 왔습니다. 그러던 중 고대 의학 연구의 권위자인 슈타덴이 1996년에 이 부분에 대한 탁월한 연구 성과를 선보였습니다. 이 단락은 그의 연구를 중심으로 살펴보겠습니다.[288]

그동안 「선서」가 의사의 직업적 행위에 관한 내용이라는 사실은 잘 알려져 왔지만 「선서」가 의사의 개인적 행위와 어떤 관련이 있는지에 대해서는 잘 알려져 있지 않았습니다. 그러나 「선서」가 어떤 방식으로든 개인적 행위와 관련이 있다고 가정한다면 직업적 행위와 개인적 행위 간의 관계가 궁금해집니다. 그런데 이 구절은 의사의 직업적 행위와 개인적 행위의 관계를 규정하는 듯합니다. 그러나 이 구절의 모든 단어들은 해석의 여지가 무궁하기 때문에 각 단어의 의미에 대해 먼저 살펴보아야 합니다.

우선 "나는 나의 삶과 나의 의술"에서 볼 수 있듯이 이 짧은 문장에 일인칭 단수형이 세 번이나 사용되고 있습니다.[289] 이런 강조적 반복은 「선서」의 개인적 속성을 암시해 줍니다. 「선서」는 직업적 목적을 실현하기 위한 자기 구속적 언명인 동시에 어떤 의미에서는 개인적 측면에 대한 자기 구속적 언명이기도 합니다. 「선서」란 대부분 일인칭으로 작성되어 있지만 이토록 강렬하게 선서자를 견인하는 고전기 그리스의 「선서」는 거의 없습니다. 「선서」는 자신의 부모, 스승, 제자 또는 다른 사람들보다 선서자 자신에게 더 주목하고 있음을 느낄 수 있습니다. 「선서」에서 일인칭 단수를 빈번하게 사용하는 것은 '자기중심주의'라는 수사학적 맥락이 아니라 자신의 모든 직업적 약속에 대한 선서자의 지속적인 책임을 강조하는 것으로 보아야 할 것입니다.

다음으로 "나의 삶과 나의 의술"에서 우선 "삶"의 의미가 무엇인지 살펴보겠습니다.

'삶'으로 번역된 '비오스(*bios*, life)'라는 단어는 다른 히포크라테스 논문들보다 「선서」에 더 자주 나타나고 있습니다.[290] 히포크라테스 학파의 저자들은 비오스라는 단어를 다양한 의미로 사용하고 있습니다. 예를 들어 「격언집」의 맨 처음에 나오는 "인생(*bios*)은 짧고 의술(*technē*)은 길다."에서 비오스는 '수명' 혹은 '생존기간'[291]의 의미로 쓰이고 있고 다른 곳에서는 '죽음'[292]의 반대 의미, 혹은 '생계'[293] 혹은 '삶의 방식' 등의 의미로 쓰이고 있습니다.

그런데 이 구절에서 '비오스'는 가장 고전적인 의미로 사용되고 있습니다.[294] 즉, '삶의 방식'을 말합니다. 이것은 어떤 사람이 행하는 자발적인 일련의 행위들과 비자발적인 경험들의 총체로서 한 사람의 개인사를 형성합니다. 따라서 이 구절을 선서함으로써 선서자는 자신의 행동과 자발적인 선택에 따른 개인적 삶의 방식을 지속적으로 견지하고 보호하기 위해 행위하겠다고 다짐하는 것입니다.

'비오스', 즉 '삶'에 대한 이런 해석을 뒷받침해 주는 내적 증거는 이 단어가 「선서」 전체나 이 문장의 다른 부분과도 양립할 수 있다는 점입니다. 예를 들어 "나의 삶"을 '습관화된 나의 삶의 방식'으로 이해하는 것은 "나는 … 지켜 가겠습니다."라고 표현된 일관성과 지속성에 잘 부합되며, "나의"라는 강조적 반복과 「선서」의 군더더기 없는 간결한 문체, 그리고 중요한 수식어인 "순수하고 경건하게"와도 잘 어울립니다. 그러므로 이런 해석은 내적 일관성의 기준을 잘 충족시키고 있습니다. 만약 이 독법이 정확하다면 "나의 삶"은 한 개인의 삶을 영위하는 습관을 포함하게 됩니다.

"나의 삶"에 대한 이런 독법이 수용된다면 선서자의 생활 방식은 물론 "나의 테크네(*technē emēn*)", 즉 자신의 전문적 기술을 실천하는 방식도 "나는 … 지켜 가겠습니다."로 표현되는 지속적인 자기 감시를 받게 됩니다. 그는 자신의 전문적 지식과 기술을 지켜 가고 실천할 것을 엄숙하게 약속하고 있는 것입니다.

테크네(*technē*, 技藝)[295]라는 용어는 솜씨, 손재주, 방책 등과 같은 일반적 의미에서 더 나아가 어떤 전문적인 분야와 관련된 체계적인 방법까지 가리키는 말입니다. 기예는 어떤 제작적 기술이나 기예(技藝)일 수도 있으며, 의술이나 통치술 또는 변증술에서 볼 수 있듯이 어떤 분야의 '~술(術)'에 해당되는 말이기도 합니다.[296]

그리스에서 행위 체계로서의 '의술'도 기예의 하나로 분류되었습니다. 아리스토텔레스가 말한 지식의 3단계는 테크네가 다른 지식들과 어떻게 다른가를 잘 보여줍니다. 가장 상위 개념으로 에피스테메

(*epistēmē*, 앎, 지식)[297]가 있는데 이는 원인적 지식 혹은 이론적 지식으로서 앎 자체가 목적이기 때문에 모든 실용적 목적으로부터 자유롭습니다. 플라톤과 갈레노스는 앎의 체계로서의 의학(醫學, *iatrikē epistēmē*)을 에피스테메로 정초합니다. 중간 단계에 속하는 테크네는 원인적 지식이면서도 관찰과 경험을 통한 실천적 지식입니다. 그러나 실용적 지식인 테크네는 앎 자체만으로도 자족적인 에피스테메와 구별됩니다. 그리스인들은 행위 체계, 혹은 기술 체계로서의 의술(醫術, *iatrikē technē*)을 건강의 회복이라는 실용적 목적을[298] 가진 지식으로 보아 테크네로 분류했습니다. 마지막 단계로 엠페이리아(*empeiria*, 경험, 숙련)가 있는데 이는 원인 탐구가 불필요한 경험적이고 단편적인 지식으로 요리 솜씨 등이 여기에 속합니다.

테크네는 개인적 영역보다 직업적 영역에서 사용되는 용어입니다. 테크네는 기원전 5세기 초부터 4세기까지 그리스의 지적 생활에서 중요하면서도 논쟁적인 개념이었습니다. 소피스트들, 역사가들, 과학자들, 시인들, 철학자들, 그리고 수사학자들은 테크네라는 개념을 직업적이고 전문적인 지식이나 기술을 의미하는 광범위한 개념으로 사용했습니다. 테크테라는 개념은 많은 히포크라테스 저자들의 자기 이해에 중요한 개념이었고, 자신들을 다른 치료자들과 구별해 주는 개념으로 사용하기도 했습니다. 그러므로 테크네는 사이비 의사들이나 일반 대중을 마주했을 때 선서자의 정체성을 표현하는 중요한 개념이 되었습니다.[299] 전문 기술인 테크네는 학습되고 전수되기 때문에 그 소유자들과 그들의 개인적인 삶을 초월하는 연속성을 지닙니다.

## 2. 순수함과 경건함이란 무엇인가?

그럼 "순수하고 경건하게" 지켜 가겠다는 의미는 무엇일까요? 그리고 "순수"와 "경건"이라는 두 용어가 의사의 직업적 행위와 개인적 행위의 문제에 대해 무엇을 함축하고 있을까요?

'순수한(pure)'은 그리스어 하그노스(*hagnos*)를 번역한 것으로 사람에게 적용될 때는 흔히 '오염되지 않아 신에게 다가갈 수 있는'을 뜻합니다. 즉 "순수"는 신전 출입이 금지되는 오염 상태로부터 자유를 의미하는 소극적인 용어입니다. 이런 점에서 "순수"는 만약 신이 자신의 기도자들을 검사하는 경우 인간에게 필요한 최소한의 필요 조건이기도 합니다.[300] 게다가 순수하지 못할 경우 저주를 내려줄 것을 신에게 기원하고 있습니다. 그래서 "순수"는 신에 대한 존경을 보여주는 오염되지 않은 상태를 뜻하며 신과 연결된 관계임을 암시해줍니다. 그러나 순수 또는 순수한 행위가 오염되지 않거나 오염된 행위를 하지 않는 것으로 규정된다면, 그 오염된 행위는 무엇일까요?

대부분의 종교법(sacred law)은 '순수함'을 유혈죄(blood-guilt, 살인죄), 죽음, 자살, 탄생, 성관계, 혹은 월경과 다른 신체적인 사건으로 인해 오염되지 않는 것으로 규정하고 있습니다. 순수함은 주로 신체적 측면과 관련되고 있는데 앞에 열거한 오염원들과 접촉하게 되면 성역을 출입할 수 없게 됩니다. 그런데 많은 오염원들과의 접촉은 자연스레 재발하는 사건이었기 때문에 대부분의 사람들은 신과의 관계에서 일시적인 단절을 피할 수 없었습니다. 즉 많은 경우 목욕을 통한 정화와 출입 금지 기간의 준수를 통해 일단 순수함이 회복되지만 이것으로 극복할 수 없는 위반도 있었습니다.[301]

시체나 살인자를 만지는 것도 사람을 오염시킬 수 있었고 당시 그리스인들은 오염의 확산을 전염과 같은 의미로 이해했습니다. 만일 그렇다면 당시의 정화라는 개념 안에는 의학적 측면과 도덕적 측면이 포함되어 있습니다. 오염은 도덕적인 질서, 자연 세계, 그리고 인간 사회를 위반한 것이었고 목욕, 세례, 기도, 제물 공양과 같은 정화 의식은 오염을 제거하는 것이었습니다. 일단 정화된 후에야 그 사람은 신전에 들어갈 수 있거나 기도를 드릴 수 있었습니다. 의사가 사용하는 정화는 환자의 신체와 영혼 모두를 순수하게 하는 것이었습니다. "순수"와 "경건" 사이의 관계를 살펴보면 "순수"의 의미가 더욱 선명해질 것입니다.

'경건한(holy)'은 그리스어 호시오스(*hosiōs*)를 번역한 것으로 그 의미가 다의(多義)적입니다. 고전기 그리스에서 '경건한'은 '신들이 허용한, 혹은 부여한, 혹은 인정한', '종교법에 의해 금지되지 않은' 혹은 '신들을 화나게 하지 않는'이라는 기본적인 의미가 있습니다. 그러므로 이 단어는 신들을 화나게 하지 않는 범위 내에서 행해질 수 있고, 말해질 수 있는 것에 사용됩니다. 반면에 '신성한(*hieros*, sacred)'[302]은 신의 소유 혹은 신적 기원 혹은 신에게 고유하게 귀속된 것을 의미하기 때문에 '신성한' 사물, 사람 혹은 장소는 신들에 의해 인간에게 허용된 적이 없습니다.[303] 반면에 '경건한'은 신성한 것으로 규정되지만 신들에 의해 인간들에게 허용된 것이나 인간들의 것으로 규정된 것을 말합니다. 즉 호시오스는 히에로스의 상대적 개념으로 히에로스에 비해 '세속적인' 의미가 강합니다.

그리고 '정의로운(*dikaios*, just)'과의 비교를 통해 '경건한'의 의미에 한계를 설정할 수 있습니다. '정의로운'은 다른 사람과의 관계에서 인정되고, 합법적이며, 정당한 것을 지칭할 때 사용되는 반면, '경건한'은 신성한 것과의 관계에서 허용되는 것을 가리킵니다. 따라서 경건한 사람 혹은 경건하게 사는 사람은 신들을 모독하지 않으며 그들을 기쁘게 합니다. 그래서 그들은 경건하고 독실합니다.

순수함(purity)과 경건함(holiness)은 서로 무관하지 않으며, 심지어 서로 다른 의미 영역을 일부 포함하고 있습니다. 이 두 단어는 상고기와 고전기에 매우 드물게 짝지어 나타납니다. 슈타덴은 '순수한'과 '경건한' 사이의 관계를 설명하기 위해 기원전 300년경에 제작된 아스클레피오스 신전의 비문을 인용하고 있습니다.

> '순수한(*hagnos*)'은 향기로운 신전으로 들어가는 사람임에 틀림없고 '순수함(*hagneia*)'은 경건한 생각을 하는 것이다.[304]

순수함은 신성한 장소로 들어가는 필요 조건입니다. 그러나 에피다우로스 비문의 두 번째 행은 순수함을 사유의 차원으로 국한시키고 있습니다. 그리스의 종교법들은 대부분 순수함을 죽음, 자살, 탄생, 성관계, 그리고 월경과 다른 주로 신체적 사건으로 인해 오염되지 않는 것으로 규정합니다. 반대로 에피다우로스 비문에서는 순수함이란 "경건한 것을 생각하는 것"입니다. 다시 말하면 아스클레피오스를 모독하지 않고 그를 기쁘게 하며 그에 의해 허용되고 기대되는 생각들로 자신의 머리를 채우는 것입니다. '경건한'은 사유의 차원에 국한되지 않지만[305] 에피다우로스 비문에서는 순수함을 사유의 차원으로 국한시키면서 경건함의 영역과 순수함의 영역을 통합시키고 있습니다.

그래서 에피다우로스의 비문은 전통적으로 서로 다른 두 개념을 연결시킬 뿐만 아니라 전자를 후자의 관점에서 규정하고 있습니다. 여기서 순수함과 불순함은 더 이상 탄생, 죽음, 자살, 성관계, 월경, 종교적 정화와 같은 외부적, 신체적 사건에 국한되지 않습니다. 여기서 순수함은 어떤 종류의 정신적 삶으로 규정된 상태로 내면화됩니다. 따라서 성역으로 들어가고자 하는 사람은 상당한 통제력을 가져야 하고 결국 자신의 행동과 그 결과에 책임을 져야 합니다. 그런데 에피다우로스에서 아스클레피오스의 성역으로 들어가기를 바라는 모든 사람이 보게 되는 이 비문은 「선서」의 핵심 내용을 위해 어떤 암시를 줄 수 있을까요?

이 비문과 「선서」의 관계는 의미심장합니다. 이 관계는 '순수한'과 '경건한'의 특이한 짝짓기를 넘어서고 있습니다. 두 자료 모두 의학 전통에 속하면서도 강력한 종교성을 내포하고 있습니다. 즉 비문은 종교적 의식의 삶 속에 참여하는 상태를 묘사하고 있는 반면, 「선서」는 모든 신들과 모든 여신들을 증인으로 삼고 있으며, 그들에게 축복을 기원하고 저주를 청하고 있습니다. 특히 신들의 권위에 대해 둘 다 아스클레피오스 신에 의존하고 있습니다. 즉 에피다우로스의 비문을 통해 아스클레피오스는 사람들을 자신의 신전에 출입시키거나 금지시키고 있습니다. 「선서」에서 아스클레피오스는 주심의 입장에서 자신의 아버지인 아폴론을 한 쪽에 위치시키고 자신의 딸들인 건강의 여신과 파나케이아를 반대편에 위치시킵니다.[306]

에피다우로스의 비문과 「선서」는 '순수한'과 '경건한'을 유사한 방법으로 사용하고 있음을 암시해 줍니다. 사실 이 두 다른 개념들의 밀접한 관련성은 고전기에 매우 드물기 때문에 그 비문은 귀중한 확신을 주고 있습니다. 즉 「선서」의 '순수한'은 종교적 의식(신체적 청결)의 순수함이라는 전통적인 관점을 넘어 정신적 측면, 그리도 도덕적 측면에도 사용될 수 있다는 것입니다. 신체적 접촉에 의해서도 오염될 수 있지만 불경스러운 행동이나 생각도 정신적, 도덕적 오염을 유발할 수도 있습니다. 결국 이 새로운 의미에서 순수함과 전통적 의미에서 경건함은 그리스 치유 의식에서 가장 중요한 개념이었습니다.

## 3. 개인 윤리와 직업 윤리는 도덕적 합일이 가능한가?

선서자는 자신의 직업적 행위뿐만 아니라 자신의 삶 전체, 그리고 자신의 사적이고 개인적 행위까지 포함하는 심오한 도덕적 맹세를 하고 있습니다. 선서자는 신들과의 관계를 끊는 개인의 도덕적 오염이 없는, 동시에 신성 모독적인 영역과의 접촉으로 신들을 분노케 하지 않는 삶을 살 것을 「선서」라는 이름으로 약속하고 있습니다. 같은 약속이 분명히 선서자의 의술에도 적용됩니다. 그래서 삶과 의술은 논란이 되는 부작위 약속들(치사약, 낙태용 페서리, 외과 수술)보다 훨씬 큰 영역을 확보하고 있습니다. 이 부작위 약속들은 "순수하고 경건한 삶과 의술"의 바로 앞과 뒤에 배치되어 있으며 상대적으로 협소한 영역입니다. 실제로 여기서 "삶"과 "의술" 모두 「선서」의 다른 어느 곳에서도 특정 활동에 국한되지 않습니다. 이 두 단어는 개인적이지만 광범위한 "나의"라는 수식어 외에는 다른 수식어에 한정되지 않은 채 사용되고 있습니다.

여기서 직업적인 것과 개인적인 것, 공적인 것과 사적인 것, 종교적인 것과 세속적인 것은 나의 삶과 의술을 "순수하고 경건하게" 쉼 없이 지켜 가겠다는 약속 속에서 한데 어우러지고 있습니다. 이 인간의 약속은 신성에 의해 면밀하고 지속적으로 감시됩니다. 즉 신성과 인간의 관계를 강조하는 "경건하게" 역시 유명한 신들이 이 약속의 이행 여부와 약속 장면을 지켜보고 있다는 사실을 상기시켜주는 틀로 사용되고 있습니다. 사실상 그 관계는 그의 삶의 모든 것과 직업적 지식과 실천의 모든 것을 포함합니다. 만약 그가 이 모든 것들을 "경건하게" 지켜 간다면 그의 삶과 직업적 활동은 신들을 화나지 않게 할 것입니다.[307]

선서자는 자신의 삶에서 뿐만 아니라 직업에서도 순수하고 경건하게 살아가겠다는 고독한 선서자의 약속을 인간과 신의 영역으로 밀어 넣고 있습니다. 「선서」의 시작과 끝에 사용된 기도와 저주는 위에서 말한 해석을 뒷받침해 줍니다. 물론 이런 결속은 위증(僞證)에 의해 파괴됩니다. 다른 「선서」들도 이 「선서」처럼 자기 저주에 대한 언급으로 마무리되는 경우가 많습니다. 「선서」에서처럼 인간들과 신들의 결속은 종종 선서자와 다른 사람들과의 결속을 유발합니다. 많은 경우 「선서」는 사회적 질서와 우주적 질서의 일관된 질서를 표현합니다. 「선서」는 치유와 정화의 신인 아폴론 뿐만 아니라 모든 남신과 여신들로부터 가장 낮은 인간 노예까지 포함한 질서 속으로 내달립니다. 「선서」는 인간적 요인에 의해 쉽게 위반될 수 있는 미묘한 질서이고 축복과 저주는 직접 연결되어 있으며 직업적인 것과 비직업적인 것의 경계 속에서 테크네는 삶과 구별되지만 분리되지는 않습니다.

「선서」의 마무리 기도인 명예가 은혜의 보답과 관련되어 있는 것처럼 그 같은 명예는 신들에 의해 인정될 수 있습니다. 그러나 신들은 「선서」를 철저하게 이행한 자에게만 명예를 부여합니다. 그래서 명예를 기원하는 사람들은 「선서」를 지켜보는 신들 중 어느 누구도 화나게 하지 않는 방법으로 직접적인 관계를 맺게 됩니다. 선서자의 "순수하고 경건한" 삶과 의술은 신들로 하여금 자신에게 영원한 명성을 허락하게 합니다. 마치 신들 앞에서 맹세하는 자신의 엄숙한 「선서」가 자신을 그 같은 삶과 진료에 매진하게 하여 "순수하고 경건하게" 살아가도록 하는 것처럼 말입니다.

결국 서약은 의사의 개인적 행위와 직업적 행위의 도덕적 합일을 보여주고 있습니다. 그렇다고 개인적 삶과 직업적 삶의 도덕적 일관성이 의사로 하여금 고독한 수행자의 삶을 요구한다는 것은 아닙니다. 순수하고 경건한 삶은 오히려 일상의 충실한 삶 속에서 구현되는 것이었습니다. 따라서 이 서약은 도덕적인 개인으로, 그리고 의사로서 직업적인 삶을 살아가기 위해 의사는 도덕적으로 완전할 수는 없겠지만 항상 자기 반성적이어야 한다는 것을 환기시켜 줍니다. 이런 도덕적 삶이 곧 훌륭한 삶이자 행복한 삶의 원천이라는 점을 생각할 때 「선서」는 의사의 도덕적 삶이 훌륭한 의사가 되는 데 필요한 것임을 암시하고 있습니다.

## 제12장
# 의사 윤리의 사례: 성적 접촉

나는 어느 집을 방문하든지 환자를 돕기 위해 갈 것이며
고의적인 비행과 상해를 삼가고, 특히 노예이든 자유민이든
여자들이나 남자들과 성적 접촉을 삼가겠습니다.

## 1. 왕진 중에 무슨 일이 일어났는가?

5단락의 의사 윤리 원칙에 이어 7단락과 8단락은 의사 윤리의 사례들을 다루고 있습니다. 7단락은 의사의 '몸조심'에 관한 내용이고 8단락은 의사의 '말조심'에 관한 내용입니다. 이로 미루어 당시에도 성희롱이나 성적 유혹이 없지 않은 듯합니다. 의사와 환자의 이런 은밀한 관계나 접촉은 대부분 진료소나 환자의 가정에서 이루어졌을 것입니다.

그리스 의사들은 대부분의 시간을 실내의 진료소에서 환자들을 맞으며 보냈습니다. 의료의 전문화가 이루어지지 않은 상황에서 당시 진료소는 상담실 역할도 했고 골절과 탈구된 뼈를 맞추는 시설들이 뒤죽박죽된 수술실 역할도 했습니다. 또한 진료소는 의약품 준비에 필요한 요소들을 갖춘 약국의 역할도 했고 외래 환자를 치료하는 곳이기도 했습

니다.

어쩌다 환자의 요청이 있는 경우 의사는 진료실을 떠나 환자의 집으로 왕진하는 경우도 종종 있었습니다. 그런데 당시는 오늘날과 같은 의사 면허 제도가 없었기에 누구나 의술을 익힌 사람은 자유롭게 진료할 수 있었습니다. 이런 자유 경쟁 체제에서 의사는 자신의 능력을 과시하기 위해 대중이 운집한 가운데 공개적인 진료를 행하는 경우가 많았고 이 과정에서 예후 능력과 설득력을 입증해야 했습니다. 그래서 의사에게도 연기자 못지않은 화려한 몸짓과 정치가 못지않은 현란한 말솜씨가 필요했습니다.[308]

하지만 이와는 달리 왕진을 나가는 경우에는 상황이 다소 달랐습니다. 그는 잘 알지 못하는 곳을 방문하여 환자의 주변인들을 마주하게 됩니다. 즉 무슨 일이 일어났는지 궁금해 하며 몰려든 환자 가족, 이웃, 친구들이 기대 반 우려 반으로 의사의 도착을 기다리고 있습니다. 이런 상황에서 의사는 즉시 자신의 능력을 입증해야 했습니다.[309]

자, 이제 의사는 환자와 그 가족, 친구들에 둘러싸여 있습니다. 이 숨막히는 상황에서 의사는 간단히 진단한 후 환자의 병이 왜 발생했고 지금은 어느 단계이며 이후에는 어떤 증상을 보이다가 어떻게 진행될 것인가에 대해 정확히 예후해야 합니다. 며칠 후면 의사의 판단에 대한 평가가 저절로 이루어지기 때문에 예후의 정확성은 의사의 명성을 좌우하게 됩니다. 바로 이 예후 능력이 의사들의 옥석을 가려 주는 결정적인 역할을 합니다.

왕진 나온 의사를 기다리고 있는 환자 중에는 자유민은 물론 노예나 외국인도 있었습니다. 당시 의사들은 환자가 남자이든 여자이든, 자유민이든 노예든 차별하지 않고 진료했습니다. 의사에게 노예도 자유민과 똑같은 환자였던 것입니다. 이것은 의사가 자유민을 치료할 때와 같은 정도의 관심을 갖고 노예의 병을 치료했음을 의미합니다.[310] 실제로 히포크라테스의 의사들은 노예를 치료하게 되었을 때 자유민에게 한 것처럼 똑같이 치료하고 두 집단 사이에 본질적인 차이를 두지 않았습니다.[311] 그래서 그들은 플라톤이 그리스 의학을 묘사하면서 강조한 사회적 구분을 최소화했습니다. 히포크라테스의 환자들 중에는 구두 수선공, 목수, 도공, 석공, 광부, 요리사, 정원사 등 다양한 직종의 사람들이 있었습니다. 히포크라테스 학파가 이들의 직업을 낱낱이 기록했다는 사실은 이 의사들이 가난한 환자들의 진료를 부끄럽지 않게 생각하고 있었음을 보여 줍니다. 아마도 그들은 환자의 경제 수준에 따라 달라지는 신축적 진료비 제도를 택함으로써, 가난한 환자들도 치료할 수 있었는지도 모릅니다. 이런 점에서 히포크라테스 학파 의사들의 환자애는 자유민과 노예의 치료자가 서로 달랐다고 보고한 플라톤보다 훨씬 나은 것이었습니다.

갈레노스는 이러한 히포크라테스 학파 의사들의 행동을 바탕으로 히포크라테스를 가난한 환자들의 구세주로 묘사합니다. 그러나 이것은 갈레노스가 이상적인 의사가 되기를 포기한 채 탐욕에 눈먼 동료 의사들을 비난하기 위한 픽션일 뿐 사실이 아닙니다. 히포크라테스 학파의 의사들이 노예와 가난한 환자도 차별 없이 진료한 것은 사실이지만 그렇다고 무조건 이들을 무료로 진료한 것은 아닙니다. 따라서 히포크라테스 학파가 가난한 이들을 치료했다는 사실을 지나치게 강조하게 되면 그들이 부유한 환자들까지 치료한 사실을 간과하게 만들 위험이 있습니다.

## 2. 의사의 비행에는 어떤 것들이 있는가?

앞의 4단락에 나왔던 "위해와 비행"이라는 표현이 여기서는 "비행과 상해"라는 표현으로 바뀌어 있는데 그 주체가 4단락과 똑같지는 않습니다. 여기서 비행과 상해의 주체는 전적으로 의사로 해석됩니다.

앞에서 환자들이 행하는 섭생법에 문제가 발생할 수 있었듯이, 의사가 행하는 모든 치료법에는 위험이 따르기 마련입니다. 만약 의사의 비행과 상해 가능성을 전적으로 배제해야 한다면 의사는 어떤 수술이나 투약 행위조차 할 수 없게 됩니다. 원래 치료는 어떤 식으로든 치료를 통한 이익이 피해를 넘어선다는 전제를 염두에 둔 것입니다. 이런 임상적인 계산은 위험을 피하기보다는 위험을 수용하게 됩니다. "환자를 돕되 해를 주지 마라."는 지침은 치료 행위의 이런 양면성을 함축하고 있습니다.

환자에게 피해를 주는 의사의 비행에는 여러 가지가 있을 수 있습니다. 예를 들면 과잉 투약이나 과잉 진료로 인한 신체적 피해도 있을 수 있고 고액의 진료비로 인한 심리적 부담도 있을 수 있습니다. 히포크라테스 학파 의사들이 진료비를 청구할 때 환자의 재정 상태를 고려하도록 당부하고 있는 것은 이 때문입니다. 진료비 문제에 대한 언급은 「교훈」의 4장과 6장에 기술되어 있습니다.

> 진료비 결정 문제로 환자에게 걱정을 주어서는 안 된다. 나는 그와 같은 걱정은 환자에게 치명적이라고 생각한다. 특히 그 질병이 급성병인 경우에는 그렇다. 질병이 급속하게 진행되는 동안 진료비 문제로 치료 시기를 놓쳐서는 안 된다. **훌륭한 의사는 이익이 아니라 명예를 추구하기 때문이다.**[312]

진료비를 약정할 때도 의사는 환자의 경제적 능력을 넘는 금액을 요구해서는 절대 안 된다고 강조합니다. 자신의 지불 능력을 초과하는 금액을 요구받게 되면 환자는 심리적 부담을 갖게 되어 오히려 증세가 악화될 수 있기 때문이겠지요. 이런 의미에서 "훌륭한 의사는 이익이 아니라 명예를 추구한다."는 언급은 그 실현 가능성의 여부를 떠나 그 자체로도 충분히 선언적 의미가 있다고 봅니다. 다음 구절은 '제2의 히포크라테스 선서'라 할 만한 불멸의 금언(金言)으로 의사와 의술의 존재 의미를 생각하게 합니다.

> 나는 당신이 환자에게 너무 가혹하게 대하지 말도록 권한다. 환자의 재산 상태를 충분히 고려해야 한다. 과거의 자선 행위나 현재의 만족감을 생각하면서 때로는 무료로 치료해야 한다. 만약 극빈자의 치료를 담당하게 되더라도 최선을 다해 치료하라. **인간에 대한 사랑이 있는 곳에 의술에 대한 사랑이 있다.** 어떤 환자들은 그들이 위험한 상태에 있다는 것을 알면서도 의사의 선의에 의해 건강이 저절로 회복되기도 한다.[313]

"과거의 자선행위나 현재의 만족감을 생각하면서 때로는 무료로 치료하라."는 말은 현재 누리고 있는 이익이 과거에 행했던 선행으로 인한 것임을 생각해서 미래의 명성을 위해 지금 무상 진료와 같은 자선행위를 하라는 의미로 해석할 수 있습니다. 위 인용문은 환자를 대하는 의사의 마음가짐이 어떠해야 하는가를 말해 주고 있습니다.

이상과 같은 경제적 부담과 심리적 피해 외에도 의사가 환자에게 가할 수 있는 비행은 신체적 접촉과 같은 부적절한 관계가 있을 수 있습니다. 반대로 의사에 대한 환자나 그 가족의 성적 유혹도 생각해 볼 수 있겠지요. 이런 위험이 상존하고 있는 상황에서 의사는 도덕적 긴장감을 늦추어서는 안 된다고 「선서」는 말하고 있습니다.

## 3. 왜 동성애가 금지되는가?

「선서」에는 의사와 환자의 이성애(heterosexuality)와 동성애(homo-sexuality) 모두를 금지하고 있습니다. 우선 이성애에 대한 부분부터 살펴보도록 하겠습니다.

이 단락은 단순히 환자뿐만 아니라 환자 가족과도 성적 관계를 금지하고 있습니다. 의사가 개인적인 성적 만족을 위해 자신의 특권이나 지위를 이용하는 것은 전문성을 악용하는 것이 되고 이는 의사의 직업적 명성에 해를 끼칠 수 있을 것입니다. 성적 쾌감을 얻기 위해 자신의 도움을 간절히 원하는 환자의 약점을 이용한 성관계는 그 자체로 부당한 것입니다.[314] 히포크라테스 학파의 한 논문에 나타난 다음의 내용에서 의사가 환자와의 부적절한 성관계에 빠질 수 있음을 충분히 엿볼 수 있습니다. "실제로 환자들은 자신을 의사의 손에 내맡긴다. 의사는 매순간 여자와 소녀 그리고 귀중품을 만나게 된다. 그래서 이 모든 사람들을 대할 때 의사는 자기 통제를 해야 한다. 의사는 몸과 정신의 모든 면에서 그래야 한다."[315] 젊은 환자가 처음 만나는 이성의 의사 앞에서 자기 신체의 은밀한 부분까지 노출하는 상황은 환자-의사 관계가 아니고서는 상상하기 어렵습니다. 환자는 의사에게 심리적, 육체적으로 의존하기 쉽고 의사는 환자의 몸을 어렵지 않게 좌우할 수 있다는 착각에 빠져 순간적으로 자제력을 잃을 수도 있을 것입니다.

의사가 환자의 몸을 능욕하는 사례는 이미 히포크라테스 시대에도 발생하고 있었습니다. 기원전 400년경 그리스의 크테시아스라는 의사는 그 사례를 들려주고 있습니다. 페르시아의 궁정 의사였던 그는 페르시아 공주인 아미티스에 대한 기록을 남기고 있는데 그에 따르면 페르시아의 아르타크세르크세스 1세의 통치 기간 동안 아폴로니데스[316]라는 코스 출신의 의사가 왕의 주치의로 임명되었던 적이 있습니다. 왕은 집권 초기에 자신에 대한 반란을 진압하는 과정에서 심한 부상을 입었던 메가비주스를 살려낸 이 의사에게 진심으로 감사를 표했습니다.[317] 이 의사는 메가비주스가 죽자 그의 부인이자 대왕의 누이인 아미티스를 유혹했습니다. 즉 아폴로니데스는 의사로서의 지위를 이용한 것입니

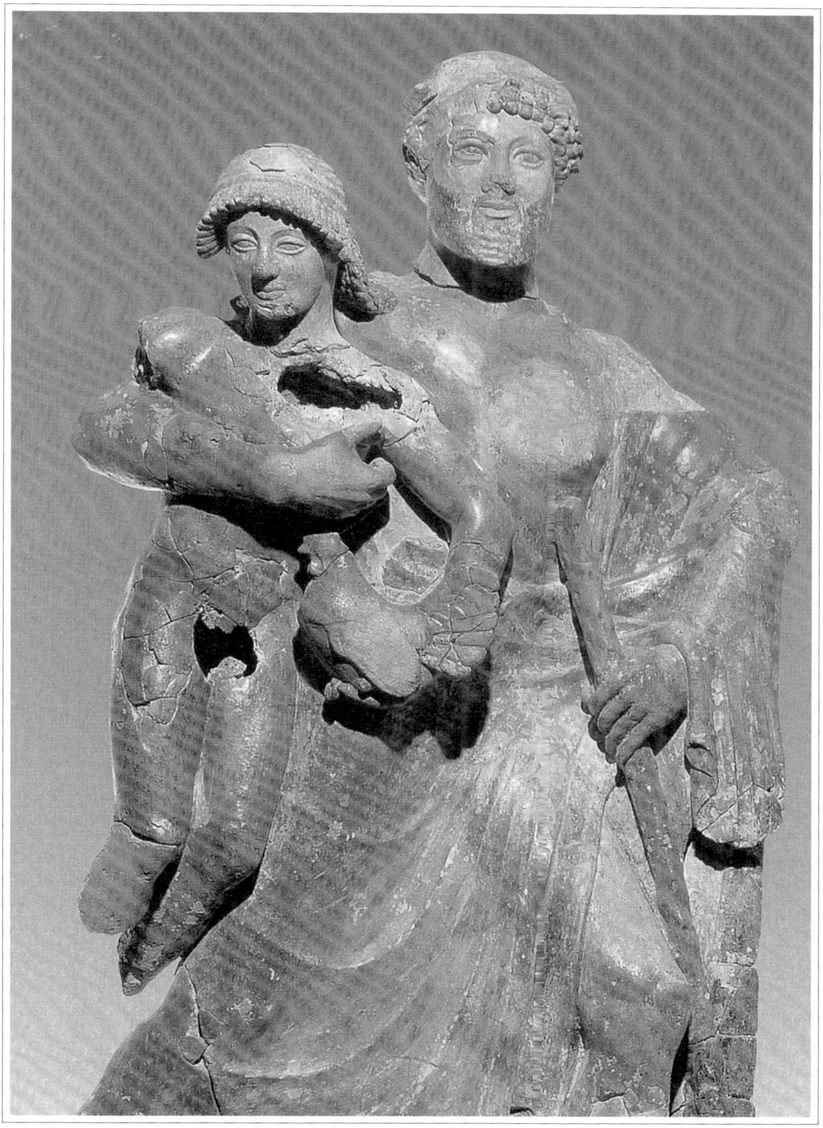

미소년 가뉘메데스를 납치하는 제우스. 가뉘메데스가 들고 있는 닭은 그리스의 전통적인 사랑의 선물이다. 기원전 470년경 제작, 올림피아 출토

다. 그는 그녀가 남자와 성관계를 가져야만 자신의 건강을 회복할 수 있다며 그녀의 약점인 자궁 질환을 부도덕한 성관계에 이용하고 말았습니다. 그 결과 그는 그녀의 성적 파트너가 되었습니다. 그러나 자신의 병이 계속 악화되자 아미티스는 급기야 의사와의 관계를 중단했습니다. 그녀는 죽음이 임박하자 자신의 어머니에게 둘 사이의 비밀을 모두 털어 놓았습니다. 그녀의 어머니는 대왕의 허락을 얻어 의사를 두 달 동안 고문대에 매달았습니다. 결국 아미티스가 죽자 이 의사는 생매장당하고 말았습니다.[318]

의사에게는 아미티스 같은 여성과의 성관계 뿐만 아니라 남성과의 성관계도 금지되고 있습니다. 오늘날의 시각에서 「선서」의 동성애 금지 규정은 다소 의외라는 느낌을 줍니다. 왜냐하면 고대 그리스 사회는 동성애에 대해 지금보다 훨씬 관대했기 때문입니다. 아니 어떤 면에서 동성애가 권장되는 사회가 바로 그리스였습니다.[319] 제우스는 가뉘메데스, 아폴론은 휘아킨토스, 포세이돈은 펠롭스라는 동성애 파트너를 두고 있었다고 그리스 신화는 전하고 있고 아킬레우스와 파트로클로스가 단순한 우정 이상의 관계였다는 사실도 플라톤의 대화편에서 엿볼 수 있습니다.

> 아킬레우스는 … 용감하게 그의 연인인 파트로클로스를 돕고 그의 원수를 갚음으로써 이미 먼저 죽은 연인을 위해 기꺼이 자신의 목숨을 바치는 길을 선택했기 때문이라네. 바로 이런 이유 때문에 신들은 그를 극찬하면서 그가 연인을 그렇게까지 고귀하게 여겼다는 사실에 대해 특별히 존경심을 나타난다네.[320]

플라톤으로부터 열 번째 뮤즈로 칭송받았던 기원전 6세기 서정 시인인 사포가 고향인 '레스보스(Lesbos)' 섬에서 제자들과 동성애를 가졌다는 사실에서 오늘날 여성 동성애자를 '레스비언(Lesbian)'으로 부른다는 사실은 이제 상식이 되었습니다. 심지어 소크라테스에 대해 알키비아데스[321]라는 미소년은 단순한 존경 이상의 마음을 품고 있었던 듯합니다. 이쯤 되면 고대 그리스 사회에 동성애가 상당히 보편적인 사랑의 형태로 자리 잡고 있었다는 사실을 감지할 수 있을 것입니다.

그렇다면 그리스 사회의 동성애는 어떤 것이었을까요? 그리스 사회는 성인 남성과 어린 소녀의 성관계는 허용하지 않았지만, 40세 이하의 독신 남성인 에라스테스(*Erastes*, 20–40세)와 상대 소년인 에로메노스(*Eromenos*, 12–20세) 간의 자발적인 성관계는 허용했습니다. 즉 그리스의 동성애는 동년배 간의 사랑이라기보다는 일종의 소년애(*paiderastia*)였습니다. 성인 남성 간의 사랑은 비난의 대상이 되었음은 물론입니다. 이들은 육체적 관계가 전혀 없었던 것은 아니었지만 대체로 정신적이고 인격적 관계를 유지했기 때문에 그리스 사회에서 동성애는 금지의 대상이 아니라 사회적으로 장려되었던 것입니다. 결혼 전의 동성애는 젊은이의 특권으로, 소년이 성인의 사랑을 얻지 못하거나 성인이 소년의 존경을 얻지 못하는 것은 수치로 인식되었을 정도였습니다. 그리고 그리스의 동성애는 영속적인 것이 아니라 한시적 사랑이어서 인간 성숙의 한 과정이자 단계였습니다. 소년이 스승으로부터 더 이상의 가르침이 필요 없게 되면 이들의 관계는 자연스럽게 종료되고 친구 관계로 전환됩니다. 이들의 사랑은 주로 체육관인 귐나시온(*Gymnasion*)[322]에서 피어났습니다.

이처럼 동성애가 혐오의 대상이 아니라 장려의 대상이 되는 성문화 속에서 의사의 동성애를 금지하고 있는 이유는 의사와 환자의 수직적 관계에서 이루어지는 동성애는 바람직하지 않다는 의미로 해석됩니다. 즉 의사가 자신의 우월한 지위를 이용한 일방적인 동성애는 그리스 동성애의 본래 취지에도 부합되지 않습니다.

아무튼 의사와 환자 간의 성적 접촉은 여러 가지 면에서 부적절한 관계임에도 불구하고 최근에 오면서 이들의 성관계를 문제 삼을 필요가 없다는 주장도 제기되고 있는 게 사실입니다. 이들은 자신의 행동에 책임을 질 수 있는 성인들이고 의사와 환자로 만나 사랑하고 결혼해 행복하게 살아가는 경우도 있다는 것입니다. 의사라는 직업의 특성상 환자와의 관계 속에서 자연스럽게 싹트는 감정조차 발산하지 못하게 하는 것은 지나치다는 주장도 일리가 있습니다. 하지만 두 사람의 관계가 대등한 입장에서 형성된 것이 아니기 때문에 의사가 환자와 데이트를 하거나 성관계를 갖고자 한다면 환자–의사 관계가 끝난 후에 하는 것이 의사의 최소한의 윤리적 의무가 될 것입니다. 그러나 환자에 대한 의사의 성적 호기심 문제는 이 단락의 핵심 내용이 아닙니다. 이 단락의 전반적인 메시지는 의사의 오만을 경계하는 것이고 환자와의 성적 접촉 문제는 그 한 가지 위반 사례에 불과할 뿐입니다. 의사라는 우월적 지위를 이용하여 열악한 상황에 있는 환자에게 신체적, 정신적, 언어적 폭력을 행사하여 환자로 하여금 수치심과 열등감을 느끼게 하는 행위는 어떤 경우에도 정당화될 수 없습니다. 환자는 열등한 존재가 아니라 의사와 함께 질병을 치료하고 건강을 회복하는 공동의 목표를 추구하는 협조자이자 동반자입니다. 환자–의사 관계는 상호 신뢰와 존중에 기초한 인격적 관계로 승화되어야 합니다.

제13장
# 의사 윤리의 사례: 비밀 준수

> 내가 환자를 진료하는 동안 또는 진료과정 오에 그들의 삶에 관해 보고 들은 것이 무엇이든지 그것이 외부로 알려져서는 안 되는 것이라면 그것들을 비밀로 지키고 누설하지 않겠습니다.

## 1. 의사의 언행은 왜 중요한가?

의사 혼자만으로는 질병을 결코 치료할 수 없습니다. 병을 앓고 있는 환자의 협조 없이는 효과적인 진료가 어렵습니다. 이런 의미에서 환자와의 효과적인 의사 소통 기술은 의사가 갖추어야 할 기본 자질의 하나입니다.

우선 의사는 환자를 한 인간으로 존중하고 그의 말을 경청해야 합니다. 환자-의사 관계에 있어서 효과적인 의사 소통이 강조되는 이유는 '정보'의 중요성 때문입니다. 의사가 환자에게 제공하는 정보는 기본적으로 진실해야 하고 정보의 양도 부족하지 않아야 하며 환자가 쉽게 이해할 수 있는 용어로 제공되어야 합니다. 진실하지 못한 정보는 환자-의사 관계의 신뢰를 손상시키며 정보의 양이 부족하거나 너무 어려워 환자가 이해할 수 없게 된다면 환자의 자율적 결정을 방해하게 됩

니다.[323]

의사의 언행은 환자 치료에 있어 매우 중요한 요소입니다. 의사의 말 한 마디로 환자의 상태가 크게 달라질 수 있기 때문입니다. 심신이 허약해진 환자는 회진 나온 의사의 얼굴 표정이나 심지어 음색에도 민감해질 수밖에 없습니다. 의사들은 환자의 이런 심리상태까지도 읽으면서 진료에 임해야 합니다.

환자는 의사가 치료하는 순간부터 나아지는 것이 아니라 의사가 병실에 등장하는 순간부터 치유가 시작됩니다. 의사가 나타나는 순간 환자의 몸속에서는 이미 치유 기전이 작동하기 시작한다는 사실을 의사들도 알고 있습니다. 의사의 처치를 통해 환자가 치료되기보다 자신이 믿고 존경하는 의사의 출현만으로도 환자의 몸은 반응을 보이기 시작합니다. 의사의 치료란 이런 힘을 이용하는 것입니다. 환자는 질병의 고통이 아무리 극심해도 자신이 믿는 의사가 자신을 돕고 있다는 사실만으로도 회복의 희망을 버리지 않습니다.

## 2. 비밀은 왜 보호되어야 하는가?

이 규정은 비밀 준수 의무 혹은 침묵의 의무에 관한 것입니다.[324] 앞 장의 성관계에 대한 사례와 함께 의사의 개인적 언행에 대한 내용입니다.

의사는 상담이나 진료 과정에서 환자의 사생활에 관한 정보를 듣게 됩니다. 환자는 신체적 고통과 심리적 불안 속에서 평소 같으면 숨기고 싶은 내용조차 자기도 모르게 의사에게 털어놓게 됩니다. 그런데 이때 만일 자신의 개인적 정보가 의사를 통해 외부로 누설된다고 생각된다면 환자는 마음의 문을 닫고 더 이상 의사에게 협조하지 않을 것입니다. 의사가 환자의 은밀한 사항들을 동료의사들에게 별 생각 없이 발설하는 것은 환자에게는 수치심을 갖게 할 수 있습니다. 그래서 이 구절은 흔히 환자가 자신의 병적 상태에 대해 털어놓는 정보를 비밀로 존중하겠다는 약속으로 이해됩니다.

이 원칙은 담당 의사가 비밀 보장을 약속하지 않으면 필요한 정보를 실토하지 않을 것이라는 현실적 필요에서 생긴 것으로 볼 수 있습니다. 또는 의사가 자신의 목적을 위해 환자의 정보를 이용하는 것을 거부하는 것으로도 볼 수 있습니다. 나아가 이 구절은 어법상 환자의 비밀을 이용하는 것보다 누설 그 자체를 도덕적 위반으로 보고 있다는 느낌을 주고 있습니다.

"외부로 알려져서는 안 되는 내용"이 무엇인지에 대해 「선서」는 구체적인 사례를 들고 있지는 않지만, 이런 내용을 외부로 누설했다는 점만으로도 의사는 도덕적 비판을 면할 수 없었다는 점에서 이 구절은 의사

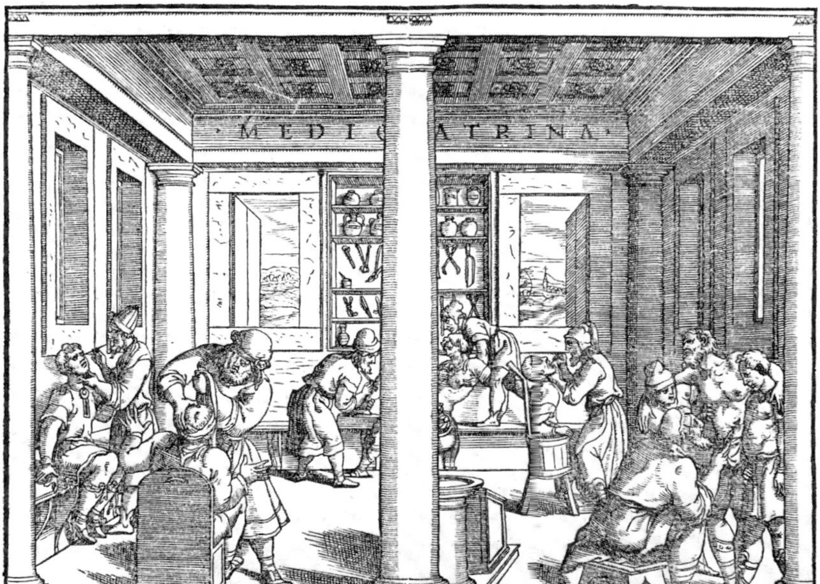


16세기 중반의 『갈레노스 전집』에 묘사된 고대 진료실의 모습. 눈, 머리, 입, 성기 등을 진료하는 모습이 묘사되어 있다. 밀라노의 베르타렐리 컬렉션

의 개인적 삶과 직업적 삶이 도덕적으로 일치해야 한다는 사실을 암시하고 있습니다. 이 도덕적 일관성은 앞 구절에서 분명하게 표현된 바 있습니다. "치료하는 동안이나 진료 과정 외에 보고 들은 것이 무엇이든"이라는 말은 사람들이 임상적 만남이 아닌 곳에서도, 예를 들어 사교적 모임 등에서도 의사에게 사적인 사항을 털어놓는다는 것을 의미합니다. 환자에 대해 불경스러운 말을 삼가겠다는 약속은 그 내용을 어떻게, 어디서 알게 되었든지 간에 상관 없이 환자에 관한 모든 정보를 다 포함하는 것으로 볼 수 있습니다.

그래서 『히포크라테스 전집』의 다른 의서들 역시 의사에게 진중하고 과묵하도록 요구하고 있습니다. "철학적 의사는 신과 같다. 지혜와 의학 사이에는 큰 차이가 없다. 사실 의학은 지혜에 필요한 모든 자질들을 내포하고 있다. 의학은 공정성, 겸손함, 신중함, 건전한 사고, 판단력, 평온함, 단호함, 순수함, 정중한 언어 … 미신의 탈피, 탁월한 신성을 가지고 있다."[325] 반면에 무절제, 야만, 탐욕, 색욕, 사취, 몰염치는 의사의 금기 사항으로 규정되고 있습니다. 히포크라테스 학파는 의사도 철학자적 소양이 필요하며 "의사가 만약 철학자이면 그는 신과 같다."라고 생각했습니다. 따라서 환자를 대할 때 경박한 행동은 금물이었습니다.

매일 환자를 대하는 의사는 정신적으로나 신체적으로 건강한 모습을 유지해야 환자에게 신뢰감을 줄 수 있습니다. 환자의 눈에 비친 의사의 모습이 초췌하고 무기력한 모습이라면 자기 건강조차 제대로 돌보지 못하는 사람이 어떻게 타인의 건강을 돌볼 수 있을까 하는 의문이 들 것입니다. 환자의 신뢰를 얻기 위해서 의사의 생활은 이성적이고 도덕적이어야 합니다. 환자를 대할 때도 정중하고 공정해야 합니다. 여기서 말하는 공정성이 무엇을 의미하는지에 대한 구체적인 설명은 없지만 남녀, 계층, 신분에 관계없이 모든 환자를 공평하게 대하라는 의미로

해석할 수 있습니다.[326]

## 3. 모든 비밀이 보호되어야 하는가?

환자의 비밀(confidentiality)은 사생활의 권리(privacy)와 유사한 의미이지만 현대 의료 윤리는 이를 구별하는 경향이 있습니다. 비밀은 정보를 보호하는 것이고 사생활의 권리는 자신의 고유한 가치관에 입각하여 삶의 중요한 선택을 하는 자유를 말합니다. 예를 들면, 1965년 미국 연방 법원은 결혼한 부부가 피임제를 구매하는 것을 금하고 의사가 그 피임제를 처방하는 것을 금지시켰던 이전 판결을 뒤엎고, 결혼한 부부가 피임제를 사용할 것인가 말 것인가와 피임제를 사용하는 이유가 무엇인가는 부부가 가진 사생활의 권리임을 인정했습니다. 물론「선서」의 이 구절은 현대 의료 윤리에서 말하는 사생활의 권리를 의미하는 것이 아니라 비밀의 보호에 관한 것입니다.[327]

비밀은 여러 방법으로 누설될 수 있습니다. 예를 들면 의사들이나 의대생들이 병원 엘리베이터에서 별 생각 없이 환자의 비밀에 대해 서로 이야기를 주고받을 수 있습니다. 진료 기록은 환자의 민간 보험 가입에 장애가 될 수 있으며 환자와 의사 간의 전자 메일은 완벽하게 보호되지 않습니다. 개인의 성적 취향이나 낙태 경험 혹은 정신과 치료에 관한 기록은 두 번째 의사에게 공개될 수 있습니다.[328]

환자의 의무 기록은 담당 의사를 제외하고는 가족일지라도 환자의 동의 없이 열람하는 것은 피해야 합니다. 최근에는 전자 차트가 보급되면서 디스켓 한 장에 수많은 환자의 신상 정보를 담을 수 있게 되었습니다. 만일 이런 정보가 사업적 목적의 개인 정보 회사들에게 제공되기 시작한다면 환자들의 인권은 크게 훼손될 것입니다. 환자들은 의사에게 진단과 치료를 위해서 정보를 제공한 것이지 그 정보가 다른 목적으로 사용될 것을 허락한 적이 없기 때문입니다.

그렇다고 환자의 신상에 관한 내용과 병력(病歷)에 대한 사항이 언제나 절대 비밀로 지켜져야 할 필요가 있을까요? 의사는 에이즈와 같은 법정 전염병 환자의 신상을 보건 당국에 보고해야 할 법적 의무가 있으며 정신과 의사는 정신병자가 습격할지도 모르는 사람에게 다가온 위험을 알려야 할 책임이 있습니다. 문제는 의사가 환자의 비밀을 어느 선까지 보호해 주느냐 하는 점인데 환자의 비밀이 보호되는 것보다 공개되는 것이 사회적 편익이 큰 경우 비밀 준수 규정은 수정될 수도 있을 것입니다.[329] 이처럼 절대 비밀(perfect confidentiality)은 가능하지도, 바람직하지도 않기 때문에 의료 윤리 기준을 마련하기가 쉽지 않습니다. 따라서 비밀에 관한 규칙과 윤리는 복잡합니다.

이 단락은 의사의 언행이 얼마나 신중해야 하는가를 말하고 있습니다. 그렇다고 의사는 무조건 말을 아껴야 한다는 의미는 아닙니다. 의사의 경솔한 언어만큼이나 의사의 과도한 침묵도 진료에 부정적인 영향을 줄 수 있습니다. 그래서 그리스 사회에서 의사의 언어 능력은 치료 능력과 함께 의사가 갖추어야 할 2대 요소의 하나였습니다. 의사의 말 한 마디가 투병 중에 있는 환자를 힘들게 할 수도 있지만 힘을 샘솟게 할 수도 있기 때문입니다. 적절한 시점에서 의사가 들려주는 센스 있는 말 한마디는 때로 그 어떤 보약이나 영양제보다 효과적일 수 있습니다. 오늘날 의학 교육의 현장에서도 의사의 언어 능력에 대해 새로운 인식이 필요한 시점입니다. 다만 다변(多辯)과 교언(巧言)보다 과묵함을 선호하는 동양 문화권에서는 언어에 대한 인식의 전환이 그리 쉽지만은 않을 것입니다.

# 제4부

# 「선서」에 담긴 의사상은 무엇인가?

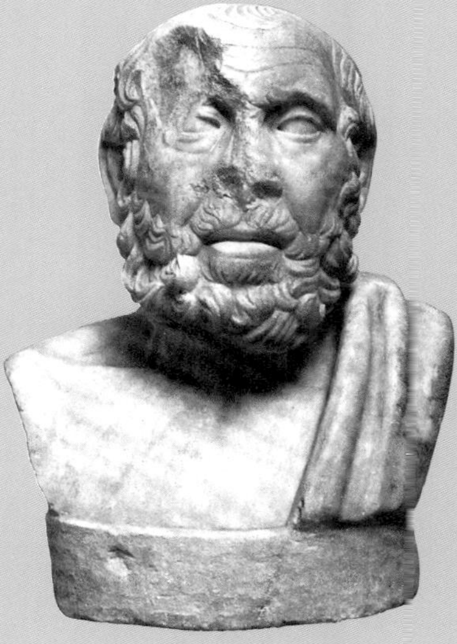

# 제14장
# 의사의 이상

이제 내가 이 선서를 지키고 어기지 않는다면
내가 나의 삶과 나의 의술에 대해 모든 사람들로부터
영원한 명예를 얻게 하시고, 만약 내가 선서를 위반하고
거짓으로 맹세한다면 나에게 그 반대를 주십시오.

## 1. 의사는 무엇으로 사는가?

이제 「선서」의 결론 부분에 이르렀습니다. 여기서 선서자는 신들에게 마무리 기도를 합니다. 「선서」의 서두에서 선서자의 보증인 역할을 했던 신들은 이제는 선서자에 대한 판정자(*kritēs*) 역할을 합니다. 「선서」의 내용을 잘 이행하면 '명예의 향유(*doxazomenos*)'를 가능하게 해주고 그렇지 않으면 불명예라는 저주를 내려 주도록 간구하고 있습니다.[330] 의사가 「선서」를 통해 궁극적으로 얻고자 하는 것이 무엇인지가 이 부분에 선명하게 나타나고 있습니다.

선서자는 신들을 증인으로 모시고 정의와 자제 속에 순수하고 경건하게 살겠다는 자기 약속을 한 후, 자신이 이 서약을 지킨다면 자신의 삶과 의술이 명예롭게 평가받게 해 주고 만약 서약을 지키지 않는다면

그 반대로 해 달라고 요구합니다.[331] 의사의 마음을 용솟음치게 하는 것 중에 성공에 대한 소망이 큰 몫을 차지하고 있음을 짐작케 합니다. 선서자가 자신의 모든 행위를 통해 얻고 싶은 것이 명예이고 자신의 의무를 이행치 않았을 경우 단념하게 되는 것도 명예임을 볼 때 상당히 실용주의적인 관점이 감지되기도 합니다.[332]

또 하나 유의할 것은 선서자가 원하는 것은 자기 환자들 사이에서의 명예가 아니라 모든 사람들로부터의 영원한 명예라는 점입니다.[333] 즉 지상에서의 불멸의 명예(immortal fame)에 대한 믿음이 그리스인의 모든 행위의 동인(動因)으로 작용하고 있습니다.

명예에 대한 그리스의 전통적인 관념은 이미 호메로스의 작품에 보이기 시작합니다.[334] 호메로스는 『일리아스』에서 브리세이스라는 명예의 선물을 두고 두 영웅을 다투게 만들어 아킬레우스의 분노가 명예 지향적인 행동임을 보여 주고 있습니다. 즉 명예의 획득이 영웅들의 행동을 지배하는 원리로 작용하고 있습니다. 삶과 죽음의 기로에서 전사들은 승리를 통해 명예를 얻으려 하고 그렇게 얻은 명예를 통해 필멸의 한계 너머에 있는 영원성, 즉 불멸성에 이르기를 열망합니다.[335] 아가멤논에게 브리세이스를 빼앗긴 아킬레우스는 "단명하지만 불멸의 명예를 얻을" 운명과 "명예는 없지만 장수할" 운명이라는 두 가지 상반된 운명 앞에서 장탄식합니다.

> 내가 만약 이 곳에 머물러 트로이의 도시를 포위한다면 고향으로 돌아갈 길은 막힐 것이나 내 명성은 불멸할 것이오. 하지만 내가 만약 사랑하는 고향 땅으로 돌아간다면 나의 높은 명성은 사라지고 수명은 길어지고 죽음의 종말이 나를 일찍 찾지는 않을 것이오.[336]

결국 아킬레우스는 중대한 행위를 선택해야 하는 순간마다 명예 지향적인 선택을 합니다.[337] 호메로스는 그가 얻기를 원하는 명예가 단명할 운명에 대한 보상이라는 사실을 보여 주고 있습니다.

> 전쟁터에 나가면 방패에 실려 돌아오든지 아니면 방패를 들고 떳떳하게 돌아오라.

이것이 그리스 영웅들의 명예였습니다. 영웅은 자신의 생애에서 드높은 명예를 구현해야 했습니다. 그들이 온갖 고난 속에서도 최선을 다해 추구하는 것은 오직 명예뿐이며, 그들은 명예만이 모든 것을 보상해 줄 수 있다고 믿었습니다.

헤로도토스의 『역사』에도 물질적 가난을 부끄러워하지 않고 명예와 긍지를 추구하는 역사적 사례가 실려 있습니다. 살라미스 해전이 일어나기 얼마 전에 몇 명의 그리스인이 식량이 부족하여 페르시아 진영으로 탈출했습니다. 페르시아인들은 그들을 왕 앞으로 끌고 가 심문했습니다. 그리스인들이 지금 올림픽 경기를 치르고 있다는 탈주자들의 말에 페르시아의 심문자가 묻습니다. "올림픽 경기의 상품이 무엇인가?" 그들이 올리브관이라고 대답하자 이 말을 들은 한 페르시아인이 참지 못해 소리쳤습니다.

> 아아 마르도니오스여, 그대는 어찌하여 우리를 하필이면 이런 인간들과 싸우게 만들었는가? 금품이 아닌 명예를 걸고 경기를 하는 사람들과![338]

물질적 가치를 추구하는 페르시아인들과 정신적 가치를 추구하는 그리스인들 사이에 깊은 심연이 놓여 있음을 알 수 있습니다. 돈이나 재물이 중요한 것이 아니라 우승자라는 명예가 더 중요했던 것입니다.

그럼 명예는 누구에게 주어지는 것이었을까요? 훌륭한 인간, 탁월한 인간에게 주어졌습니다. 그럼 훌륭한 인간이란 어떤 인간일까요? 그리스 인들은 고유한 분야에서의 훌륭한 상태를 '아레테(*aretē*)'라고 부릅니다. 아레테는 영어로 훌륭함, 탁월함을 뜻하는 'goodness' 혹은 'excellence'로 번역되는데 이 말이 인간에게 적용될 때는 '덕(德, *aretē*)'이 됩니다. 예를 들어 통치자 집단의 아레테는 '지혜'이고, 수호자 집단의 아레테는 '용기'이며, 생산자 집단에게는 '절제'가 그에 해당됩니다. 그래서 용감한 군인, 현명한 지도자, 청렴한 공무원, 공정한 재판관 등은 모두 자신의 고유한 영역에 필요한 아레테를 갖추었습니다. 이런 점에서 이들은 가장 인간다운 인간이자 훌륭한 인간이기 때문에 명예를 얻었습니다.

## 2. 명예는 어떤 의사에게 주어지는가?

「선서」에 등장하는 의사의 명예도 마찬가지입니다. 그럼 의사에게 가장 필요한 덕목은 무엇일까요? 이에 대한 대답은 「선서」의 내용에서 찾을 수 있습니다. 우선 의사는 의학의 목적을 실천하는 사람입니다. 그럼 「선서」는 의학의 목적을 무엇으로 규정하고 있었던가요? 앞에서 살펴보았던 것처럼 의학의 목적은 '환자를 돕는 것'이었습니다. 의사는 환자를 도와주는 사람입니다. 그렇다면 의사의 아레테는 '환자에 대한 사랑', 곧 '환자애'가 될 것이고 따뜻한 환자애를 갖고 환자를 진료하는 의사가 곧 훌륭한 의사이고 이런 의사에게 아름다운 명예가 주어졌을 것입니다. 자신의 이익을 부차적인 것으로 여기고 타인의 이익을 위해 봉사하는 의사에게는 이에 합당한 사회적 존경이 주어졌고, 의술을 천직으로 아는 의사들은 고귀한 명예를 향유할 수 있었습니다.

그럼 명예를 얻기 위해 의사는 어떻게 행동해야 할까요? 그 대답은 「선서」에 구체적으로 명시되어 있습니다. 즉 「선서」에 규정된 서약을 잘 이행하면 불멸의 명예가 주어지고 그렇지 않으면 불명예가 주어진다고 결론을 내리고 있습니다. 그런데 「선서」를 잘 살펴보면 의사의 서약에는 두 가지 맹세가 있습니다. 하나는 "나는 …하겠다"는 '작위 맹세'이고 다른 하나는 "나는 …하지 않겠다"는 '부작위 맹세'입니다.[339]

선서자는 자신의 여러 약속, 즉 작위 맹세와 부작위 맹세로부터 보상과 제재를 기대하면서 자신이 「선서」를 잘 이행했을 경우 그가 얻고 싶어 하는 가치로 관심을 전환시키고 있습니다. 여기서 선서자는 「선서」를 지키고 어기지 않는다면 그가 얻게 될 최상의 가치로 "모든 사람들로부터 영원한 명예를 얻는 것"을 들고 있습니다. 그리고 반대로 「선서」를 어기고 거짓으로 맹세하는 사람에게는 그 반대에 해당되는 불명예를 얻게 됩니다. 「선서」는 이 서약을 지키는 의사들이 존경받을 것이라는 희망을 피력하다가 불명예에 대한 기원으로 바뀝니다. 그럼 명예에 앞서 불명예에 대해 먼저 살펴보도록 하겠습니다.

선서란 약속을 전제하는 것이며 어떤 점에서 그 효력은 법적 구속력을 넘어 개인이 자발적인 의무로 인식하는 수단이었습니다. 그리스에서 선서들은 정치적 동맹을 공고히 하고 종파와 조합, 결사체를 하나로 결합시키는 역할을 했습니다. 정치적 목적에 의해 탈퇴나 배신이 발생할 때 「선서」는 위험에 처한 도시 국가의 시민들을 단결시켰습니다. 선서자들은 서로 동일한 신과 법을 가지고 있었고, 심지어 서로를 친족관계로 인식했습니다. 예를 들어 「선서」의 경우 의사는 스승을 부모로 생각하고, 스승이 아플 때는 돌볼 것을 약속합니다. 선서의 당사자들은 이 약속을 준수하거나 위반하는 데 따르는 광범위한 결과에 대해 책임을 져야 한다고 생각했습니다. 나아가 선서의 위반은 마치 부정 행위처럼 사회와 세계의 관계를 붕괴시키기도 합니다. 선서가 그 가치를 잃을 때 그 사회는 무너집니다. 이런 관점에서, 선서는 단순히 개인 사이의 약속이 아니라 사회적 제도를 지탱하는 버팀목이 됩니다. 그래서 「선서」의 마무리 문장은 약속 준수의 중요성을 담고 있는 것입니다.

그럼에도 의사가 「선서」를 지키지 않을 경우 그에게 불명예가 주어졌는데 「선서」의 불이행은 「선서」의 '위반'과 '위증'이라는 두 가지 형태로 기록되고 있습니다. 「선서」의 위반이란 「선서」를 이행하지 않는 '헛된' 맹세이고 「선서」의 위증이란 「선서」를 허위로 맹세하는 '거짓' 맹세입니다. 하지만 사람들은 항상 자신이 진지하게 약속한 모든 것을 이행할 수는 없습니다.[340] 「선서」를 파기했다는 오명(汚名)은 당사자에게는 명예의 박탈을 의미하는 것이고 자신의 존재 이유를 근본적으로 부정하는 것이었습니다.

## 3. 겸손한 의사의 독백, 2500년을 메아리치다.

선서는 인간의 약속 행위 중 가장 엄숙한 것입니다. 게다가 「히포크라테스 선서」는 신명심판(神明審判)의 성격을 띠고 있습니다.

신 앞에 단독자로 선 이 선서자는 한없이 겸손하면서도 결코 나약하지 않으며 신에게 정의를 요구할 만큼 당당하면서도 결코 오만하지 않습니다. 이 선서자는 결코 신의 은총을 구하지 않습니다. 그가 원하는 것은 신성한 치유력이 아니라 그저 의사로서의 정직한 삶과 의술일 뿐입니다. 그로 인해 사람들로부터 명예를 얻는다면 선서자의 이상은 충분히 달성된 셈입니다. 자신의 삶과 의술을 정직하게 지키지 못했을 때 그가 감수해야 할 대가 역시 신의 분노가 아니라 사람들 사이에서의 불명예입니다. 히포크라테스 학파의 의사들은 신의 응징보다 인간의 불신을 더 두려워했던 것 같습니다. 환자와의 약속이 아니라 자신과의 약속이면서도 현장에 있지 않은 환자의 이익을 최우선시하고 있다는 점에서 의사라는 직업이 한없이 숭고한 직업으로 승화됩니다. 신을 증인으로 모시면서도 결코 신에 의존하지 않는 이 의사의 모습이 얼마나 당당합니까? 이토록 강렬한 직업적 자부심을 가진 고대 의사의 자화상이 어디에 또 있겠습니까? 오늘날 우리 주변에서 만나는 의사들의 초상은 어떻습니까?

그럼 다시 명예에 대한 설명으로 돌아오겠습니다. 「선서」에 나타난 강렬한 종교적 용어에도 불구하고 선서자는 종교적으로 규정된, 사후에 대한 관심이나 불안에 대해 언급하지 않고 그의 사후 운명은 오직 모든 사람들로부터 영원한 명예를 얻는데 있습니다. 그들이 추구한 것은 '육체의 불사(不死)'가 아니라 '명예의 불멸(不滅)'이었습니다.

의사에게 명예가 동기 부여의 강력한 원천이 되듯이 다른 분야도 마찬가지였습니다. 기원전 6세기 솔론도 정확히 「선서」의 용어로 자신의 행위와 저술에 대한 보상으로 모든 미래 세대로부터의 명성을 기원하고 있고[341] 같은 맥락에서 플라톤도 불멸의 명성에 대한 욕구가 모든 위대한 성취의 실질적인 동기임을 말하고 있습니다.

> 유명인이 되어 후세에도 영원한 명예를 얻고 싶어 하는 인간의 욕망이 얼마나 엄청난지… 모든 사람들은 불멸의 덕과 그와 같은 찬란한 명성을 얻기 위해 가능한 최고로 훌륭하게 모든 일을 실행한답니다.[342]

"모든 사람들로부터 영원한 명예"라는 표현은 「선서」가 더 큰 인류 사회의 판단을 기대하고 있는 것으로 히포크라테스적 윤리(Hippocratic ethics)를 폐쇄적이고 배타적인 집단의 문서로 보는 사람들을 당혹케 만듭니다. 특히 에델슈타인 가설에 대한 강력한 반대 증거가 되기도 합니다. 「선서」의 이러한 개방성은 피타고라스적 신비주의(Pythagoran mysticism)와는 거리가 있기 때문입니다. 아무튼 영원한 명예에 대한 욕망은 「선서」의 불이행으로 인한 법적 소송의 가능성이 없음에도 불구하고 선서자는 자신을 필요 이상으로 엄격하게 구속하고 있습니다. 그래서 모든 이로부터 명예로운 의사라는 인정을 받고 싶어 합니다. 의사의 명예와 존엄, 이것이 의사가 얻어야 할 인생의 가장 아름다운 목표이었겠지요. 의사가 이것만 지켜낼 수 있다면 비극적인 운명으로 인해 삶이 슬픔으로 점철된다 해도 어떤 후회도 있을 수 없었을 것입니다. 왜냐하면 그리스인들은 인간 행위의 가장 정당한 목적을 명예에서 찾았기 때문입니다. 이런 점에서 그리스 의사들의 명예 추구는 그리스의 전통적 가치관과 잘 부합되고 있습니다.[343]

이제 타임머신에서 하차할 때가 되었습니다. 「선서」에 나타난 의사상을 그려 보며 「선서」에 대한 여행을 마무리할까 합니다.

여기 한 의사가 진료실이든 연구실이든 자기만의 절대 공간에서 부끄럽지 않은 평생의 진료 기록부를 들고 신 앞에 단독자로 나서 최후의 심판을 기다리고 있습니다. 그런데 이 의사는 자신의 역할이 신의 소명에 의한 것이었다고 미화하지 않습니다. 그리고 자신의 능력과 업적 이상의 대가를 기대하지도 않습니다. 이 의사는 결코 신의 가호나 자비심에 호소하지 않고 그저 정의를 요구할 뿐입니다. 의사는 자신의 삶과 의술로부터 마땅히 받아야 할 몫을 받게 해 달라며 기원할 뿐입니다. 그 이상도 그 이하도 아닙니다. 이것이 고대 그리스 의사의 정의였습니다. 게다가 자신의 계약 위반에 대해서는 신의 용서에 기대지 않고 엄정한 심판을 기다리고 있습니다. 환자의 이익을 우선하면서 의술 앞에 겸손하고 신 앞에서도 위축되지 않는 의사의 모습이 얼마나 당당해 보입니까? 이처럼 직업적 자부심으로 충만한, 그러면서도 한없이 겸허한 의사의 독백이 2500년 동안 메아리치고 있습니다.

| 책을 마치며 |

# 선서는 오늘 우리에게 무엇인가?

## 1. 선서는 있지만 정신은 없는가?

최근에 모 의과대학 교수는 "과연 우리가 언제 한번이라도 「선서」에 담긴 시대상을 진지하게 검토해 본 적이 있는가? 그런 선서가 나오게 된 역사적 배경이 무엇인지, 당시의 상황과 지금의 현실은 어떻게 다른지, 그것이 우리의 문화와 현실에 어떻게 접목될 수 있는지에 대해 심각하게 고민한 적이 있는가?"[344]라고 문제 제기를 했습니다. 오늘날 의대생들은 '히포크라테스 선서식'에서 관행적으로 「선서」를 낭송할 뿐, 「선서」에 담긴 히포크라테스의 이상에 대해서는 잘 알지 못한 채 진료의 현장으로 향합니다. 그러다 보니 '히포크라테스 정신(Hippocratic spirit)'에 대한 관심이 적을 수밖에 없습니다.

히포크라테스가 실존 인물이든 아니든, 그리고 우리가 히포크라테스 정신에 관심이 있든 없든 서양 지성사에 '히포크라테스주의(Hippocratism)'란 분명히 존재해 왔고, 서양 의학이 사라지지 않는 한 미래에도 존속될 것입니다.

그런데 우리는 지금까지 「선서」를 분석해 오는 과정에서 히포크라테스 정신의 많은 부분을 살펴보았습니다. 물론 「선서」에 히포크라테스 정신 모두가 담겨 있는 것은 아니지만 핵심적인 내용은 대부분 들어 있습니다. 「선서」에 담긴 히포크라테스 정신의 핵심은 '휴머니즘(humanism)'이었습니다. '인간주의' 혹은 '인본주의'는 「선서」를 관통하는 일관된 정신입니다. 물론 이때의 휴머니즘은 전 인류, 혹은 모든 생명들에 대한 보편적 사랑을 뜻하는 종교적 의미라기보다 의사의 돌봄을 절실히 필요로 하는 사람들에 대한 의학적 의미의 사랑, 즉 '환자애'입니다.

「선서」에 나타난 휴머니즘은 3단락에 잘 구현되고 있습니다. "나는 나의 능력과 판단에 따라"(합리주의, rationalism), "섭생법을 처방할 것이며"(자연주의, naturalism), "환자들을 돕기 위해 … 위해나 비행으로부터 보호하겠습니다."(인도주의, humanitarianism). 또한 5단락의 "나는 나의 삶과 나의 의술을 순수하고 경건하게 지켜 가겠습니다." 라는 내용과, 마지막 9단락의 "나의 삶과 나의 의술에 대해 모든 사람들로부터 영원한 명예를 얻게 하시고"(명예 지향성, desire for fame)도 휴머니즘과 무관하지 않을 것입니다.

물론 고도로 압축된 「선서」에 명시적으로 표현되지 않은 요소들도 없지 않습니다. 예를 들어 히포크라테스의학의 한 방법론인 전일주의(holism)는 「선서」에 잘 나타나지 않습니다. 전일주의란 부분과 전체에 관한 인식 방법의 하나로 플라톤에 의해 고대에 이미 인문학적 방법론의 모델로도 언급되어 왔습니다. 플라톤이 '히포크라테스적 방법'을 철학적 사유의 모델로 언급한 이래 그 정확한 의미를 두고 오늘날까지 학자들 사이에 논란이 되고 있으나, '히포크라테스적 방법'이란 부분의 본성을 알려면 전체의 본성을 알아야 한다는 총체적 관점입니다.

> 몸에는 출발점이 없고 인체의 모든 부분은 출발점인 동시에 귀결점이다. 둥근 원처럼 출발점이 따로 없다. 마찬가지로 질병은 온 몸에서 무차별하게 발생한다. … 인체의 각 부분에 질병이 발생하면 즉시 다른 부위로 확산된다. … 그러므로 질병을 초래한 원인을 통해 질병을 치료하는 것이 최선의 방법이다. 인체는 처음부터 끝까지 한결같고 같은 요소들로 구성되어 있으며 같은 방식으로 연결되어 있다.[345]

'전체성의 단절'을 피하고 부분과 전체의 상호성을 강조하는 유기체적 사고는 바로 '하나로 연결된 전체'로 보는 히포크라테스적 인식 방법이기도 합니다. 히포크라테스는 환자의 자연 환경과 인문 환경까지 종합적으로 고려하며 환자를 진료했고 이것들을 동시에 고찰하지 않고는 인간 존재의 참모습을 파악할 수 없다고 보았습니다. 이런 점에서 히포크라테스는 단순한 의사라기보다는 인문주의자(humanist)였습니다. 그런데 현대 의학은 환자의 몸, 그것도 병변(病變)이 있는 국소적 부분만 볼 뿐 병 든 사람 전체는 보지 못합니다. 환자의 몸만 볼 뿐 마음은 보지 못합니다. 그래서 "수술은 잘 되었으나 환자는 죽었다."는 역설적인 결과가 나타나기도 합니다.

최근 우리 학계에서 감지되고 있는 의학과 인문학의 만남, 즉 의학을 인간학적 관점에서 이해해야 한다는 움직임은 의학을 자연과학적 틀 속에서 인식해 온 현대 의학에 대한 반성적 성찰에서 출발하고 있으며, 의학의 근본 정신을 인문학과의 접점에서 찾고자 하는 고뇌의 일단으로 보입니다. 의학의 진정성이 인간에 대한 총체적 이해 위에 가능하다면 우리는 이제 의학을 '인간학'으로 인식했던 히포크라테스의 정신을 음미해 볼 필요가 있습니다.

## 2. 의술은 누구를 위한 것인가?

히포크라테스의 인도주의는 "환자를 돕되 해를 주지 마라."라는 말에 잘 집약되어 있습니다. 이 격언은 다소 변형된 모습으로 「선서」의 3단락과 7단락에 반복되고 있습니다. 의학의 본질은 환자를 돕는 데 있지 환자에게 피해를 주는 것이 아님을 환기시키고 있습니다. 더구나 의사 개인의 사사로운 이익을 위해 환자에게 위해를 주는 행위는 금기시하고 있습니다.

의술은 그 대상이 되는 환자에게는 이롭지만 의술을 가진 의사에게는 슬프고 고통스러운 것이라는 것이 히포크라테스 학파의 생각이었습니다. 환자의 아픔과 슬픔이 곧 의사의 고통으로 다가오기 때문일 것입니다. 히포크라테스 학파는 의학의 목적이 의사의 성공이 아닌 환자의 건강에 있음을 명확히 했습니다. 뒤이어 플라톤도 의사의 전문적 기술은 전문가 자신의 이익을 위한 것이 아니라, 그 대상이 되는 사람의 이익을 위한 것이므로 의술도 의사의 이익이 아닌 환자의 이익을 위해 존재한다고 말합니다. 당시 그리스인들이 가졌던 전문성에 대한 관념은 그 전문 기술을 소유하고 있는 자의 편익을 위해 사용되기보다 그 사용의 대상이 되는 자의 편익을 위해 사용되어야 한다는 것이었습니다.

> 그 어떤 의사든 그가 의사인 한, 의사에게 편익이 되는 것을 생각하고 행동하는 일은 결코 없고 환자를 위해 일한다네.[346]

물론 이 글은 이상주의자였던 플라톤이 당시의 현실적 상황을 묘사한 것인지, 아니면 의사나 의료계가 지향해야 할 목표를 제시한 것인지는 알 수 없지만 그의 제자였던 아리스토텔레스 역시 "의사는 개인적인 동기 때문에 이성에 어긋난 짓을 하지 않는다. 의사는 환자의 병을 고처 주고 돈을 받을 뿐이다. 그러나 정치인들은 자기 적들을 괴롭히고 친구들에게 호의를 베풀기 위해 여러 가지 일들을 하는 습관이 있다."[347]라며 의사와 정치가의 차이점을 명확히 지적하고 있습니다.

> 모든 전문 기술은 자기에게 이득을 제공하는 것이 아니라 그 다스림을 받는 쪽에 이익이 되는 것을 제공한다네. 다시 말해서 더 약한 자의 편익을 생각하지, 더 강한 자의 편익을 생각하지 않는다네.[348]

좋은 의술이 환자를 위하는 의술이고 좋은 요리술이 먹는 사람들을 위한 기술이듯이, 모든 기예는 그 기예가 적용되는 사람들을 위한 것이라는 의미입니다. 따라서 어떤 전문적 지식도 강자가 아니라 그의 지배를 받는 그 대상을 위한 것이 됩니다. 그러므로 의사이든 요리사든 모든 전문인은 비전문가들을 위해서 일하는 것이 됩니다.

히포크라테스의 논문인 「의사에 관하여」에는 의사는 "인간애를 가진 사람"[349]이어야 한다고 말하고 있습니다. 그리고 「교훈」에는 "인간에 대한 사랑이 있는 곳에 의술에 대한 사랑이 있다."[350]라는 수사학적 표현이 나옵니다. 인간에 대한 사랑(*philanthropia*)은 의술에 대한 사랑(*philotechnia*)과 분리되지 않습니다.[351] 갈레노스도 히포크라테스, 엠페도클레스, 디오클레스, 그리고 적지 않은 다른 초기 그리스 의사들이 인간에 대한 사랑으로 환자를 치료했다고 주장하고 있습니다.[352] 그렇다면 고전기 그리스 시대에 '인간애의 윤리(ethic of philanthropy)'가 이미 확고하게 자리 잡고 있었던 것으로 보입니다.[353] '인간애(philanthropy)'라는 용어는 위의 두 논문에서 다정함이나 친절함 등을 갖춘 '인자한 의사(philanthropic doctor)'의 정중한 행동을 표현하는데 사용됩니다.

## 3. 의료 자본가인가, 의료 전문가인가?

그리스의 의사들이 인간에 대한 사랑을 유난히 강조하면서 금전적 보상보다 명예를 추구했던 배경에는 그 철학적 근거와 사회적 합의가 있었습니다. 의학의 목적과 의사들의 사회적 책임에 대해 소크라테스는 다음과 같이 말합니다.

> '진정한 의사는 돈벌이하는 사람인가요, 아니면 환자들을 돌보는 사람인가요?' '환자들을 돌보는 사람입니다.'[354]

> 엄밀한 의미의 의사는 몸을 관리하는 자이지, 돈을 버는 자가 아니라는 데에는 이미 합의를 보았네.[355]

이 글들에서 플라톤은 소크라테스의 입을 빌어 의사의 목표는 사사로운 이익에 있지 않다고 말하고 있습니다. 전문가인 의사의 본래 목표는 진료비를 받아 재산을 증식하는 것이 아니라 환자의 건강을 회복시키는 것이며, 다만 그 의사가 돈을 버는 재능이 치료비를 받게 한다는 것입니다. 돈벌이는 각 기예의 부수적인 요소이지 본래적 요소가 아니지요. 의술은 환자를 고치는 것이, 항해술은 사람을 실어 나르는 것이 본래적 요소이며 돈벌이는 어떤 기술에 고유한 무엇이라기보다는 각 기술들에 추가로 붙은 부수적인 것입니다.

물른 플라톤은 전문 기술과 그에 부수되는 돈 버는 기술을 완전히 분리할 수 없음을 인정하고 있습니다. 만일 그 일에 보수가 지불되지 않는다면 전문 기술자의 이익은 없게 되고 따라서 그는 다른 사람의 고통을 덜어 주는 수고를 하려 하지 않을 것입니다. 하지만 이 주장의 핵심은 의술은 개인적 이익과는 무관하며 전문직 중의 하나인 이상 그것이

애초 목표로 한 환자의 이익을 위해 봉사해야만 한다는 것입니다. 즉 '환자의 최선의 이익'을 위해 진료하라는 윤리적 대전제는 의사로 하여금 경제적 보상보다 명예를 추구하도록 유인했을 것입니다.

소크라테스의 말을 떠올리지 않더라도 의술은 본질적으로 병을 치료하는 기술이지 돈을 버는 기술이 아닙니다. 그리고 의사는 명예를 추구하는 사람(*philotimos*)이지 재물을 추구하는 사람(*philochrēmatos*)이 아닐 것입니다. 환자를 돕는 것이 우선이고 그 대가로 받는 보수는 어디까지나 부수적인 것입니다.

> 질병이 급속하게 진행되는 동안 진료비 문제로 치료 시기를 놓쳐서는 안 된다. 훌륭한 의사는 이익이 아니라 명예를 추구한다.[356]

그런데 민간 의료의 비중이 큰 나라들에서는 의술이 환자의 고통을 덜어 주는 인술(仁術)보다도 의원이나 병원의 이익을 우선하는 경향이 없지 않고, 의사들도 '의료 전문가'로서의 명예보다 '의료 자본가'로서의 재물을 추구하는 경향이 나타나고 있는 것이 현실입니다. 물론 공공의료의 비중이 큰 유럽의 복지 국가들과는 달리 민간 의료의 비중이 큰 미국이나 우리나라에서는 이런 현상에 어느 정도 불가피한 측면이 있을 것입니다. 또 지금과 같은 건강보험의 수가 체계에서는 의사들의 소신적인 진료가 어려운 것도 사실입니다. 그렇더라도 한 국가의 의료 문화가 의학의 근본정신에서 크게 벗어나 있다면 그것은 문제가 아닐 수 없습니다.

최근 의과대학 인턴들의 레지던트 지원 현황을 보면 안과, 피부과, 성형외과 등 이른바 고소득이 보장되는 '미용과'에 대한 지원율이 월등히 높은 반면, 전통적으로 성적 우수자들이 지원하던 내과는 물론 외과, 특히 흉부 외과, 응급 의학과, 진단 방사선과 그리고 예방 의학과 등은 점차 기피 과목이 되어 가고 있습니다. 오늘날 젊은 의사들의 전공 선택 기준이 점차 과거와는 다른 양상을 보이고 있습니다.[357] 과연 이들에게서 고상한 직업적 명예나 도덕적 의협심 등을 기대할 수 없는 것일까요?

오늘 우리의 많은 의료인들은 환자들로부터 명예와 존경을 잃어 가고 있습니다. 가장 인간적이어야 할 의술이 가장 비인간적인 모습이 되어가고 가장 온정적이었던 환자와 의사의 관계도 이제 삭막한 계약 관계로 변해 가고 있습니다. 자본의 힘이 모든 것을 압도하는 자본주의 사회에서 그리스 의사들처럼 "명예에 살고 명예에 죽도록" 기대할 수는 없을 것입니다. 그렇더라도 인간의 생명을 다루는 의술이 내면적 동기가 아닌 외면적 동기에 따라 결정되는 사회는 건강한 사회로 보기 어렵습니다. 우리의 의료 문화를 개선하기 위해 의료인들은 "의사들이여, 자신부터 고쳐라(Physicians, heal yourself.)."[358]라는 경구를 음미해볼 필요가 있을 것입니다.

## 4. 마탄의 사수인가, 자연의 도우미인가?

히포크라테스의 자연주의 정신(Hippocratic naturalism)은 3단락의 "섭생법을 처방하고"란 표현에도 담겨 있습니다. 이는 「선서」의 구절 중에서 오늘 우리가 가장 진지하게 재조명해 볼 필요가 있는 내용 중 하나입니다.

고대 의사들이 환자를 치료하기 위해 가장 먼저 처방하는 것이 약이나 수술이 아니라 식이 요법이나 운동과 같은 섭생법이었다는 사실은 중국의 「히포크라테스 전집」이라고 할 수 있는 『황제내경(黃帝內經』(162편)에서도 입증되고 있습니다.[359] 한의학(漢醫學)의 최고(最高) 경전인 이 책은 양생법에 관한 세 편의 논문을 권두에 배치하고 있습니다. 히포크라테스 의학의 경우도 「고대 의학에 관하여」와 「섭생에 관하여」를 비롯한 몇 편의 논문들이 섭생에 관해 다루고 있습니다.

히포크라테스 의학에서 섭생법을 최우선적인 치료법으로 처방한 것은 인체의 '자연치유력'에 관한 믿음 때문이었습니다. 히포크라테스 학파는 서양 의학사에 처음으로 '자연치유력의 원리(principle of the healing power of nature)'를 정립했습니다. 모든 치유 과정은 자연스런 현상이며 의학은 몸속의 자연을 대체하는 것이 아니라 도와주는 것으로 봤습니다. 의학의 주체는 의사지만 치유의 주체는 어디까지나 환자이기 때문입니다. 환자의 몸은 스스로를 치료하는 성향이 있고 의사는 이를 치료에 활용하는 것입니다. 의학의 목적이 질병과 맞서 싸우는 환자를 돕는 것이라면 의사의 목표는 질병과 맞서 싸우는 환자의 저항력, 즉 인체의 자연치유력을 증진시켜 주는 것입니다.

인간을 포함한 생명체는 스스로를 유지하고 보호하며 강화하는 힘을 갖고 있는데 이것이 바로 '생명력'입니다. 생명력은 자기 보존적이고 자기 충족적이어서 자기 유지와 보호를 위해 생명 활동을 손상시키거나 생명력을 약화시키는 반생명적 조건에 본능적으로 대항하는 성향이 있습니다. 이런 생명력을 인체에 적용시킨다면, 인체의 자연치유력이 됩니다. 이는 곧 인체의 생래적인 항병능력(抗病能力)인 셈입니다. "환자를 돕되 해를 주지 마라."는 언명에서 환자를 돕는다는 것은 환자의 면역능력, 곧 자연치유력을 도우라는 언명이며 해를 주지 말라는 것은 자연치유력을 약화시키지 말라는 의미입니다. 다음 인용문은 환자는 의사의 도움을 받아 질병과 싸우는 건강 관리의 주체적 존재로 설정하고 있습니다.

> 자연은 생명체의 의사이고 의사의 역할은 자연을 돕는 일이다. 자연은 건강을 위해 질병에 대항하여 싸운다. 그래서 자연을 돕는 의사와 자연의

법칙을 따르며 섭생법을 지키는 환자의 노력이 있으면 자연은 질병을 물리치고 승리한다.[360]

위의 인용문은 히포크라테스 의학의 핵심을 잘 요약하고 있는데, 의술은 '질병'과 '환자'와 '의사'라는 세 가지 요소를 가집니다. 의사는 의술의 봉사자에 불과하며 환자는 질병과의 싸움에서 의사와 협력해야 합니다.[361] 질병과 싸우는 주체는 어디까지나 환자의 몸이지 의사가 아닙니다. 질병 치료에 대한 의사의 독점적 역할이 부정되는 이유가 여기 있습니다. 환자는 질병과 싸우기 위해 '의사'의 도움이 필요할 뿐입니다. 이제 질병과의 투쟁에서 주도적인 역할을 하는 것은 '자연'인 셈이죠. 모든 치료는 자연의 도움에 의해 이루어집니다.[362] 그렇다고 치료 허무주의로 흘러서는 안 됩니다. 자연치유력에 대한 믿음은 적극적인 치료 행위와 병행할 수 있습니다.

의사는 무엇보다 질병 치료의 주체가 환자라는 사실을 환자 자신에게 인식시켜 건강관리의 주체로 거듭나도록 해야 합니다. 의사는 환자의 자연치유력을 강화시켜 줄 수 있는 다양한 섭생법을 환자에게 처방해야 합니다. 음식과 운동, 충분한 수면과 완전한 배설 등은 환자의 항상성에 도움을 주는 양생법들입니다. 반면에 어떤 경우에도 부적절한 치료법으로 환자의 자연치유력을 약화시켜서는 안 됩니다.

그런데 오늘 우리의 의료 문화는 어떻습니까? 감기 환자를 예로 들어 보겠습니다. 감기는 몸의 면역체계가 약화되었을 때 가장 먼저 찾아오는 바이러스성 질환입니다. 감기에 걸려도 2주일 정도 잘 먹고 맑은 물을 많이 마시면서 푹 쉬면 감기는 대부분 저절로 사라지지 않습니까? 바로 이것이 섭생법에 의한 자연치유력의 효과입니다. 적절한 식이요법과 충분한 휴식은 몸속의 자연치유력을 강화시켜 인체에 침입한 감기 바이러스를 무력화시킬 수 있습니다. 그런데 병원에 가면 바이러스성 질환 환자에게 세균성 약인 항생제가 처방되는 경우가 흔합니다. '마법의 탄환(magic bullet)'으로 불리는 항생제는 우리가 흔히 말하는 마이신이죠. 감기는 분명히 바이러스성 질환이고 항생제는 세균성 약이기 때문에 과학적인 측면에서 볼 때 서로 아무 관계가 없습니다.[363] 문제는 항생제를 남용하게 되면 인체의 자연치유력이 약화되고 항생제의 내성만 강화시킬 뿐이라는 점입니다. 내성균 중에서도 반코마이신 내성 황색포도상구균(VRSA) 등은 현재 이를 치료할 수 있는 효과적인 항생제가 거의 없는 실정입니다. 항생제 개발 속도가 세균의 내성 속도를 따르지 못하고 있습니다. 그래서 현재 우리나라의 항생제 내성률이 세계 최상위입니다. 그리고 항생제의 오남용을 억제하기 위해 많은 의료인들의 거센 저항에도 불구하고 강행한 것이 의약 분업입니다. 의사들의 파업으로 나라 전체가 시끄러웠던 의약 분업 파동 당시 국민들은 의술의 존재 의미와 전문직의 직업 윤리에 대해 깊은 생각을 했습니다.

## 5. 의학은 몸의 철학이고, 철학은 영혼의 의학이다

"인생은 짧고 의술은 길다."라는 말은 『히포크라테스 전집』에 실린 글 중 가장 널리 알려진 격언입니다. 그러나 이 말에 대한 보충적인 설명이나 별도의 주석이 없기 때문에 그 의미에 대해서는 정확히 알 수가 없습니다.

> 인생은 짧고 의술은 길다. 기회는 쏜살같이 지나지고 경험은 불확실하며 판단은 어렵다.[364]

여기서 '기회(*kairos*)'란 의사가 개입해야 하는 적절한 순간을 의미합니다. 그리고 이어지는 말은 질병이 진행되는 과정에서 적절한 기회를 포착하기가 쉽지 않다고 말하고 있습니다. 그리고 뒤이어 나오는 '경험(*peira*)'이란 의사의 오감(五感)을 통한 다양한 진단 경험이나 시도를 말하는데 이것들 역시 상황에 따라 가변적이라는 것입니다. 그리고 질병의 원인과 결과, 그리고 예후에 대한 '판단(*krisis*)'도 어렵다며 질병에 대한 이성적 판단과 합리적 추론이 결코 쉽지 않음을 토로하고 있습니다. 결국 '경험'과 '관찰', '판단'과 '추론'이라는 두 가지 의학 방법의 한계를 인정하는 이 독백은 인간의 건강과 질병을 다루는 의술이 본질적으로 불확실하므로 의사는 진료에 최선의 주의 의무를 다해야 한다는 의미일 것입니다. 의술의 불확실성을 낮추기 위해 의학도들은 순수하고 경건한 자세로 연구하고 진료해야 합니다. 그런데 의술을 완성하기도 전에 인생의 마감 시간은 어김없이 다가오니 의학도들은 인생의 유한성을 자각하고 쉼 없이 의술의 연마에 정진할 것을 당부하고 있습니다.

의학 지식을 계승하고 발전시켜 가는 과정은 화려하고 달콤하기보다 외롭고 고독한 작업입니다. 아직 세상에 알려지지 않은 인체의 비밀과 자연의 신비를 풀기 위해 의사는 확고한 문제의식과 순수한 탐구 정신을 가지고 집중해야 합니다. 지적 의문을 풀기 위해 몰입하는 동안 그의 영혼은 맑고 순수해집니다. 세상이 아무리 요란해도 몸에서 들려오는 생명의 소리를 탐지하기 위해 어두운 실험실에서 고독의 심연 속으로 침잠하지 않으면 안 됩니다. 이런 연구의 과정은 필연적으로 고독할 수밖에 없습니다. 하지만 순수한 영혼이 자신의 인식 욕을 극한까지 밀고 갈 때 진리의 여신은 비로소 어둠의 베일을 거두어 줍니다.

이렇게 얻은 새로운 지식과 기술은 다시 제자들에게 교육을 통해 전해지고 진료 현장에 적용됩니다. 제자들은 스승의 연구 위에서 출발하게 되고 그들의 제자들에게 보다 진전된 지식을 전수해 줄 수 있게 됩니다. 의술은 이렇게 세대를 이어가며 꾸준히 진보하게 됩니다. 이처럼 의학의 현장에서 나날이 새로워지는 지식과 기술을 충실히 익혀 진료의 현장에 적용하기 위해 의사는 항상 풋풋하게 깨어 있고 활짝 열려 있어야 합니다. 그렇지 않으면 첨단 의술의 현장에서 낙오되기 쉽습니다. 이런 상황에서 어떻게 의사가 의술 앞에 자만할 수 있겠습니까?

오늘날 의사들의 이 같은 탐구 정신은 히포크라테스 학파의 합리주의 정신과 맞닿아 있습니다. 히포크라테스 의사들은 당대에 널리 확산되어 있던 신비적인 의술과 때로 경쟁하고 때로 투쟁하면서 결국 이들과 결별하고 서양 의학사에 빛나는 합리적 의학을 정초했습니다. 이들은 비록 소박한 수준이긴 하지만 과학의 정신을 의학에 최초로 적용했습니다.

기원전 5세기의 지적 감흥과 계몽 정신으로 충만된 히포크라테스 의사들은 처음으로 인간을 과학의 대상으로 삼은 과학적 의사들이었습니다. 그런데 만일 그들의 의학이 오직 과학적이기만 했다면 그동안 지상에 등장했다가 소리 없이 명멸해 간 수많은 의학들처럼 역사 속에 망각되었을 것입니다. 이미 생명을 복제하는 수준에까지 이른 현대의 의학 앞에 히포크라테스 의학의 과학성이란 매우 초라한 수준에 지나지 않습니다. 그래서 히포크라테스 의학의 진정한 생명력은 과학성을 넘어서는 다른 어떤 것에 있습니다. 그것은 바로 인간에 대한 관심과 애정입니다. 의학을 인간학으로 인식하는 '인간적 의학'은 '과학적 의학'과 함께 히포크라테스 의학의 좌우 날개였습니다. 히포크라테스 의학의 인간적 전통은 중세까지 어느 정도 지속되었습니다.

그런데 데카르트와 뉴턴의 기계론적 세계관 이후 근대 의학은 인간을 신체와 정신으로 분리하고 신체를 최소 단위까지 나누어 보는 환원주의로 흘러 질병의 원인을 신체의 특정 부위의 고장으로 보고 고장 난 부위에 대한 국소적이고 집중적인 치료를 통해 환자의 회복을 시도해 왔으나, 심신의 유기적 관련성을 간과한 이러한 부분적 치료는 결국 전체성의 단절을 가져와 하나의 질병이 치료되면 그 인접 부위의 질병이 유발되는, 질병의 치료가 아닌 질병의 교체로 나타나고 있습니다.

몸과 마음을 확연하게 분리해서 보는 오늘날의 과학과는 달리 고대에는 몸과 마음이 서로 무관한 관계에 있다고 보지 않았습니다. 그래서 히포크라테스의 의사들은 신체적 질병과 관련된 정신적 질병 문제를 자신들과 무관한 일로 간주하지 않았습니다. 그들의 저술에는 신체의 상태가 정신적 상태에 영향을 주고 그 반대도 마찬가지라는 심신상관적(psychosomatic) 관점이 나타나 있습니다. 히포크라테스 학파에게 신체와 영혼은 독립적인 실체라기보다 한 실체의 두 측면이었던 것 같습니다. 몸과 마음에 대한 고대인들의 인식은 데카르트와 같은 기계론자들의 그것과는 달랐습니다.

그래서 히포크라테스와 동시대를 살다간 데모크리토스가 "의술은 몸의 병을 고치고 지혜는 영혼의 격정을 치료한다."[365]라고 한 말에서 알 수 있듯이, 의학의 우선적인 관심은 몸인 반면 철학의 궁극적인 관심은 영혼에 있습니다. 그런데 고대에는 몸을 돌보는 의학과 영혼을 돌보는 철학 사이에 건널 수 없는 강이 존재하지 않습니다. 굳이 "자연철학자들은 의학 연구로 자연철학 연구를 마무리해야 하며 의학자들은 자연철학의 원리 위에 의학이론을 세워야 한다."[366]라는 아리스토텔레스의 말을 언급하지 않더라도 우리는 소크라테스 이전의 철학자들과 히포크라테스의 의사들이 긴밀한 관계에 있었음을 알고 있습니다. 그리고 "의학은 몸의 철학이고, 철학은 영혼의 의학이다."라는 생각은 고전기 그리스 사회의 상식이었습니다. 우리가 흔히 자연철학자로만 알고 있는 엠페도클레스, 알크마이온, 데모크리토스 등과 같은 인물들은 실제로 의철학자(physician-philosopher)였습니다. 히포크라테스보다 열 살 정도 연상인 소크라테스가 지상에 남긴 철학적 메시지는 바로 "너의 영혼을 돌보라."라는 것이었습니다. 그를 따르는 소크라테스주의자들(Socratics)에게 신체의 건강은 영혼의 올바른 삶을 위한 조건이었습니다.

만약 신체와 무관한 영혼의 질병이 있을 수 없다면 의학과 철학, 그리고 의사와 철학자는 구분될 수는 있지만 분리될 수는 없을 것입니다. 건강한 사람이 건강을 유지하기 위해 의사가 필요하거나 자기 몸의 의사가 되어야 하듯이, 사람은 현명하게 살기 위해 철학이 필요하거나 자신이 철학자가 되어야 합니다. 하지만 앎과 삶이 항상 일치하는 것은 아니죠. 그래서 몸의 치료자인 의사가 영혼까지 돌볼 수 있다면 그는 이상적인 의사일 것입니다. 그래서 고전기 그리스의 의학 교육은 의학을 넘어 철학적 수련까지 요구했습니다. 고대에 훌륭한 의사가 되기 위해서는 인체에 관한 지식뿐만 아니라 영혼을 탐구하는 철학적 능력을 겸비해야 했습니다.

그래서 근원을 알 수 없는 고통, 의사로서도 어찌 수 없는 고통이 있을 때에는 의사가 아닌 철학자의 입장에서 영혼의 의사가 되어 주어야 합니다. 세상에는 원인을 알 수 없는 고통이 존재하며 이 필연적인 고통은 의연하게 맞을 수밖에 없으며, 거부할 수 없는 고통은 올바로 괴로워할 수밖에 없고 여기에 그 고통의 진정한 의미가 있다는 사실을 깨닫도록 해야 합니다. 환자와 의사는 수많은 슬픔의 교감을 통해 서로의 사랑을 완성해가는 존재인지도 모르겠습니다.

"사이언티스트는 휴머니즘이 부족하고 휴머니스트는 사이언티시즘이 부족하다."라고 흔히 말합니다. 서양 의학의 여명기에 "의사가 철학자이면 신과 같다(*iētros gar philosophos isotheos*)."[367]라며 '과학성과 인간성(scientism and humanism)'을 양손에 들고 환자를 대한 히포크라테스 의사들을 생각하며, 이제 21세기의 우리의 의사들도 첨단 의술을 갖춘 '과학적 의사'이면서 인간에 대해 성찰할 수 있는 '철학적 의사'이기를 기대하고 싶습니다.

# | 부록 1 |

## 「선서」 원문

### ΟΡΚΟΣ[368]

Ὄμνυμι Ἀπόλλωνα ἰητρὸν καὶ Ἀσκληπιὸν καὶ Ὑγείαν καὶ Πανάκειαν καὶ θεοὺς πάντας τε καὶ πάσας, ἵστορας ποιεύμενος, ἐπιτελέα ποιήσειν κατὰ δύναμιν καὶ κρίσιν ἐμὴν ὅρκον τόνδε καὶ συγγραφὴν τήνδε· ἡγήσεσθαι μὲν τὸν διδάξαντά με τὴν τέχνην ταύτην ἴσα γενέτησιν ἐμοῖς, καὶ βίου κοινώσεσθαι, καὶ χρεῶν χρηΐζοντι μετάδοσιν ποιήσεσθαι, καὶ γένος τὸ ἐξ αὐτοῦ ἀδελφοῖς ἴσον ἐπικρινεῖν ἄρρεσι, καὶ διδάξειν τὴν τέχνην ταύτην, ἢν χρηΐζωσι μανθάνειν, ἄνευ μισθοῦ καὶ συγγραφῆς, παραγγελίης τε καὶ ἀκροήσιος καὶ τῆς λοίπης ἁπάσης μαθήσιος μετάδοσιν ποιήσεσθαι υἱοῖς τε ἐμοῖς καὶ τοῖς τοῦ ἐμὲ διδάξαντος, καὶ μαθητῇσι συγγεγραμμένοις τε καὶ ὡρκισμένοις νόμῳ ἰητρικῷ, ἄλλῳ δὲ οὐδενί. διαιτήμασί τε χρήσομαι ἐπ᾽ ὠφελείῃ καμνόντων κατὰ δύναμιν καὶ κρίσιν ἐμήν, ἐπὶ δηλήσει δὲ καὶ ἀδικίῃ εἴρξειν. οὐ δώσω δὲ οὐδε φάρμακον οὐδενὶ αἰτηθεὶς θανάσιμον, οὐδὲ ὑφηγήσομαι συμβουλίην τοιήνδε· ὁμοίως δὲ οὐδε γυναικὶ πεσσὸν φθόριον δώσω. ἁγνῶς δὲ καὶ ὁσίως διατηρήσω βίον τὸν ἐμὸν καὶ τέχνην τὴν ἐμήν. οὐ τεμέω δὲ οὐδὲ μὴν λιθιῶντας, ἐκχωρήσω δὲ ἐργάτῃσιν ἀνδράσι πρήξιος τῆσδε. ἐς οἰκίας δὲ ὁκόσας ἂν ἐσίω, ἐσελεύσομαι ἐπ' ὠφελείῃ καμνόντων, ἐκτὸς ἐὼν πάσης ἀδικίης ἑκουσίης καὶ φθορίης, τῆς τε ἄλλης καὶ ἀφροδισίων ἔργων ἐπί τε γυναικείων σωμάτων καὶ ἀνδρῴων, ἐλευθέρων τε καὶ δούλων. ἃ δ' ἂν ἐν θεραπείῃ ἢ ἴδω ἢ ἀκούσω, ἢ καὶ ἄνευ θεραπείης κατὰ βίον ἀνθρώπων, ἃ μὴ χρή ποτε ἐκλαλεῖσθαι ἔξω, σιγήσομαι, ἄρρητα ἡγεύμενος εἶναι τὰ τοιαῦτα. ὅρκον μὲν οὖν μοι τόνδε ἐπιτελέα ποιέοντι, καὶ μὴ συγχέοντι, εἴη ἐπαύρασθαι καὶ βίου καὶ τέχνης δοξαζομένῳ παρὰ πᾶσιν ἀνθρώποις ἐς τὸν αἰεὶ χρόνον· παραβαίνοντι δὲ καὶ ἐπιορκέοντι, τἀναντία τούτων.

| 부록 2 |

# 「선서」 영문

## The Oath[369]

I swear by Apollo Physician and Asclepius and Hygieia and Panaceia and all the gods and goddesses, making them my witnesses, that I will fulfil according to my ability and judgment this oath and this covenant:

To hold him who has taught me this art as equal to my parents and to live my life in partnership with him, and if he is in need of money to give him a share of mine, and to regard his offspring as equal to my brothers in male lineage and to teach them this art – if they desire to learn it – without fee and covenant; to give a share of precepts and oral instruction and all the other learning to my sons and to the sons of him who has instructed me and to pupils who have signed the covenant and have taken an oath according to the medical law, but to no one else.

I will apply dietetic measures for the benefit of the sick according to my ability and judgment; I will keep them from harm and injustice.

I will neither give a deadly drug to anybody who asked for it, nor will I make a suggestion to this effect. Similarly I will not give to a woman an abortive remedy. In purity and holiness I will guard my life and my art.

I will not use the knife, not even on sufferers from stone, but will withdraw in favor of such men as are engaged in this work.

Whatever houses I may visit, I will come for the benefit of the sick, remaining free of all intentional injustice, of all mischief and in particular of sexual relations with both female and male persons, be they free or slaves.

What I may see or hear in the course of the treatment or even outside of the treatment in regard to the life of men, which on no account one must spread abroad, I will keep to myself holding such things shameful to be spoken about.

If I fulfill this oath and do not violate it, may it be granted to me to enjoy life and art, being honored with fame among all men for all time to come; if I transgress it and swear falsely, may the opposite of all this be my lot.

## The Oath[370]

I swear by Apollo the Physician and Asclepius and by Health [the god Hygieia] and Panacea and by all the gods as well as goddesses, making them judges [witnesses], to bring the following oath and written covenant to fulfillment, in a accordance with my power and my judgment;

to regard him who has taught me this techne [art and science] as equal to my parents, and to share, in partnership, my livelihood with him and to give him a share when he is in need of necessities, and to judge the offspring[coming] from him equal to [my] male siblings, and to teach them this techne, should they desire to learn [it], without fee and written covenant,

and to give a share both of rules and of lectures, and of all the rest of learning, to my sons and to the [sons] of him who has taught me and to the pupils who have both made a written contract and sworn by a medical convention but by no other.

And I will use regimens for the benefit of the ill in accordance with my ability and my judgment, but from [what is] to their harm or injustice I will keep [them].

And I will not give a drug that is deadly to anyone if asked [for it], nor will I suggest the way to such a counsel.

And likewise I will not give a woman a destructive pessary.

And in a pure and holy way I will guard my life and my techne.

I will not cut, and certainly not those suffering from stone, but I will cede [this] to men [who are] practitioners of this activity.

Into ad many houses as I may enter, I will go for the benefit of the ill, while being far from all voluntary and destructive injustice, especially from sexual acts both upon women's bodies and upon men's, both of the free and of the slaves.

And about whatever I may see or hear in treatment, or even

without treatment, in the life of human beings—things that should not ever be blurted out outside—I will remain silent, holding such things to be unutterable [sacred, not to be divulged].

If I render this oath fulfilled, and if I do not blur and confound it [making it to no effect] may it be [granted] to me to enjoy the benefits both of life and of techne, being held in good repute among all human beings for time eternal. If, however, I transgress and perjure myself, the opposite of these.

| 부록 3 |

# 「제네바 선언」 원문

## Declaration of Geneva[371]

Ncw being admitted to the profession of medicine,

I solemnly pledge to consecrate my life to the service of humanity.

I will give respect and gratitude to my deserving teachers.

I will practice medicine with conscience and dignity.

Th= health and life of my patient will be my first consideration.

I will hold in confidence all that my patient confides in me.

I will maintain the honor and the noble traditions of the medical profession.

My colleagues will be as my brothers.

I will not permit considerations of race, religion, nationality, party: politics, or social standing to intervene between my duty and my patient.

I will maintain the utmost respect for human life from the time of its conception.

Even under threat, I will not use my knowledge contrary to the laws of humanity.

These promises I make freely and upon my honor.

| 부록 4 |

# 「제네바 선언」 수정본

## Declaration of Geneva[주2]

Adopted by the 2nd General Assembly of the World Medical Association, Geneva, Switzerland, September 1948 and amended by the 22nd World Medical Assembly, Sydney, Australia, August 1968 and the 35th World Medical Assembly, Venice, Italy, October 1983 and the 46th WMA General Assembly, Stockholm, Sweden, September 1994 and editorially revised at the 170th Council Session, Divonne-les-Bains, France, May 2005.

AT THE TIME OF BEING ADMITTED AS A MEMBER OF THE MEDICAL PROFESSION:

I SOLEMNLY PLEDGE to consecrate my life to the service of humanity;

I WILL GIVE to my teachers the respect and gratitude that is their due;

I WILL PRACTISE my profession with conscience and dignity;

THE HEALTH OF MY PATIENT will be my first consideration;

I WILL RESPECT the secrets that are confided in me, even after the patient has died;

I WILL MAINTAIN by all the means in my power, the honour

and the noble traditions of the medical profession;

MY COLLEAGUES will be my sisters and brothers;

I WILL NOT PERMIT considerations of age, disease or disability, creed, ethnic origin, gender, nationality, political affiliation, race, sexual orientation, social standing or any other factor to intervene between my duty and my patient;

I WILL MAINTAIN the utmost respect for human life;

I WILL NOT USE my medical knowledge contrary to the laws of humanity, even under threat;

I MAKE THESE PROMISES solemnly, freely and upon my honour.

# 주(註)

1 반덕진, 『히포크라테스의 발견』, 휴머니스트, 2005. 이 책의 화보 10쪽과 본문 62-72쪽 참고.

2 히포크라테스의 4대 전설이란 압데라의 철학자 데모크리토스의 웃음에 관한 일화, 히포크라테스가 그리스의 적인 페르시아의 왕 아르타크세르크세스의 초청을 거부한 일화, 마케도니아의 페르디카스 왕의 상사병(love-sickness) 진단, 그리고 그리스 대역병 기간 중의 히포크라테스의 활동을 말한다. 이에 관한 국외 연구로는 J. R. Pinault, *Hippocratic Lives and Legends*, Leiden, 1992가 있고 국내 연구로는 성영곤, "그리스 의사와 히포크라테스 전통", 서울대학교 박사학위 논문, 1994, pp. 31-49와 반덕진, 위의 책, pp. 155-184가 있다.

3 페르시아 전쟁(기원전 490-480년) 중 제1차 페르시아 전쟁(기원 490년)은 페르시아의 왕 다레이오스의 침략으로 시작되었는데 마라톤 전투에서 그리스가 대승을 거두었고 제2차 페르시아 전쟁(기원전 480년)에서는 다레이오스 왕의 아들 크세르크세스 1세(기원전 486-465년)가 살라미스 해전에서 그리스의 이순신이라 할 수 있는 테미스토클레스에게 대패했다. 히포크라테스 전설에서 말하는 페르시아 왕은 다레이오스 왕의 손자이자 크세르크세스 1세의 아들인 아르타크세르크세스 왕이다.

4 Hippocrates, Letters 1-9 (Littré IX, pp. 312-321; Smith, W. D. *Hippocrates: Pseudepigraphic Writings*, Leiden, 1990, pp. 48-55)와 *Decree of the Athnians; VHSS; Suda; Stobaeus* 3.13.51.

5 Hippocrates, *Letters* 5 (Littré IX, pp. 316-317; W. D. Smith, ibid., pp. 52-53). 히포크라테스의 답신을 접한 페르시아 왕은 격노하여 히포크라테스를 압송하지 않으면 코스인들을 수장시키겠다고 위협했으나(편지 8), 코스 인들은 어떤 일이 있어도 히포크라테스를 포기하지 않겠다는 회신을 보내며(편지 9) 의연히 맞선다.

6 이런 점에서 히포크라테스의 범그리스주의(Panhellenism)는 지역적 애국심(local patrioism)을 넘지 못하고 있다. O. Temkin, *Hippocrates in a World of Pagan and Christians*, Baltimore, 1991, p. 58.

7 P. Debrē, *Louis Pasteur*, Paris, 1994; *Louis Pasteur*, translated by E Forster, Baltimore, 1998, pp. 468-472.

8 물론 파스퇴르가 히포크라테스의 답신 내용에 대해, 그리고 황우석 박사가 파스퇴르의 말에 대해 사전에 알지 못했을 수도 있다.

9 피타고라스 문제'나 '셰익스피어 문제' 등도 역시 마찬가지이다.

10 히포크라테스는 역사학의 아버지인 헤로도토스처럼 그리스 본토에서 태어나서 활동한 인물이 아니라 그리스의 지배를 받던 이오니아 지방의 코스 섬에서 태어나 한 동안 그곳에서 진료 활동을 했다. 그리스의 동남부 변방의 작은 섬 출신인 그는 고전기 그리스 문화를 꽃피운 아테네에서 활동했다는 기록이 거의 없을 만큼 주로 코스 섬과 선조들의 고향인 그리스 북부 지역에서 활동했다. 기원전 5세기 이래 아테네는 철학의 중심지이긴 했으나 의학의 중심지는 아니었다. 당시 의학의 중심지는 히포크라테스가 태어난 코스 섬이었으며, 기원전 3세기 헬레니즘 시대에 이집트의 알렉산드리아에 그 주도권을 넘겨줄 때까지 코스 섬은 그리스 의학을 주도했다.

11 히포크라테스의 생애에 대해서는 J. Jouanna, *Hippocrate*, Paris, 1992, pp. 13-84; *Hippocrates*, trans. by M. B. DeBevoise, Baltimore, 1999, pp. 3-55 (서홍관 역, 『히포크라테스』, 아침이슬, 2004, pp. 23-106); 반덕진, 위의 책, pp. 33-184 참고.

12 *Suda* 10-14 (J. R. Pinault, *Hippocratic Lives and Legends*, Leiden, 1992, p. 129).

13 Plato, *Theaetetus* 152a (Loeb Ⅶ, pp. 40-41).

14 5세기 스토바이오스(Stobaeus)에 따르면 이 말은 스파르타의 현인이었던 킬론(Chillon)이 처음 남긴 것으로 전한다. H. Diels, and W. Kranz *Die Fragmente der Vorsokratiker*, vol. I, Berlin, 1974, p. 63.

15 소크라테스도 몸(body)에 대한 학문으로써 의학과 그리고 영혼(soul)에 대한 학문으로써 수사학의 역할을 강조했다. Plato, *Phaedrus* 270b (Loeb I, pp. 548-549).

16 Celsus, *On Medicine* 서문 1-8 (Loeb I, pp. 3-7).

17 Hippocrates, *Aphorims* I (Loeb IV, pp. 98–99).

18 이 노목은 현재 10여개의 지지대로 겨우 유지되고 있다.

19 히포크라테스의 사위인 폴리보스(Polybus)는 아리스토텔레스의 기록에도 나타날 만큼 유명한 의학자였으며 히포크라테스의 저술로 알려진 「인간의 본질에 관하여」를 사실상 폴리보스의 것으로 보는 학자들도 있다.

20 히포크라테스가 코스 섬을 떠났다고 해서 고향과 연연이 끝난 것은 아니었다. 그는 그 후에도 고향에 대한 관심을 거두지 않았는데 「특사의 연설」에 따르면 펠로폰네소스 전쟁 말기에 아테네와 코스 사이에 불화가 생겼을 때 그는 코스 편에 섰다.

21 히포크라테스가 코스를 떠나 테살리아로 향한 이유에 대해 전기 작가들은 크게 세 가지로 설명하고 있다. 첫째는 히포크라테스가 코스 섬 혹은 크니도스 섬의 서고(書庫)에 방화했다는 설이고, 둘째는 주변 지역에 대한 견문을 넓히기 위한 것이며, 셋째는 테살리아로 떠나라는 꿈의 계시 때문이었다는 설이 있다. *VHSS 4* (Pinault, ibid., p. 127).

22 의학 학위와 의사 자격증 제도의 기원에 대해서는 12세기경 유럽 의과 대학의 중심지였던 살레르노 의과 대학설이 유력하다.

23 히포크라테스의 유해가 안장된 장소에 대해 VHSS, Tzetzes , *Brussels Life*는 라리사와 기르톤 사이에 위치한다고 조심스럽게 피력하고 있는 반면, *Suda*는 라리사로 단정하고 있다. 그러나 현재 그의 무덤에 대해서는 믿을만한 정보가 남아 있지 않으며 이에 대한 관심도 크게 줄어들었다. 아킬레우스가 태어난 곳이나 아폴론과 사랑을 나눠 아스클레피오스를 낳은 코로니스의 고향도 라리사의 인근 지역이다.

24 약 60여 편에 달하는 『히포크라테스 전집』의 모든 논문을 히포크라테스와 그의 학파가 쓴 것으로 보는 학자는 거의 없다. 하지만 『히포크라테스 전집』의 핵심을 이루는 20편 내외의 논문들은 아마도 히포크라테스 학파의 산물일 것으로 추정된다. 이 논문들은 기원전 3세기 바키오스 시대인 헬레니즘 시대에 1차 『히포크라테스 전집』(약 20편)의 상태로 존재했다. 그 후 크니도스 학파의 유명한 논문들이 여기에 추가되어 1세기 경 에로티아누스에 의해 2차 『히포크라테스 전집』(약 40편)이 작성되었다. 시간이 흐르면서 이 2차 『히포크라테스 전집』에 출처가 불분명한 다른 논문들이 연이어 편입되어 결국 3차 『히포크라테스 전집』(약 60편)이 형성되었고, 이것이 중세의 필사본을 통해

오늘날 우리에게 전해지고 있다.

25 코스의 아스클레피오스의 후손들은 원래 혈연 관계에 기초를 둔 폐쇄 집단으로 코스 의사들을 위한 제도적 장치를 마련하고 이에 대한 배타적 통제를 가했다는 주장에 대해, 최근에 스미스는 이의를 제기하고 있다. 그에 따르면 이런 견해는 기원전 2세기 상황을 과거에 투영한 결과이며 현존하는 비문의 어디에도 아스클레피아데스라고 불린 의사가 없다고 밝히고 있다. W. D. Smith, ibid., p. 9.

26 Galen, *Anatomical Procedures* 2.1. The translation by C. Singer, Oxford, 1956, p. 31.

27 J. Jouanna, *Hippocrates*, trans. by M. B. DeBevoise, Baltimore, 1999, p. 46.

28 Plato, Protagoras 311b–c (Loeb Ⅱ, pp. 98–101). 코스에 유상 교육이 도입된 사실이 혈연 중심의 전문직 공동체를 붕괴시켰다는 주장에 대해 스미스는 동의하지 않는다. 자세한 내용은 W. D. Smith, ibid., p. 11 참고.

29 성영곤, "그리스 의사와 히포크라테스 전통", 서울대학교 박사학위 논문, 1994, p. 23.

30 이에 대한 설명은 F. Rosenthal, "An Ancient Commentary on the Hippocratic Oath," *Bulletin of the History of Medicine*, 1956, 30, pp. 52–87 참고.

31 호메로스(Homer)의 후손을 자처하는 이들을 단수형으로는 호메리데스(Homerid), 복수형으로는 호메리다이(Homerids)로 표기한다.

32 J. Jouanna, ibid., p. 48.

33 Hippocrates, *Hippocrates* I, eds. & trans. by W. H. S. Jones, Loeb Classical Library, Cambridge, 1923, p. 291.

34 J. Jouanna, ibid., pp. 401–402.

35 에델슈타인은 이 판본을 사용하고 있다. L. Edelstein, *Ancient Medicine*, Baltimore, 1967, pp. 4–5.

36 이 세 가지 판본의 모본(母本)은 현대 연구자들이 대부분 인용하고 있는 그리스어 판본(*textux receptus*)이다.

37 W. D. Smith, *The Hippocratic Tradition*, Ithaca, 1979, p. 39 참고.

38 피타고라스주의는 크게 네 시기로 구분된다. 제1기는 기원전 5세기의 초기

피타고라스주의이고 제2기는 기원전 4세기에 이탈리아의 타렌툼을 중심으로 부각된 피타고라스주의를 말하며, 3기는 헬레니즘 시기의 피타고라스 운동이고 4기는 1세기 중반에 출현하여 250년간 지속된 신피타고라스주의(Neo-Pythagoreanism)를 말한다. 에델슈타인에 따르면 이중 「선서」와 관련된 피타고라스주의는 기원전 4세기 피타고라스주의이다.

39 피타고라스(기원전 570?-490?년)는 이오니아 지방의 사모스 섬에서 태어나 활동하다가 기원전 532년경에 사모스의 참주 정치를 피해 남부 이탈리아의 크로톤(Croton)으로 이주했다. 그는 이곳에서 종교적 결사단체를 조직하여 활동하다가 나중에는 수학과 철학에 몰두했다. 이처럼 그는 종교 지도자로 출발하여 나중에는 순수 학문으로 관심을 돌렸다. 그래서 피타고라스는 종교적 신비주의와 과학적 합리주의라는 상이한 두 흐름의 시발점을 이루며 서양 지성사에서 독특한 위상을 점하고 있다. 그러나 그는 책을 남기지 않았고 그에 관한 단편적인 전기들만이 전하고 있다.

40 L. Edelstein, ibid., p. 53.

41 콩의 섭취를 금지했는가에 대해서는 고대의 기록들이 일치하지 않으며 콩을 먹지 말도록 한 이유에 대해서도 정설이 없다.

42 L. Edelstein, ibid., pp. 62-63.

43 에델슈타인의 견해에 동조하는 학자들은 Pellegrino, Thomasma, Kass, Carrick, Veatch 등이 있다.

44 에델슈타인의 견해를 비판하는 학자들은 Staden, Jouanna, Lloyd 등이 있다.

45 W. D. Smith 등의 학자가 여기에 해당된다.

46 W. Burkert, *Weisheit und Wissenschaft, Nuremberg*, 1962, p. 273, n. 104. cf. H. von, Staden, "In a Pure and Holy Way", *Journal of the History of Medicine and Allied Sciences*, 1996, 51, p. 409, n. 10. 마일스는 한 발 더 나아가 「선서」가 당시의 의료 현실과 의료 윤리를 잘 반영하고 있다고 믿는다. S. H. Miles, *The Hippocratic Oath and the Ethics of Medicine*, Oxford, 2004 p. 3.

47 H. von, Staden, ibid., p. 409.

48 그는 아리스토텔레스의 제자로 『피타고라스와 그의 제자들에 관하여』라는 사료를 남겼다.

49 피타고라스가 활동했던 이탈리아 남부의 크로톤에는 코스학파와 크니도스학파에 버금가는 의사집단이 존재했는데 그 중심에는 알크마이온(Alcmaeon)이 있다. 그는 기원전 6세기 최초의 철학자적 의사(philosopher-physician)이자 건강과 질병에 대해 최초로 합리적인 규정을 시도하여 '히포크라테스 이전 의학의 아버지'로 불렸다. 그는 피타고라스의 제자이거나 혹은 피타고라스학파의 일원으로 추정되며 최소한 그의 의학 이론은 피타고라스의 조화사상에서 영향을 받아 한 세기 뒤의 히포크라테스의 의학 이론에 영향을 주었을 것이다. 알크마이온의 후계자인 필리스티온은 훗날 플라톤과 디오클레스의 의학 이론에 도움을 주었다.

50 라틴어로 sacramentum, 프랑스어로 serment라고 한다.

51 cf. S. H. Miles, ibid., p. 4, n. 8-9.

52 S. H. Miles, ibid., p. 28.

53 단테의 『신곡』은 「지옥편」(Inferno), 「연옥편」(Purgatorio), 「천국편」(Paradiso)의 3편으로 구성되어 있다. 이중 지옥편은 악한 인간들이 참혹한 고통을 당하는 저주의 세계로 처참한 비명소리가 진동하는 곳이다. 역피라미드 모양의 9개 단계로 범죄의 경중에 따라, 아래로 내려갈수록 중한 죄에 속한다. 주르 무절제, 폭력, 사기를 범한 영혼들이 수감되어 있다. 그런데 제1지옥인 림보는 지옥 중에서도 다른 단계와 성격이 다르다. 이 곳은 고통이 없는 지옥으로 르네상스 시대에 복권이 예고되는 인물들이다. 이들은 기독교와 무관한 이들로 기독교를 몰라서 믿지 않은 착한 영혼들이다. 호메로스, 헥토르, 소크라테스, 플라톤, 아리스토텔레스, 히포크라테스, 갈레노스 등 예수 이전의 인물들이 이곳에 머물고 있다.

54 한영곤 역, 『신곡』, 서해문집, 2005, p. 603.

55 D. C. Smith, "The Hippocratic Oath and modern medicine", *Journal of the History of Medicine and Allied Sciences*, 1996, 51. pp. 484-500.

56 1948년에 작성된 원문의 번역본이다.

57 「제네바 선언」을 번역한 한역본의 경우 "나는 …하노라."라는 문체로 번역되어 있는데 이런 문체와 어투는 권위주적인 느낌을 줄 뿐만 아니라 「선서」의 성격에도 부합되지 않기 때문에 "나는 …하겠습니다."로 수정하는 문제를 논의해 볼 필요가 있다.

58 D. C. Smith, ibid., p. 490.

59 S. H. Miles, ibid., p. 4.

60 cf. S. H. Miles, ibid., p. 4. 현재 프랑스의 경우는 의과대학 졸업 논문 발표 과정에서 「히포크라테스 선서」를 하고 있다고 한다.

61 김일순 외, 『의료윤리의 네 원칙』, 계축문화사, 1993 pp. 196-197.

62 새 헌장은 환자의 복지를 최우선으로 두고 환자의 자율성, 의료의 사회 정의 등 3가지 원칙에 기초하고 있으며 이를 실현하기 위해 10대 지침을 제시했다. 미국 '내과학보'(AIM)와 '란셋'(Lancet) 웹 사이트에 공개된 새 헌장의 10대 지침 내용은 다음과 같다. 1. 의사들은 평생 교육을 통해 항상 새로운 의술을 습득한다. 2. 환자에게 정직한다. 3. 환자의 비밀을 누설하지 않는다. 4. 환자와 부적절한 관계를 갖지 않는다. 5. 의료의 질을 개선한다. 6. 환자들이 병원을 쉽게 이용할 수 있도록 한다. 7. 부족한 병원 시설을 환자들이 적절히 활용할 수 있도록 한다. 8. 발전된 과학 기술을 진료에 이용한다. 9. 환자와 이해가 상충될 때도 의사의 이해를 추구하지 않는다. 10. 의사로서 끝까지 책임을 진다.

63 Homer, *Iliad* 14.270-280 (Loeb II, pp. 86-87). 여기서 카리테스 여신들(Charites, 단수형: Charis)은 제우스의 딸들로 인생에 우아함을 부여하는 여신들이다. 호메로스의 작품에서는 그 수가 일정하지 않은 채 파시테아(Pasithea)만이 거명되고 있으나 일반적으로 3명으로 알려져 있다. 헤로도토스는 그들의 이름이 에우프로쉬네, 아글라이아, 탈리아인 것으로 밝히고 있으며 일반적으로 아프로디테를 수행하는 역할을 하는 것으로 알려져 있다.

64 그리스의 총대장인 아가멤논은 아킬레우스의 전리품인 브리세이스를 탈취했다가 돌려주면서 다음과 같이 맹세한다. "먼저 신들 중 가장 높고 가장 위대하신 제우스께서 증인이 되어 주소서. 그리고 대지와 태양과 위증한 자를 지하에서 벌하시는 복수의 여신들도 증인이 되어주소서. 나는 브리세이스에게 결코 손댄 적이 없으며 그녀에게 동침을 요구한 적도 없나이다. 그녀는 내 막사에 본디 있는 그대로 있었나이다. 만일 내 맹세에 조금이라도 거짓이 있다면 여러 신들께서는 거짓 맹세로 신들께 죄짓는 자들에게 내리는 온갖 고통을 나에게 내리소서." Homer, *Iliad* 19.259-265 (Loeb II, pp. 352-353).

65 R. Sealey, *The Justice of the Greek*, University of Michigan Press, 1997, pp. 96-97. 「호메로스의 선서」들이 고전기 논문들에 나타난 이 패턴에 일치한다고 말하기는 어렵다. 하지만 헤라의 선서 장면에서 볼 수 있는

것처럼 선서자의 구체적인 자세까지 묘사되는 경우도 있다.

66 그는 「선서」에 나타난 내용들에만 우선적인 관심을 두었을 뿐 「선서」의 이면에 숨겨진 원리나 논리는 포착하지 못했던 것 같다. 이는 아마도 그의 주된 관심이 「선서」가 피타고라스학파의 산물이라는 것을 입증하는데 있었기 때문으로 보인다.

67 지거리스트는 프랑스의 파리에서 탄생하여 스위스에서 의학을 공부한 뒤 독일에서 의사학을 전공했다. 1932년 미국의 존스 홉킨스 대학교의 초대 의사학 연구소장을 역임했으며, 1947년에 스위스로 귀국했다. 히틀러의 등장으로 베를린을 떠난 에델슈타인도 미국으로 건너가 1934년부터 존스 홉킨스의 의사학 연구소에서 일하다가 지거리스트가 미국을 떠나던 1947년까지 함께 재직했다. 에델슈타인은 이 기간 동안 「히포크라테스 선서」에 관해 연구했고 아스클레피오스에 관한 저서를 집필했다.

68 H. E. Sigerist, *A History of Medicine* II, New York, 1961, pp. 298-312.

69 마일스는 '이익과 정의(benefit and justice)'를 「선서」의 주요 원칙이자 도덕적 핵심으로 보고 있다. S. H. Miles, ibid., p. 176.

70 지거리스트는 이 단락을 「선서」에서 유일한 긍정 규정으로 이해하고 있으나 엄밀하게 말하면 「선서」에는 작위 맹세와 부작위 맹세가 각각 6개씩 나타난다.

71 H. E. Sigerist, ibid., p. 302.

72 의학에 대한 명언들은 『히포크라테스 전집』 중 「격언집」에 담겨 있다.

73 '이아트리케 아레테'라는 용어는 이아트리케 에피스테메, 이아트리케 테크네와 호흡을 맞추기 위해 사용해 보았다.

74 의술이 실천되거나 적용될 때 이를 의료(medical care)라고 한다.

75 9단락은 의사들이 영원히 추구해야 할 이상이 담겨 있다. 성실한 직무 수행을 통해 의사가 궁극적으로 추구하는 것은 모든 사람들로부터의 영원한 명예이다. 오늘날의 시각에서 보면 내면적인 보람이나 자족감이 아니라 왜 하필 명예의 추구인지 궁금해질 수 있지만 이 문제는 이 책의 마지막 장에서 그리스적 가치관과 관련시켜 살펴보게 된다.

76 여기서 「선서」는 반복이라는 수사학적 장치를 사용하고 있다.

77 S. H. Miles, ibid., p. 177.

78 「선서」의 모든 규정은 현대적 관점에서 봐도 단지 고대 의료 윤리를 담은 낡

고 진부한 것이 아니라 현대적 유효성을 담은 것이다. 변화된 의료 상황을 감안하면서 그 의미를 음미해 보면 그 가치가 완전히 사라진 규정은 찾아 볼 수 없다. 섭생법, 순수하고 경건한 삶과 의술, 영원한 명예 등은 히포크라테스 시대보다 더 강조될 필요가 있고 의료 사고, 부적절한 관계, 비밀 준수 등은 변함없이 그 진가를 발휘하고 있으며 신에 대한 선서, 동업자 윤리, 안락사와 낙태 등은 당시에 비해 오늘날 다소 가치가 떨어진다.

79 의사의 혈통은 의술의 신인 아폴론에서 시작되어, 그의 아들 아스클레피오스로 이어지고 아스클레피오스의 신성한 딸들인 휘기에이아와 파나케이아도 포함하고 있다. 아스클레피오스의 두 아들이자 치료 영웅들이 언급되지 않은 채 여성 조상들을 신격화하는 것도 이색적이다. 일설에 의하면 휘기에이아와 파나케이아는 원래 아스클레피오스의 자녀가 아니었으나 기원전 5세기에 들어오면서 아스클레피오스가 아버지인 아폴론을 대신해 의술의 신으로 격상되면서 슬그머니 그 딸들로 편입되었다고 한다.

80 조상신에서 부족신, 도시신, 지방신, 민족신으로 확대되어 나갔을 것이다.

81 고대 그리스에서 도시를 건설하거나 개혁할 때 그 도시의 수호신이나 시조영웅을 설정하고 그를 모신 신전을 건립하는 것을 최우선으로 삼았던 사실과도 무관하지 않다.

82 그리스 사회에서 신입자가 자신을 소개할 때 자신의 가문(조상)과 고향부터 언급하는 것은 일반적인 관례에 속한다. 헤라클레스의 법적 아버지인 암피트리온(Amphitryon)은 다음과 같이 자신을 소개하고 있다. “나에 대해 들어보지 못한 사람이 있습니까? 나는 아르고스의 암피트리온으로 제우스는 나의 아내를 공유했습니다. 알카이오스의 아들이자 페르세우스의 손자이며, 그리고 헤라클레스의 아버지인 나는 뿌려진 사람들이 대지에서 태어난 후부터 이곳 테베에서 살아왔습니다.”, Euripides, *Heracles* 1–4 (Loeb III, pp. 310–311). 암피트리온은 헤라클레스의 어머니인 알크메네의 남편이다. 남편인 암피트리온이 전쟁에 나간 사이 제우스가 암피트리온의 모습으로 변신하여 알크메네와 관계를 가졌다. 그날 밤에 전쟁에서 돌아온 암피트리온도 그녀와 동침했다. 결국 알크메네는 제우스의 아들인 헤라클레스와 암피트리온의 아들인 이피클레스를 동시에 출산했다. 그리고 인용문에서 뿌려진 사람들이란 아레스의 자식인 용의 이빨이 땅에 뿌려져 무장한 병사로 솟아났음을 말한다. 그들은 서로 싸우며 대부분 자멸했다. 생존자들은 테베 귀족의 조상

이 되었다. 테베 시의 건국자인 카드모스가 이 용을 죽이고 그 이빨을 땅에 뿌린 것으로 전한다. 카드모스는 신성한 영물을 죽인 죄로 8년간 아레스의 노예 생활을 한 후 하르모니아와 결혼한다.

83 *The Greek Anthology* 7.135 (Loeb II, pp. 77–79).

84 Aeschylus, *Suppliant Maidents* 263 (Loeb I, pp. 26–27), *Agamemnon* 1623 (Loeb II, 142–145), *Eumanides* 62 (Loeb II, 276–277).

85 아폴론은 그리스적 이상을 상징하는 신이다. 그는 태양의 신, 음악의 신, 궁술의 신이기도 하다.

86 므사이(*Mousai*)는 영어의 뮤즈들(muses)에 해당된다.

87 아폴론을 기념하는 퓌티아 제전의 우승자에게 월계수로 만든 관이 수여되었다. 반면에 제우스를 기념하는 올림피아 제전의 우승자에게는 올리브관이 수여되었다.

88 Apollodorus, *Library* 3.10.3 (Loeb II, pp. 11–13).

89 L. Edelstein, & E. Edelstein, *Asclepius: A Collection and Interpretation of Testimonies*, 2 vols. Baltimore, 1945. 이 연구서는 아스클레피오스에 관해 언급하고 있는 고대의 인용문들을 잘 정리하고 있다.

90 이런 사실은 바로 예후 행위에서 그 제목을 따온 「예후(Prognostic)」라는 논문의 서문에서 잘 드러난다. 이 논문에는 유능한 의사와 정확한 예후가 규정된다. "나는 의사가 예측하는 일이 훌륭한 것이라고 생각한다. 왜냐하면 만약 그가 환자 측의 말을 듣기 전에 질병의 현재, 과거, 미래를 알아내어 알려주고 환자의 설명과의 차이를 보완해 갈 수 있다면 그는 증례들을 잘 이해하고 있는 것으로 믿어져 환자들은 확신을 가지고 그의 치료를 신뢰하게 된다. 게다가 만약 의사가 현재 증상부터 미래에 나타날 증상까지 미리 안다면 최선의 치료를 할 것이다." Hippocrates, *Prognostic* I (Loeb II, pp. 6–7).

91 고대 의사의 예후는 질병의 과거, 현재, 미래와 관계있다. 이런 구조는 『일리아스의 제1권의 제목인 「전염병, 아킬레우스의 분노」, 그리고 『오이디푸스 왕』이라는 비극 작품이 전염병이 만연하는 시점에서 시작되어 전염병의 원인과 진행, 그리고 그 소멸 과정이 신의 예언을 통해 계시된다는 점과 유사하다. 신탁은 오직 미래와 관련된 것이 아니라 역병의 진행 과정과 종말까지도 말하고 있으며 질병의 원인과 관련하여 과거까지 연결되고 있다. 예언의 총

체성은 호메로스가 예언가를 소개하는 방식을 통해 확인되는데 이는 예언자가 자신의 예언을 말하기 전에 이루어진다. "그러자 그들 사이에서 테스토르의 아들 칼카스가 일어섰다. 그는 가장 뛰어난 예언자로 현재의 일과 닥쳐올 일과 지난 일을 모두 알고 있었다." 호메로스가 가장 훌륭한 예언자를 규정하는 것과 히포크라테스 학파의 의사가 가장 훌륭한 의사를 규정하는 모습이 매우 흡사하다는 것은 실로 놀랍다. 인간의 지식이 과거, 현재, 미래에 영향을 미친다는 점에서 의학적 예후는 예언과 유사하게 생각된다.

92 기원전 292년 로마가 전염병의 공포에 휩싸였을 때, 의사의 노력이 소용없다는 것을 안 로마인들은 델포이의 아폴론 신에게 도움을 요청했다. 이에 아폴론은 그들을 에피다우로스의 아스클레피오스에게 부탁하라고 되돌려 보냈다. Ovid, *Metamorphoses* 15, 622–679 (Loeb IV, pp. 408–413).

93 Apollodorus, *Library* 3.10.3 (Loeb II, pp. 11–13).

94 이중에는 히폴리토스도 포함되어 있는데, 그는 테세우스의 아들로 태어나 의붓어머니인 파이드라의 모함으로 죽자 그의 숭배를 받았던 아르테미스가 그의 죽음을 슬퍼하여 아스클레피오스에게 소생시켜줄 것을 부탁했다. 히폴리토스가 살아나자 제우스가 생사의 보편적 법칙을 어지럽힌 아스클레피오스를 죽였다고 전한다.

95 헬레네의 청혼자들 간에는 헬레네 부부의 유고 시에 모두 구원 활동에 나선다는 맹약이 맺어졌고 포달레이리오스와 마카온드 청혼자였으므로 트로이 전쟁에 참가하게 되었다.

96 Panacea를 panacea로 소문자로 쓰면 만병 통치약이 된다. 그래서 오늘날의 약사들은 파나케이아의 후손이라 할 수 있다.

97 오늘날 보건학자, 역학자, 예방 의학자는 휘기에이아의 후손이라 할 수 있다.

98 의사(*iatros*, physician)라는 용어의 기원이 되며 오로포스에 그녀의 성역이 있다.

99 그러나 두 아들 외에 아케소, 이아소, 파나케이아, 아이글레, 휘기에이아로 기록되기도 한다.

100 카파네우스, 뤼쿠르고스, 히폴뤼토스, 튄다레오스, 휘메나이오스, 글라우코스 등이 언급된다. Apollodorus, *Library* 3.10.3 (Loeb II, pp. 16–19).

101 Euripides, *Alcestis* 3–8 (Loeb I, pp. 160–161); Apollodorus, Library 3.10.4 (Loeb II, pp. 19–21). 아폴론을 소치는 일꾼으로 받아준 인간은 테

살리아에 있던 페라이의 아드메토스 왕이였다. 이에 대한 보답으로 아폴론은 알케스티스라는 여성에게 매혹된 아드메토스의 꿈을 이루어 주었다. 후에 아폴론은 아드메토스가 죽어야 할 때에 누군가 그를 대신해 죽는다면 그를 죽이지 말도록 운명의 여신들에게 부탁했다. 아무도 대신 죽으려 하지 않았으나 아드메토스의 부인인 알케스티스만이 남편을 대신해 죽겠다고 나섰다. 알케스티스가 죽자 이 사실을 안 헤라클레스는 하계로 내려가 더욱 젊고 아름다워진 그녀를 다시 데려왔다.

102 Homer, *Iliad* 2.729–732 (Loeb I, pp. 114–115).

103 그리스 신화에 따르면 트로이 전쟁은 파리스와 헬레네가 그 원인 제공자였다.

104 *VHSS* 4 (Pinault, ibid., p. 127).

105 그대 그리스 사회에서 여성의 지위는 오늘날에 비하면 크게 열악한 것이었다. 여자는 어렸을 때에는 아버지에게 의지하고, 젊었을 때는 남편에게 의지하며, 남편이 죽은 뒤에는 아들에게 의지한다는 관념은 그리스와 로마 사회는 물론 고대 인도에서도 보편적으로 받아들여졌다.

106 L. Edelstein, ibid., p. 45.

107 W. H. S. Jones, ibid., p. 292.

108 어델슈타인은 외부 제자가 스승의 양아들이 된다는 말은 믿기 어렵다고 주장한다. L. Edelstein, ibid., p. 41.

109 cf. 성영곤, 위의 논문, 1994. p. 20,

110 Hippocrates, *Hippocrates* I, eds. & trans. by W. H. S. Jones, Loeb Classical Library, Cambridge, 1923, p. 293.

111 L. Edelstein, ibid., pp. 46–47.

112 W. H. S. Jones, "*The Doctor's Oath*", 1924, p. 43, n. 1; cf. L. Edelstein, ibid., p. 47, n. 156.

113 L. Edelstein, ibid., p. 47, n. 156.

114 Hippocrates, *Hippocrates* I, eds. & trans. by W. H. S. Jones, Loeb Classical Library, Cambridge, 1923, p. 293, p. 299, n. 1.

115 W. H. S. Jones, ibid., p. 299, n. 2.

116 주요 논문들이 대략 기원전 430–350년 사이에 나온 것으로 추정되는 『히포크라테스 전집』은 그리스 학문은 물론 서양 지성사 연구에서도 중요한 위치

를 점하고 있다. 그리스 인들이 성취한 과학적 업적 가운데 의학은 수학과 함께 가장 탁월한 것이었으며, 그 결과는 『히포크라테스 전집』이라는 방대한 저술로 남아 있다. 『히포크라테스 전집』은 히포크라테스 의학의 이론적 근거이자 실천적 지침이며, 『히포크라테스 전집』에 대한 연구는 고대 이래 현재까지 지속적으로 이루어지고 있다. 『히포크라테스 전집』은 이오니아 방언으로 된 약 60편의 의학 논문들을 담고 있다. 『히포크라테스 전집』은 기원전 5-4세기에 작성되어 알렉산드리아 시기까지 보전된 그리스의 모든 의서들이 포함되어 있다고 볼 수 있다. 그러나 『히포크라테스 전집』의 논문 수에 대해서는 학자들 사이에 확정된 바 없으며, 게다가 「유행병」 시리즈처럼 동일한 제목 하에 여러 논문들이 포함되어 있는 것도 있어 숫자를 단정하기도 어렵다. 이 텍스트들에 대해 초기에 용어집을 쓴 기원전 3세기 말의 바키오스는 히포크라테스의 논문에 대해 잘 알고 있었으나 모두 몇 권인지에 대해서는 밝히지 않았다. 1세기의 에로티아누스는 『히포크라테스 전집』의 논문들을 29개 제목 혹은 38권으로 언급하고 있다. 그러나 현대 연구자들은 비교적 온전한 논문들을 대략 60여 편으로 보고 있다. 반덕진, 위의 책, pp. 223-261.

117 S. H. Miles, ibid., p. 36.

118 『히포크라테스 전집』 중 윤리 규범서로는 「선서」, 「법률」, 「교훈」, 「의사에 관하여」, 「예의에 관하여」 등이 있는데 이들 중 고전기에 나온 논문은 「선서」와 「법률」 뿐이고 나머지는 헬레니즘 시대나 로마 시대에 나왔다. 의학의 탄생이나 성격과 같은 의철학적 논문들과 외과, 산부인과, 임상 일지 등과 같은 의학 이론서가 먼저 집필되고 어느 정도 시간이 흐른 후 윤리 규범서들이 추가된 것으로 추정된다.

119 『히포크라테스 전집』에 담긴 각 논문들의 시기를 정확하게 확정하기는 어렵다. 그러나 일부 논문들은 기원전 430년경으로 소급되는 것들도 있으나, 「교훈」과 「심장에 관하여」는 기원전 350년 이후에 나온 것이 거의 확실해 보인다. J. Longrigg, *Greek Medicine: From the Heroic to the Hellenistic Age*, New York, 1998, pp. 203-204. 『위서집』 중 일부와 윤리 규범서의 일부는 헬레니즘 시대 혹은 그 이후에 작성된 것으로 보는 것이 관례이다.

120 Littré, *Oeuvres Complètes d'Hippocrate*, 10 vols. Paris, 1839-1861, repr. Amsterdam, 1961-1962. 리트레는 프랑스의 언어학자이자 사전 편찬자이

고 실증주의 사상가이며 다방면에 걸쳐 기념비적인 업적들을 남겼다. 히포크라테스 정신이 의료 현장에 여전히 유용하다고 생각한 리트레는 의사로서의 수련 과정은 이수했으나 개업은 하지 않았다. 영어, 독일어, 그리스어, 라틴어, 산스크리트어의 언어학뿐만 아니라 의학까지도 섭렵한 그는 불후의 저작인 『프랑스어 사전』(4권)을 완성한 후, 『히포크라테스 전집』의 정본 확립 작업에 나서 1839년부터 1861년까지 22년간 작업했다.

121 『히포크라테스 전집』에 담긴 60여 편의 논문들을 모두 히포크라테스나 그의 학파가 썼다고 생각하는 사람은 전혀 없다. 그 방대한 양도 그렇지만 무엇보다 상호 모순적인 내용들이 『히포크라테스 전집』에 혼재하고 있기 때문이다. 그래서 고대부터 히포크라테스 진서와 위서 논쟁이 끊이질 않았다. 이런 와중에서 리트레는 60여 편의 논문 중 오직 11편만을 히포크라테스의 진서로 간주했는데 「고대 의학에 관하여」, 「예후」, 「유행병」 1권과 3권, 「급성병의 섭생에 관하여」, 「공기, 물, 장소에 관하여」, 「관절에 관하여」, 「골절에 관하여」, 「정골 기구」, 「선서」, 「법률」이 그것이다. 그러나 20세기 이후의 연구결과는 '히포크라테스 문제'에 대해 리트레보다 훨씬 더 엄격하다.

122 Hippocrates, *Precepts* 6 (Loeb I, pp. 318–319).

123 Hippocrates, *Precepts* 4 (Loeb I, pp. 316–317).

124 『히포크라테스 전집』에서 가장 유명한 묘사로 알려져 있는 이 기록은 환자의 안색에 나타난 특징의 변화를 통해 죽어 가는 환자의 모습을 묘사하고 있다.

125 히포크라테스의 논문 중 아폴로니오스가 주석한 「관절에 관하여」는 현전하는 최초 주석서이다. 물론 원본은 소실되고 9–10세기 필사본에 담겨 전해온다. H. E. Sigerist, ibid., pp. 284–285.

126 이 논문은 히포크라테스의 제자인 폴리보스의 저술이다. 저자는 그 유명한 서문에서 인간의 본질이 공기든, 불이든, 물이든, 흙이든 유일한 근원적 요소로 구성되어 있다고 보는 일원론자들을 비판하면서, 이후 서양 의학의 중요한 원리로 자리 잡는 4체액설을 주장하고 있다. 이밖에도 코스 학파의 것인지에 대해 논란이 있는 「호흡에 관하여」는 호흡이 모든 병의 근원이라는 병리학적 이론을 담고 있다.

127 이 두 논문은 에로티아누스의 목록도 포함되어 있다.

128 『히포크라테스 전집』에는 의학에 대한 철학적 영향이 강하게 스며들어 있다. 오히려 철학과 의학의 상호 관련성을 부인하는 논문이 소수에 속할 정도이

다. "히포크라테스 의학은 동시대 학문의 장단점을 갖고 있다."라는 하이델(Heidel)의 지적은 이오니아의 합리주의에 대한 이해 없이는 히포크라테스 의학을 제대로 이해될 수 없음을 함축하고 있다. W. A. Heidel, *Hippocratic Medicine: its spirit and method*, New York, 1941, p. 18.

129 리트레는 자신의『히포크라테스 전집』에서 오직 이 논문만을 1권(570-637쪽)에 싣고 있다. 히포크라테스를 실증주의의 선구자로 본 리트레는 철학으로부터 의학을 분리하여 실증주의 의학을 확립시키려 했기에 이 논문은 그의 의도를 충족시키기에 적합했다. 그러나 이처럼 의학을 철학과 대립시켜 보던 파리 임상의학파와는 달리, 생기론 학파는 철학을 적대적으로 보지 않고 오히려 의학이 철학으로부터 영감을 얻을 수 있다고 보고 히포크라테스를 생기론의 선구자로 간주하기까지 했다. 그러나 두 학파 모두 의학의 자율성을 지키려 했다는 점에서는 일치하고 있으며 파리 임상의학파는 환자에 대한 정확하고 엄밀한 관찰을 통해, 몽펠리에의 생기론 학파는 생명체의 고유성을 주장함으로써 의학의 자율성을 지키려 했다. 여인석, "히포크라테스와 19세기 프랑스 의학", 의사학 12(23), 2003, pp. 175-177.

130 여자 의사에 대한 최초의 증거는 기원전 4세기 중반에 세운 것으로 추정되는 파노스트라테의 비문에 나타난다. 이 여성은 산파(*maia*)이자 의사(*iatros*)로 기록되어 있다. 아테네 국립박물관, 소장 목록 993번, J. Jouanna, ibid., p. 122, n. 49.

131 아프리카계 미국인(African American)이나 토착 미국인(Native American), 그리고 다른 소수 민족 출신 의사의 수를 부당하게 제한하는 의학 수련의 장벽들, 예를 들어 인종과 신분의 장벽을 해체하기 위해 아스클레피오스 가문의 문호 개방으로부터 열린 의학 교육의 전통을 계승할 필요가 있다. S. H. Miles, ibid., p. 179.

132 Hippocrates, *Law* 5 (Loeb II, pp. 264-265).

133 Hippocrates, *On Decorum* 17 (Loeb II, pp. 300-301).

134 非其人勿敎 非其眞勿授.

135 得其人乃傳 非其人勿言.

136 此先師之所禁 坐私傳之也 割臂歃血之盟也 子若欲得之 何不齋乎.

137 그는 헬레네의 형부이자 그리스 군의 총대장이었다.

138 이를 헤카툼(hecatomb)이라고 한다.

139 J. Longrigg, *Greek Rational medicine: Philosophy and Medicine from Alcmaeon to the Alexandrians*, London, 1993, p. 12.

140 아스클레피오스에 대한 숭배는 그의 고향인 테살리아의 트리카 지방에서 시작되어 그곳에 최초로 아스클레피오스 신전이 건축되었으나(Strabo, 9.5.17) 그 정확한 위치나 유적은 아직 확인되지 않고 있다. 아스클레피오스 신앙은 기원전 6세기 말에 확산되기 시작하여, 기원전 5세기의 가장 유명한 신전은 에피다우로스 신전과 코스 신전이었다. 고대 전 시대를 통해 에피다우로스는 아스클레피오스 신앙의 중심지였고 지금도 그 흔적이 남아 있다. 그런데 트리카의 신전과 연계된 것으로 보이는 코스의 초기 아스클레피오스 신전은 그 위치가 아직 파악되지 않고 있다. 그러나 기원전 366년에 코스 시가 동쪽으로 이전된 후 새로 축조된 신전은 현재 그 유적이 남아 있다. 그 후 기원전 418년경에 아테네, 기원전 4세기 중반에는 페르가몬에도 그의 신전이 건립되었다. 아스클레피오스 신전은 전 292년에 로마에 건설된 것을 시작으로 아프리카를 거쳐 이집트에도 들어왔다. 이후 고대 세계에 아스클레피오스 신전은 수백 개로 확산되었으나, 이중 에피다우로스, 코스, 페르가몬의 신전은 고대 세계의 3대 아스클레피오스 신전으로 유명했다.

141 이 글은 당시 웅변가였던 아이스키네스(Aeschines, 전 397-322년)가 자신의 치료를 기념하기 위해 에피다우로스 신전에 새긴 경구이다. 기원전 348년 이후에는 아테네의 친마케도니아파가 되었고 기원전 346년에는 필로크라테스와 함께 마케도니아에 가서 현상 유지를 기조로 한 평화 조약을 필립포스 2세와 체결했으나 이 조약을 둘러싸고 반마케도니아파의 데모스테네스와 정적이 된다. 데모스테네스와의 법정 투쟁과 관련된 그의 연설이 3편 남아 있다.

142 이런 신전 의술은 당시에 기록된 두 가지 자료에서 분명히 확인되고 있다. 하나는 문학적 기록으로, 아리스토파네스의 희극 「부의 신(Plutus)」에 실려 있고 다른 하나인 기적 치료 사례가 에피다우로스 신전에서 출토된 석비(stele)에 새겨져 있다.

143 J. Longrigg, ibid., p. 25.

144 합리적 의학과 신전 의학의 관계에 대해 고전기 의서들은 상호 대립보다 상호 보완 관계였음을 암시하고 있다.

145 이런 면에서 이오니아의 합리주의(Ionian Rationalism)에 대한 이해 없이

는 히포크라테스 의학을 제대로 이해할 수 없다. W. A. Heidel, *Hippocratic Medicine: its spirit and method*, New York, 1941 p. 18.

146 베르네 예거(Werner Jaeger)가 잘 지적했듯이(Paideia 3, Oxford, 1944, pp. 4–5) 철학과 의학의 이런 관계는 기원전 5–4세기에 이오니아 방언으로 된 『히포크라테스 전집』의 논문들이 그 좋은 증거가 된다. 코스와 크니도스 지역이 둘 다 도리아인의 정착지였음에도 『히포크라테스 전집』은 도리아 방언으로 기록되지 않고 철저히 이오니아 방언으로 기록되었는데 이는 철학뿐만 아니라 역사학과의 최초의 학문적 매개가 되었다. 게다가 당시의 지적 운동에 의학이 참여한 사실은 학자들 사이에 의학 현상에 대한 합리적 설명을 폭넓게 확산시키는데 크게 기여했다. J. Longrigg, ibid., pp. 32–33.

147 「인간의 본질에 관하여」의 저자는 많은 사람들이 동시에 같은 질병에 걸리는 것의 원인을 '공기(air)'라고 보고 여러 질병이 동시게 발생하는 것의 원인을 '섭생(regimen)'로 본다. Hippocrates, *On the Nature of Man* 9 (Loeb IV, pp. 24–25). 『히포크라테스 전집』에서 유행병(epidemic disease)이라는 용어는 특정 기간 동안 특정 지역에서 관찰되는 질병을 가리킨다.

148 J. Jouanna, ibid., pp. 257–258.

149 '합리적'이라는 용어 대신에 '과학적(scientific)'이라는 용어를 사용하는 학자들도 있으나, 히포크라테스 의학은 현대 과학의 엄격한 기준에서 볼 때 합리적이었으나 과학적이지는 못한 면도 있음은 부인할 수 없다.

150 이런 점에서 위의 세 가지에 관하여, 히포크라테스의 의학은 우리에게 많은 것을 말해줄 수 있음에도 이 정보의 가치가 그동안 제대로 인정받지 못했다. 이제 히포크라테스 사상은 고전기 그리스의 연구에 있어 정당한 영역으로 자리 매김되어 가고 있다.

151 Hippocrates, *On Airs, Waters, Places* 22 (Loeb I, pp. 128–129).

152 J. Jouanna, ibid., p. 195.

153 Sophocles, *Ajax* 580–583 (Loeb I, pp. 84–85).

154 Plato, *Phaedo* 118a (Loeb I, 402–403).

155 Plato, *Republic* 1.342d (Loeb V, pp. 62–63); Aristotle, *Politics* 3. 6. 1278b40–1279a1, (Loeb X XI, pp. 202–203).

156 Hippocrates, Epidemics 1.11 (Loeb I, pp. 164–165).

157 Hippocrates, *On Breaths* 1 (Loeb II, pp. 226–227).

158 Ackerknecht, ibid., p. 63.

159 이집트의 의학 문헌들은 증후학(semiology), 예후(prognosis), 치료학(the-rapeutics)의 3부분으로 구성되어 있는데, 중간 부분인 예후 편에는 환자가 치료될 수 있는지 없는지에 관한 기준이 포함되었다.

160 J. Jouanna, ibid., p. 109.

161 Hippocrates, *Prorrhetic* II, 12 (Loeb VIII, pp. 248–251).

162 의술의 본질에 대한 히포크라테스 학파의 생각은 이 논문에 잘 담겨 있다. 당시 의사들은 질병을 기술하고 그 진행 과정을 예견한 후 치료법을 제시하는 데 그치지 않고 의술의 궁극적 목적과 방법에 대해서도 고민했다. J. Jouanna, "The Birth of Western Medical Art", in *Western Medical Thought from Antiquity to the Middle Ages*, trans. by A. Shugaar, Cambridge, 1998, p. 23.

163 Hippocrates, *On the Art* 3 (Loeb II, pp. 192–193).

164 Hippocrates, *On the Art* 8 (Loeb II, pp. 202–205).

165 Hippocrates, *On Joints* 58 (Loeb III, pp. 338–339).

166 Hippocrates, *On the Art* 8 (Loeb II, pp. 202–205).

167 다시 말하면 환자 자신에게 질병에 대한 신체적 저항 능력이나 자연 회복 능력이 남아 있는가 하는 문제가 치료 중단의 한 단서가 될 수 있을 것이다.

168 플라톤은 유능한 선장과 유능한 의사를 비교하면서 불가능한 일의 수행을 거절하는 것은 모든 기술 분야에서 정당하다며 의사의 치료 거부를 일반화시켰다.

169 Plato, *Republic* 360e–361a (Loeb I, pp. 120–121).

170 유능한 의사와 무면허 의사가 혼재된 상황에서 옥석을 가리는 것은 예후의 정확성이었다.

171 크니도스의 질병분류학 논문들은 예후를 다루는 부분에서 불치병 환자의 치료 여부에 대해 다루지 않았다. 그러나 두 가지 예외적인 경우가 있었다. 폐병과 관련된 사례(Hippocrates, On Disease II (Loeb V, pp. 276–277))와 부인병에 관한 사례(Hippocrates, *On Disease* of Women I(Littré VIII, pp. 148–151))의 경우 "가능하면 치료하지 마라. 그리고 다른 누군가 치료한다면 만류하라."라고 당부하고 있다. 이상의 두 가지가 크니도스의 질병분류학 문헌에 기록된 치료를 거부해야 할 사례로 기록된 부분이다. 이 두 가

지 사례가 아닌 경우는 심지어 그 질병이 "치명적"이라 해도 치료해야 했다. 그러므로 치료의 금지는 크니도스 의학 전통에서 아주 예외적인 것이었으며, 이집트 의학과는 대조적이었다. J. Jouanna, *Hippocrate*, Paris, 1992; *Hippocrates*, trans. by M. B. DeBevoise, Baltimore, 1999, pp. 107-108.

172 그러나 표면적으로 이런 태도는 오늘날까지 히포크라테스 의사의 영광이자 그 위대함의 원천이 되고 있는 의료 윤리(그 목표는 의사의 명예나 의술이 아니라 오직 환자에 있음)와 양립할 수 없는 것이었을 수도 있다. Jouanna, ibid., pp. 110-111. 따라서 현대적 관점에서 불치병자라 할지라도 포기하지 않고 의사가 할 수 있는 모든 수단을 동원하여 치료하는 것이 진정으로 환자를 위한 행위인지, 아니면 더 이상 개입하지 않고 인체의 질병 저항 능력을 키워 주며 자연스러운 회복을 기대하는 것이 바람직한지에 대해서는 진지한 논의가 필요하다.

173 의사가 환자 진료를 거부하면 환자는 대부분 그대로 죽어 갔으나 간혹 '만일 네가 원한다면'이라는 단서를 달아 치료를 한 것으로 되어 있다. 그러나 이는 매우 소극적인 방법에 국한되었고 매우 드문 경우였다. 성영곤, 같은 논문, p. 135. 이와는 달리 가망 없는 환자들까지 계속해서 돌본 의사가 없지 않았다. 특히 그리스 의사 중 카파도키아의 아레타이우스는 "더 이상 도움을 줄 수 없을 때라도 의사는 불치의 환자와 더불어 한 인간으로서 슬퍼해야 한다. 이는 의사의 슬픈 운명이다."라며 진료를 계속했다. A. S, Lyons and R. J. Petrucelli, *Medicine: An Illustrated History*, New York, 1987, p. 223.

174 Littré, ibid., Ⅳ, p. 631; Adams, *The Genuine Works of Hippocrates*, II, 1886, p. 279; W. H. S. Jones, *The Docto's Oath*, 1924, p. 9. cf. L. Edelstein, ibid., p. 22, n. 55.

175 cf. L. Edelstein, ibid., p. 22, n. 55.

176 L. Edelstein, ibid., p. 23.

177 S. H. Miles, ibid., pp. 58-59

178 cf. S. H. Miles, ibid., p. 55.

179 cf. S. H. Miles, ibid., p. 55.

180 이 구절을 원칙적으로 환자에 의한 것과 의사에 의한 것을 포함한 모든 위해와 비행으로 보는 것이 타당할 것이다.

181 L. R. Kass, *Toward a more Natural Science: Biology and Human Affairs*, New York, 1985, p. 233.

182 E. H. Ackerknecht, *A Short History of Medicine*, Baltimore, 1982, p. 61. 질병의 원인과 치료를 초월적 존재가 아닌 공기, 바람, 추위, 더위와 같은 자연 현상에서 찾았다는 점에서, 그리고 인체의 자연 치유력을 중시했다는 점에서 히포크라테스 의학은 '자연 의학'이다. 물론 전자의 자연은 우주의 사물이라는 이차적 의미의 자연이며, 후자의 자연은 생명체의 고유한 내적 본성이라는 본래적 의미의 자연이다.

183 식이 요법, 운동, 출혈, 배설, 소작과 같은 모든 치료들은 혈액, 점액, 황담즙, 흑담즙이라는 인체 구성 요소간의 균형과 조화를 이루려는 체액설에 근거한 것이다.

184 환자들이 자신의 일상생활에서 장기간의 섭생을 준수하도록 요구하는 새로운 의학은 플라톤의 관점에서 볼 때 환자들을 시민으로서의 역할 수행을 어렵게 만드는 것이었다. 플라톤은 시민들이 자신의 병에 신경을 쓰느라 자기 앞에 있는 일을 소홀히 하는 것을 유익하지 않은 것으로 보고 있다. 플라톤은 이 새로운 의학에 대해 거부감을 내보이면서 전통적 치료 의학에 대해 우호적인 시선을 보낸다.

185 플라톤은 식이 의학이 헤로디코스에게서 시작된 것으로 보고 있으며 히포크라테스의 양생 사상의 완성판인 「섭생에 관하여」는 실제로 헤로디코스의 영향을 받은 것으로 간주되고 있다. 플라톤은 중기 대화편인 『국가』에서 식이 의학보다 전통적인 약리 의학에 대해 호감을 보였지만(*Republic* 405c–408b), 후기 대화편인 『티마이오스』에서는 질병을 악화시킬 수 있는 약의 사용에 대해 경고하면서 자연적인 식이 의학의 장점을 역설한다(*Timaeus* 89a–d).

186 당시 "누구든 최소한 10일이 지나기 전에 관장하거나 소작, 또는 절개를 해서는 안 된다."는 관행이 있었다.

187 Hippocrates, *Aphorims* I, 7.87 (Loeb IV, pp. 216–217).

188 G. Buchmann, *Geflugelte Worte und Zitatenschatz, Im Bertelsmann-Lesering*, 1958, pp. 187–231, cf. O. Temkin, ibid., p. 13, n. 19.

189 실험 생리학의 창시자인 프랑시스 마장디(Françis Magendie, 1789–1855년)의 후계자로 그 역시 실험 의학자로 유명하다. 그는 '파리 임상의학파'의 연

구방법론을 비판하고 실험 의학의 방법론과 윤리적 원칙을 확립했으며 19세기 초의 '파리 임상의학파'와 '19세기 말의 질병 세균설'을 이어 주는 가교 역할을 했다. 한편 그는 프랑스에서 과학자로는 처음으로 국장(國葬)의 영예를 누렸다.

190 L. R. Kass, ibid., p. 232.

191 Hippocrates, *Epidemics* 6.5.1 (Loeb VII, pp. 254–255).

192 L. R. Kass, ibid., pp. 232–233

193 A. Weil. *Spontaneous Healing*, New York, 1995. p. 37.

194 Plato, Republic 3.406d (Loeb V, pp. 274–275).

195 아이스퀼로스의 「아가멤논(*Agamemnon*)」에는 트로이 전쟁에서 승전보를 가지고 돌아온 아가멤논이 자기 왕국의 질서를 회복하고 질병의 재앙을 근절시키기 위해 말했던 "칼이나 불을 쓰는" 의사라는 표현(848–850)이나, 플라톤의 『고르기아스(*Gorgias*)』에서 소크라테스가 죄인과 상담하면서 "소작과 수술을 하는 의사처럼 이를 악물고 관대하고 용기 있게 법정에 출두하라"(480c)는 기록은 이를 잘 보여준다. 칼과 불을 이용한 치료는 환자의 관점에서 볼 때 가장 고통스럽고 잊혀지지 않는 것이기 때문에, 이런 치료가 대중들의 의식 속에 의술과 치료의 상징으로 남게 되었을 것이다.

196 소작이란 상처 부위의 감염을 막기 위해 상처 부위를 불에 담근 쇠나 끓는 기름으로 지지는 방법을 말한다.

197 Hippocrates, *On the Art* 8 (Loeb II, pp. 202–205).

198 약(drug)을 의미하는 그리스어 파르마콘(pharmakon)에서 약장수(pharmacopole)와 약제사(pharmacist)라는 단어가 파생되어 나왔다. 그러나 파르마콘은 독(poison)을 의미하기도 해서 히포크라테스 시대의 약장수들은 파르마콘이라는 애매한 용어로 독과 약을 다 취급할 수 있었다.

199 H. E. Sigerist, ibid., p. 299

200 Jaeger, *Paideia*, vol. III, Oxford, 1944, p. 45.

201 플라톤은 "실로 좋은 것(*to agaton*)은 아름답고(*kalon*), 아름다운 것(*to kalon*)은 결코 불균형하지(*ametron*) 않다."라며 균형과 적도(適度)가 모든 좋은(훌륭한) 것을 탄생시키고 보존시켜 주는 중요한 조건이자 원인이라고 생각했다. Plato, *Timaeus* 87c (Loeb IX, pp. 236–237).

202 건강을 최고선으로 인식하는 그리스 사회에서 건강하지 못한 사람은 사회적

으로 백안시되었다. 플라톤의 『국가』에는 위험스럽기까지 한 우생학적 건강관이 담겨 있다. 플라톤은 심신의 조화를 완전한 인간의 모습으로 보았다. 그래서 그는 신체적 건강 자체도 중요시했다. 왜냐하면 허약한 신체는 정신력을 약화시키며 이는 통치자 개인적 삶의 차원을 넘어 국가 공동체 전체에 큰 영향을 끼치기 때문이었다. 따라서 지나친 병치레는 전쟁터에서나 공직에서 정의롭게 일할 흥미를 상실시킨다. 그러므로 완전성을 지향하는 모든 교육에 병치레는 치명적이기 때문에 그러한 인간은 국가에 필요 없게 된다. 당시 그리스 사회에는 회복될 가능성이 없는 환자는 의사가 치료를 거부하는 것이 하나의 의료 윤리였다. 난치병 환자를 마주하게 되면 의사는 소생의 가망이 없다고 즉시 선언했다. 의술은 고통 받는 환자를 구원하는 것이지만, 동시에 가망 없는 환자는 미리 알아내어 포기하는 것이라는 사고가 당시 의사들의 머리속을 지배하고 있었다. 플라톤은 허약한 인간은 그가 성인이 되어 그와 비슷한 체질의 아이를 낳기 이전에 죽는 것이 국가에 이롭다고 보았다. 인간을 열등하게 만드는 질병으로부터 회복될 수 없다면 단순한 생명연장은 의미가 없고, 그러한 인간은 빨리 제거될수록 좋으며, 필요할 경우 국가가 후손의 출생을 금지시키거나 말살하는 것은 그에게 있어 지극히 논리적인 귀결이었다. 루소가 『에밀』에서 언급한 "나는 병들고 허약한 어린이라면 그가 80세를 산다고 해도 그를 맡지 않을 것이다."도 오직 신체의 보호에만 급급하다 자신이나 남을 위해 도움이 되지 않는 제자, 그리고 신체가 정신의 교육에 방해가 되는 제자를 절대로 원치 않는다는 뜻으로 이러한 생각은 플라톤의 견해와 상통하고 있다. 신체적으로나 정신적으로 건강한 사람들은 돌보되, 건강하지 않은 사람들은 죽도록 내버려 두라는 플라톤의 주장은, 가족이나 사회에 아무리 큰 부담이 되더라도 인간의 생명을 연장하려는 오늘날의 생각과는 크게 다른 것이다.

203 *Zeller, Die Philosophie der Griechen in ihrer geschichtlichen Entwicklung*, 5th ed., Leipzig, 1923, vol. III, pt. I. cf: H. E. Sigerist, *A History of Medicine*, vol. II, Oxford, 1961, p. 299

204 또한 소포클레스의 「오이디푸스 왕」에서 오이디푸스의 생모이자 부인인 이오카스테 역시 진실이 밝혀지자 회한에 몸부림치다가 자살하게 되는데 이런 자살은 질병에 의한 자살이 아니라 군인이나 정치 지도자의 수치심이나 불명예에 의한 자살로 봐야 하기 때문에 그 성격을 달리한다.

205 L. Edelstein, ibid., p. 15.

206 에델슈타인은 오직 피타고라스 학파(Pythagorean school)만이 자살을 절대 반대하는 유일한 집단이라고 주장한다. 게다가 피타고라스 학파는 자살을 사람에게 수명을 할당해 준 신에 대한 도전이라고 생각했고, 신의 명령에 불복한 자들에게는 처벌이 내렸다. L. Edelstein, ibid., p. 18.

207 아테에의 비극 시인으로 플라톤의 친구

208 Aristotle, *Ethica Eudemica* 1229b40−1230a4 (Loeb XX, pp. 320−321).

209 Lewin, *Die Gifte in der Weltgeschichte*, 1920, p. 139. cf. L. Edelstein, ibid., p. 11. 테오프라스토스도 효과적이면서도 고통 없는 자살용 극약을 조제한 사람에 대해 언급하고 있다.

210 cf. L. Edelstein, ibid., p. 12. n. 16.

211 Tacitus, *Annals* 15.64 (Loeb V, pp. 318−319).

212 Apuleius, *Metamorphoses* 10.9 (Loeb II, pp. 230−233).

213 물론 모든 환자들이 죽음의 절망에 사로잡히지는 않았다. 비록 의사에게 거부당한 환자라도 신이라는 여전히 의지할 수 있는 존재가 있었기 때문에 신전에서 도움을 구하기도 했다. 비록 그 고통이 참을 수 없고 인간이나 신적인 의사의 도움을 기대할 수 없을 때조차도 사람들은 계속해서 살아갈 수 있었고 살아갔다. L. Edelstein, ibid., p. 12. 가망 없는 환자의 종교적 도움 요청에 대해서는 L. Edelstein, "Greek Medicine in its Relation to Religion and Magic", *Bulletin of the History of Medicine*, V, 1937, pp. 238 ff..

214 「선서」 번역자 중 어느 누구도 이 사실을 지적한 적이 없다. 다이히그래버만이 안락사 문제를 제기했으나 그는 안락사가 고대인들에게 중요했다는 사실조차 부인한다. 반면에 자살에 대해 언급하는 학자들은 비록 질병에 의한 자발적인 죽음에 대해 언급하고 있으면서도 「선서」에 대해서는 언급하지 않는다. L. Edelstein, ibid., p. 12. n. 18.

215 의사 조력 자살이란 환자가 자신의 생명을 끊는데 필요한 수단이나 그것에 관한 정보를 의사가 제공함으로써 환자의 죽음을 촉진하는 것을 말한다.

216 연명 치료란 의료 장비의 도움으로 임종 때까지 생명을 연장시키는 행위를 말한다.

217 cf. S. H. Miles, ibid., p. 66.

218 S. H. Miles, ibid., pp. 66−67.

219 19세기 아일랜드의 역사가이자 평론가이다.

220 cf. S. H. Miles, ibid., p. 68. n. 9.

221 클라우디우스(41–54년 재위)는 로마 통치를 북아프리카까지 확대하고 브리타니아를 속주로 만들었다. 그러나 몇 명의 부인을 차례로 두었으나 마지막 부인이었던 아그리피나에게 독살당한 것으로 전한다.

222 히포크라테스처럼 그도 아스클레피아다이의 코스 학파 소속이었다. 비문에 따르면 크세노폰은 클라우디우스 황제로부터 코스 주민들의 경제적 부담(과세)을 면제받았고 코스의 아스클레피오스 신전의 재건 사업에 재정적 도움을 주었으며 그곳에 도서관을 건립했다. 히포크라테스와는 달리 크세노폰은 의사이자 아스클레피오스 신전의 사제였다. 게다가 그도 히포크라테스처럼 코스의 주화들에 새겨지는 영광을 누렸다.

223 1세기 네로 황제의 어머니이자 클라우디우스의 부인

224 Tacitus, *Annals* 12.67 (Loeb, 414–415).

225 M. P. E. Littré, ibid., p. 624.

226 L. Lewin, ibid., p. 139. cf. L. Edelstein, ibid., p. 10, n. 11.

227 Plato, *Laws* 11.933d (Loeb XI, pp. 456–457).

228 물론 플라톤의 이런 언급은 비밀스러운 암살자에 대한 논의일 뿐, 안락사 혹은 의사 조력 자살과는 무관하다.

229 라틴어 이름은 Gaius Plinius Secundus(23–79년)이다. 로마의 저술가로 그의 백과사전적 저서인 『자연사(*Natural History*)』(37권)는 그 내용이 모두 정확한 것은 아니지만 중세 때까지 일정한 권위를 유지했다. 플리니우스는 79년 베수비오스 화산 폭발시 자연 관찰을 위해 그곳에 갔다가 사망한 것으로 전한다. 그보다 한 세대 후에 태어난 로마의 작가이자 행정관인 (少) 플리니우스(Pliny the Younger)와 구분해야 한다.

230 그리스어 파르마콘(pharmakon)은 약(drug)을 뜻하는데 이것은 병을 치료하는 약과 죽게 만드는 약을 모두 포함한다. 소크라테스가 마신 독약은 당시 아테네에서 죄수에게 사약으로 쓰인 독약으로 식물에서 짠 즙이었고 그 식물은 『디오게네스 라에르티오스』 II, 42에서도 언급되고 있듯이 그리스어로는 *kōneion*, 영어로는 햄록(hemlock), 우리말로는 독미나리(water hemlock)라고 한다. 박종현 역, 『에우티프론, 소크라테스의 변론, 크리톤, 파이돈』, 서광사, 2003, p. 265, n. 1. 현재 미국의 안락사 관련 단체(The Hemlock

Society)도 그 명칭을 이 독성 식물의 이름을 따서 사용하고 있다.

231 Plato, *Phaedo* 117c (Loeb I, pp. 400–401).

232 기원전 370–287년경 인물로 아리스토텔레스를 이어 리케이온(Lyceum, 아리스토텔레스가 설립한 아테네의 학원)의 2대 원장을 역임했다. 스승처럼 형이상학, 물리학, 생리학, 동물학, 식물학, 윤리학, 정치학, 문화사 등 전 분야에 걸쳐 관심을 가졌으나 특히 식물학에 몰두하여 중세 말까지 식물학의 창시자로 인정받았다. 200여 편의 저술을 남겼으나 현존하고 있는 것은 『식물의 관찰』(9권), 『식물의 성장』(6권), 『형이상학』, 『법률』 등이며, 가장 유명한 저술인 『자연학에 대한 견해들』은 다른 여러 편집국들이나 초록, 또는 학설지의 출전이 되어 고대 철학사의 기초를 제공하고 있다.

233 고대 그리스의 아르카디아 지방 동부에 있었던 도시

234 Theophrastus, IX, 16, 8 (Loeb II, pp. 302–303).

235 세네카가 마신 것은 소크라테스가 마신 것과 같은 독미나리 즙이었다. Tacitus, *Annals* 15.64 (Loeb V, pp. 318–319).

236 조제프이냐스 기요틴은 1789년 모든 사형수를 '기계를 이용하여' 처형할 것을 요구한 법률을 통과시켰다. 그의 법률은 귀족들만 참수형으로 처형하는 것을 폐지하고, 모든 죄수를 가능한 한 고통 없이 처형하기 위한 것이다. 그가 발명한 단두대는 비세트르 병원에서 이루어진 시체를 이용한 실험을 여러 번 거친 뒤 1792년 4월 25일에 '그레브 광장'에 세워졌고 한 노상 강도를 처형했다. 이 단두대는 처음 다른 이름으로 불리다가 발명자의 이름을 따서 기요틴(guillotine)으로 불렸다. 프랑스에서는 20세기까지 계속 기요틴을 사용하다가 1960년대부터 사라지기 시작했다. 결국 1981년에 프랑스에서 사형제도가 폐지됨에 따라 기요틴, 즉 단두대도 폐기되었다.

237 S. H. Miles, ibid., p. 72.

238 cf. S. H. Miles, ibid., p. 71, n. 32.

239 Celsus, *On Medicine* 서문 23–25 (Loeb I, pp. 11–15).

240 기원전 300–280년 헬레니즘 시대에 프톨레마이오스 1세가 당시 제국의 수도였던 알렉산드리아에 세운 무세이온은 헬레니즘 문명의 산실로 『히포크라테스 전집』과 『아리스토텔레스 전집』 등이 편찬된 곳이며, 히브리어로 된 구약 성서를 그리스어로 번역한 『70인역 성서』가 탄생된 곳이기도 하다. 국가의 전폭적인 지원 아래 전 세계로부터 서적을 수집하여 필사하고 주석했으

며, 이를 분류하고 편집했다. 약 70만 권의 책이 소장되어 있던 부속 도서관은 기원전 48년에 카이사르(Caesar) 부대의 방화와 270년 아우렐리우스 황제의 공격으로 대부분 소실되었으며 642년 아라비아 인들의 침략으로 완전 파괴되었다. 2002년에 유네스코와 이집트, 중동 산유국, 프랑스, 독일, 일본 등 전 세계의 후원으로 4200억 원이 투입되어, 현대식 도서관이 옛 도서관이 있던 바로 그 자리에 축조됨으로써 고대 세계의 최대 도서관이 2300년 만에 부활되었다. 무세이온은 오늘날 박물관(museum)의 어원이다.

241 L. Edelstein, L. *Ancient Medicine*, Baltimore, 1967, pp. 247–302.

242 S. H. Miles, ibid., p. 72.

243 구영모, 『생명의료윤리』, 동녘, 2004, p. 50.

244 우리나라에서의 소극적 안락사의 전형적인 사례는 1997년 '보라매 병원 사건'이다. 우리나라에서 흔히 문제가 되는 것은 가망 없는 퇴원(hopeless discharge)과 의학적 충고에 반한 퇴원(discharge against medical advice, DAMA)이다.

245 미국 연방 대법원은 자살을 지원하는 것은 법률이 정한 정당한 의료 목적에 어긋난다면 이를 금지하도록 명령한 애슈크로프트 전 법무장관의 행정 명령을 6 대 3으로 기각했다. 그러나 대법원은 안락사의 합헌이나 위헌 여부에 대해서는 언급하지 않고 의료 규정은 주정부가 결정할 사안이라며 이 문제를 주정부 당국과 주민에게 맡겼다.

246 플라톤에 따르면 어린이를 올바르게 교육하는 것만으로는 충분하지 못하며 건강하고 훌륭한 부모로부터 좋은 유전 인자를 물려받은 아이를 낳도록 해야 한다. 각 성(性)의 최우수자는 가능한 한 자주 최우수자와 결합해야 하고 열등한 자는 열등한 자끼리 결합해야 한다. 그리고 전자에서 태어난 아이는 기르지만 후자에서 태어난 아이는 기르지 말아야 한다. 보다 용감하고 보다 우수한 젊은이에게는 다른 명예와 보상 이외에 배우자와의 자유로운 동침이 허가되어야 한다. 이러한 아버지들은 가능한 한 많은 아들을 낳아야 하기 때문이다. 이처럼 플라톤의 이상 국가는 사람들 간의 생식 관계도 우생학적으로 관리한다.

247 Plato, *Republic* 407de (Loeb V, pp. 278–279).

248 Aristotle, *Politics* 7. 1335b (Loeb XXI, pp. 622–623) 아리스토텔레스는 태아의 생명과 감각이 형성되기 전에 낙태가 이루어져야 하며 그 이후에는

낙태를 해서는 안 된다고 주장했다.

249 cf. L. Edelstein, ibid., p. 14, n. 26.

250 Hippocrates, *On the Nature of Child* I (Littré VII, pp. 488–491).

251 Plato, Theaetetus 149d (Loeb VII, pp. 32–33).

252 T. Rütten, "Receptions of the Hippocratic Oath in the Renaissance: The Prohibition of Abortion as a Case Study in Reception modern medicine", *Journal of the History of Medicine and Allied Sciences*, 1996, 51, pp. 469–470.

253 『히포크라테스 전집』의 「부인병에 관하여」에는 자궁 내에 남아 있는 태아의 잔해를 분해하는 방법이 상세하게 설명되어 있다. Hippocrates, *On the Diseases of Women* I, 70. cf. S. H. Miles, ibid., p. 83, n. 13.

254 Hippocrates, *On the Diseases of Women* I, 72, cf. S. H. Miles, ibid., p. 83, n. 14.

255 S. H. Miles, ibid., p. 83.

256 리트레는 당시 의사들이 환자에게 가능한 한 페서리를 직접 주지 않은 것으로 생각했던 것 같다. M. P. E. Littré, ibid., IV, p. 630, n. 12.

257 P. Carrick, *Medical Ethics in the Ancient World*. Georgetown, 2001, pp. 115–46; cf. S. H. Miles, ibid., p. 87.

258 스크리보니우스 라르구스는 임상 의사를 위한 윤리적 지침을 제시했는데 이는 마치 켈수스가 외과 의사의 윤리 지침을, 에페소스의 소라노스가 산파의 윤리 지침을 확립했던 것과 같은 의미를 지닌다. 그는 약물을 두려워하고 있던 당시 대중에게 "의학은 치료를 위한 것이지 피해를 주는 것이 아니다."라고 설파했고, 인도주의적 정신과 자비심이라는 두 가지 덕목을 가지고 사람들을 진료했다. D. Gourevitch, "The Paths of Knowledge: Medicine in the Roman World", in *Western Medical Thought from Antiquity to the Middle Ages*, trans. by A. Shugaar, Cambridge, 1998, p. 121.

259 cf. S. H. Miles, ibid., p. 88, n. 48.

260 cf. S. H. Miles, ibid., p. 88, n. 49.

261 그는 이 부분에서도 피타고라스 학파의 낙태 금지 윤리를 상기시킨다. L. Edelstein, ibid., p. 19.

262 1969년에 25세 여성이던 '로'(가명)와 당시 텍사스 주 법무장관이던 '웨이드'

사이에 벌어졌던 재판을 말한다. 로는 원치 않는 아이를 낳고 싶지 않아 낙태를 불법으로 규정하고 있는 텍사스 주 법에 대해 위헌 소송을 냈다. 로는 결국 연방 대법원까지 가서 로가 승소했고 이 재판은 미국에서 낙태가 합법화되는 계기가 되었다.

263 1973년 미국 연방 대법원의 '로 대 웨이드' 판결은 임신 26주 이전에는 낙태를 금지하지 않는다고 선언했는데 이 말은 태아가 체외에서 생존 가능한 시기 이전까지는 낙태를 헌법적으로 보장한다는 의미였다. 이 판결 이후 생명은 수태된 순간부터 신성하므로 태아의 생명권을 우선해야 한다는 생명 우선론은 위축되고 산모의 선택권을 중시하는 선택 우선론이 힘을 얻었다. 이후부터 낙태 금지법 개혁 움직임이 본격화되었다.

264 장기 이식과 생명 복제에 관한 새로운 윤리 규정이 그 예일 것이다.

265 W. H. S. Jones, ibid., pp. 293–294.

266 W. H. S. Jones, ibid., p. 296.

267 S. H. Miles, ibid., p. 112.

268 Sophocles, *Ajax* 580–583 (Loeb I, pp. 84–85).

269 외과학이 대학의 정규 커리큘럼에서 사리진 것은 13세기 중반의 파리 의과대학교에서였으며 다시 정규 과목으로 편입된 것은 18세기 초 파리 대학교였던 것으로 알려져 있다.

270 M. P. E. Littré, ibid., IV, p. 617.

271 Celsus, *On Medicine* 서문 9 (Loeb I, pp. 6–7).

272 W. H. S. Jones, ibid., p. 48.

273 방광 결석 수술은 상당한 위험 부담이 있었다. 종종 사망하는 경우조차 있었다. 19세기에 좀 더 안전한 방법인 쇄석술이 시도되었다. 쇄석술은 요도를 통해 결석을 분석하고 파편은 소변을 통해 빠져 나가게 하는 시술법이다.

274 W. H. S. Jones, ibid., p. 296.

275 cf. S. H. Miles, ibid., p. 106, n. 6.

276 cf. L. Edelstein, p. 27, n. 81.

277 L. R. Kass, ibid., pp. 235–236.

278 「선서」가 나오고 약 150년 후에 담석 수술에서의 혁명이 일어났다. 켈수스는 알렉산드리아의 암모니오스(Ammonius, 기원전 276)가 어렵고, 위험한 수술을 한 것으로 기록하고 있는데 이 수술은 아랫배의 정면에서 방광으로 직

접 절개해 들어가 결석을 쪼개고 방광으로부터 그 결석을 제거하는 방법이었다. 이 절차는 기원전 240년경에 고안되었으며, 이 시술법이 널리 시행되었다고 한다고 기록들은 전한다. 「선서」 시대의 그리스 의서들은 기구를 요도를 통해 방광까지 삽입하여, 결석을 제거하거나 결석을 회음부 반대의 아래로 밀어서 국부 절개로 제거하는 더 간단하고 부드러운 절차를 설명하고 있다. 새로운 방법은 외과 집단 내의 전문가에게 환자를 후송하는 방법에 대해 우호적이었다. 그래서 "나는 결석 환자들에게 칼을 대지 않고 대신 그 일에 종사하는 사람에게 맡길 것입니다."라는 말은 새로운 방광 쇄석술의 발명 이후에 외과 의사가 다른 의사와 구분되었던 시대에는 어느 정도 이해할 수 있는 말이었다. S. H. Miles, ibid., pp. 110–111.

279 즉, 현존하는 「선서」의 최고본(最古本)인 옥시린쿠스 파피루스(Oxyrhynchus papyrus)는 기원후 300년에 작성된 것으로 추정되기 때문에 「선서」가 나온 지 700년 후이고, 새로운 방광 담석 수술이 도입된 지 500년 후이며, 외과 의사가 내과 의사로부터 구별이 된 지 400년 이후의 일이다. 만일 이 구절이 방광 쇄석술의 발명과 외과 의사의 분리 이후, 그리고 옥시린쿠스 파피루스 이전에 「선서」에 삽입된 것이라면, 이 구절은 우리가 알고 있는 모든 판본에 나타날 것이고 시간이 흐름에 따라 삽입 사실이 잊혀졌을 것이다. S. H. Miles, ibid., p. 112.

280 *The Greek Anthology* 7.135 (Loeb II, pp. 77–79).

281 휘기에이아(Hygeia)의 이름은 위생학(hygienes)에 고스란히 남아 있다.

282 휘기에이아와 아스클레피오스 사이에는 원래 특별한 혈연 관계가 없었다. 휘기에이아는 티타네(Titane)에서 숭배를 받은 반면, 아스클레피오스는 테살리아에서 숭배되었다. 기원전 5세기경에 이르면 휘기에이아는 아스클레피오스의 딸로 편입되어 아스클레피오스와 함께 숭배되는 경우가 많았는데, 기원전 3세기경부터는 그들에 대한 신앙이 에피다우로스에서 로마로 전파되었다. 뱀은 이들과 공통적으로 관련되어 있다.

283 「선서」의 의사들이 수술을 절단이나 적어도 신체적 온전성을 침해하는 것으로 간주했기 때문에 칼의 사용을 금지한 것으로 생각할 수 있다. 수술이 아무리 섭생, 약물과 함께 의학을 구성한다 해도 수술은 본질적으로 공격적이고 침습적이며 폭력적인 것이다.

284 R. Dubos, *Mirage of Health*, New York, 1996, pp. 129–134.

285 A. Weil, ibid., p. 6.

286 L. R. Kass, ibid., p. 236.

287 세 번째는 진료비를 결정할 때 환자의 경제 능력을 고려할 것, 네 번째는 용모를 단정히 할 것, 특히 환자를 방문할 때 음주를 절제할 것, 다섯 번째는 고상함, 신중함, 정중함과 같은 철학적 심성을 갖출 것이다. W. H. S. Jones, *Hippocrates* II, Loeb Classical Library, Cambridge, 1923, p. XXXV.

288 따라서 이 장에서는 슈타덴의 연구를 인용할 때마다 낱낱이 주석을 달지 않았음을 밝혀 둔다. H. von. Staden, ibid., pp. 404–437.

289 「선서」에 사용된 일인칭 소유 형용사는 이것 외에 "나의 능력과 판단", "나의 부모", "나의 아들"에서 사용되었다.

290 비오스는 헬레니즘 이전 히포크라테스 논문들에서 오직 6번 등장한다. H. Von. Staden, ibid., p. 419 n. 33.

291 H. von. Staden, ibid., p. 419 n. 35.

292 H. von. Staden, ibid., p. 419 n. 34.

293 H. von. Staden, ibid., p. 419 n. 36.

294 여기서 삶이 "생계"나 "생계 수단"을 뜻하는 것이 아니라고 단정할 수는 없다. 이런 관점을 지지하는 일부 현대 학자들은 "나의 삶과 나의 의술"도 이사일의(二詞一意, hendidays)로 읽어 'my techne–livelihood'로 이해하거나 혹은 "and"를 그리스어에서 흔히 그러하듯 보충적 기능을 갖는 것으로 간주하고 "나의 생계, 즉 나의 테크네"로 읽기도 한다. H. Von. Staden, ibid., p. 420.

295 그리스어 테크네(*technē*, L: *ars*)는 기예(技藝), 즉 기술과 예술을 복합적으로 의미하는 용어이다. 오늘날과는 달리 그리스 시대에는 이 두 개념이 미분화 상태에서 사용되었다. 이 개념이 기술과 예술로 분기된 것은 근대 이후이며 기술(technic, technique, technology)은 그리스어인 테크네(*technē*)에서, 예술(art)은 라틴어인 아르스(*ars*)에서 유래되었다.

296 박종현, ibid., p. 112, n. 43.

297 에피스테메는 더 나아가 '학문'이나 '인식'으로까지 그 의미가 확장되기도 한다.

298 테크네는 특정 전문 분야의 제작술로 의술, 치술(治術), 변증술, 수사술처럼 고유한 합리적 규칙에 따른 반복성과 재현성을 가지며 인과성을 가진다는 점

에서 우연(*technē*)과 구별된다.

299 『히포크라테스 전집』 중 테크네라는 용어가 절대적인 빈도수에 있어 가장 많이 나타나는 논문은 「의술에 관하여」(33회), 「고대 의학에 관하여」(14회)이다. H. von. Staden, ibid., p. 412.

300 그리고 「선서」가 마무리 기도로 의미심장하게 마무리되고 있다는 점을 간과해서는 안 된다.

301 완벽하게 '순수한' 삶을 산다는 것은 의사는 물론 모든 사람에게 거의 불가능하기 때문에 첫 번째 대안은 수용하기 어렵다. 선서자는 분명히 자신의 부모와 남자 형제는 물론 그가 가졌거나 가진 것으로 추정되는 아이들을 언급하고 있다. 그러므로 그는 성적 접촉에 따른 일시적 오염으로부터 절대적으로 자유로울 수 없다. 오히려 선서자는 가족을 거느린 치료자이자 교육자로서 환자와 다른 사람들의 가정을 방문하고 만나기 때문에 남녀와 모든 사회 계층과의 성적 접촉의 유혹을 받는다.

302 종종 "holy"로 번역되기도 함

303 "신성한"은 신성한 물건(제단, 신상, 봉헌물), 신전, 희생물, 금기 동물, 초자연적이거나 신성한 힘을 보여주는 것(강, 시내, 대양과 같은 자연현상 포함), 의식, 지성소 등을 포함하지만 "경건한"은 신성하지 않은 혹은 세속적인 공적 사적 건물들, 탄생 혹은 죽음을 위한 법적 장소(신성한 지역이 아닌), 그리고 누구나 신의 분노를 유발하지 않고 말하고 생각할 수 있는 것들을 포함한다.

304 cf. H. von. Staden, ibid., p. 412, n. 69.

305 위에 언급한 것처럼 "경건한"은 사물, 장소, 행위뿐만 아니라 사유와 언어도 포함한다.

306 매우 유사하게 선서자는 인간 세계에서 스승-부모와 제자-아들의 세대 간 중앙에 서 있다.

307 「선서」의 약속은 신성 차원과 인간 차원에서 운위된다. 「선서」의 약속은 모든 환자에게 제한 없이 적용된다. 게다가 「선서」는 다른 사람들과의 모든 진료 관계뿐만 아니라 비진료 관계에도 적용된다. 「선서」는 선서자가 출입한 적이 있는 모든 장소를 포함된다. 게다가 「선서」는 선서자가 "보고 듣는" 모든 것들로 확산된다. 그리고 다른 사람들과의 관계에서 선서자는 "모든 고의적인 비행과 위해를 삼가겠다."라고 선언하고 있다.

308 물론 진료소에서의 일상적인 진료는 과장된 연기나 달변 없이 차분하게 진행되었다.

309 왕진 중에 의사가 준수해야 하는 규칙은 진료소에서의 규칙과 같았다. 의사는 환자를 방문할 때 최소한의 의료 기기를 준비했다. 큰 가방 하나와 제자나 조수 중 한두 명을 데리고 갔다. 왕진 가방은 최근까지 현대의 의사들도 사용했고 가방 속에는 어떤 가능한 상황에도 대처할 수 있는 모든 도구들이 담겨 있었다. 「예절에 관하여」라는 논문은 의사의 방문 과정을 마치 느린 동작처럼 놀랄 만큼 정교하게 묘사하고 있다. 이 논문은 의사가 환자의 방에 들어가기 전에 자신을 진정시키고 이제부터 다른 사람들이 유심히 자기를 살펴본다는 것을 의식하고 신속하고 적절하게 행동해야 한다고 충고하고 있다. 이 논문에 실려 있는 다양하면서도 정확한 지침들은 마치 무대 감독처럼 의사로서 해야 할 세부 동작들에 대한 지식을 알려 주고 구체적으로는 보조원이 너무 많아 일어날 수 있는 혼란은 물론이고 동료 의사가 제기할 수 있는 반발로 인해 생길 수 있는 수많은 곤경을 어떻게 대처해 가야 하는지에 대해서도 말해 주고 있다.

310 「유행병에 관하여」 3권에는 히포크라테스 학파의 의사들이 진료한 수많은 개별적 사례가 실려 있다. 일부는 환자의 이름은 불명이지만, 어떤 환자들은 사회적 신분을 식별할 수 있다. 환자 한 사람, 한 사람을 개별화하는 방법은 다양하다. 어떤 경우에는 환자의 성(性)이 기록되는데 이런 경우는 자유인 남자의 것이다. 일부는 고유 명사와 그들의 관계에 의해 명시되는데 자유인의 가족(딸 혹은 아들) 아니면 자유인의 가구원(남종 혹은 여종) 하는 식으로 표시되었다. 몇몇 환자들은 '누구누구의 노예'이라거나 '누구누구의 남종(여종)'으로 명확하게 언급되어 있다.

311 계급과 출신을 구별하지 않고 다른 사람을 공경하는 태도는 고대 그리스 로마 시대의 일반적인 도덕 규범이 아니었다. 이런 점에서 볼 때 「선서」를 따르는 의사들의 행동이나 사고방식이 시대보다 훨씬 앞서 있었다는 점을 인정하지 않을 수 없다.

312 Hippocrates, *Precepts* 4 (Loeb I, pp. 316–317).

313 Hippocrates, *Precepts* 6 (Loeb I, pp. 318–319).

314 에델슈타인에 따르면 그들은 성관계를 법률적 차원이 아닌 오직 정의의 관점에서 판단했다고 본다. 왜냐하면 남편이 아내에게 충실하지 못한 것은 아내

에게는 부당한 것으로 간주되었다는 것이다. L. Edelstein, ibid., p. 35.

315 Hippocrates, *physician* 1 (Loeb II, pp. 312-313).

316 아폴로니데스의 정확한 생몰 연대는 알 수 없으나 히포크라테스보다 연상이었던 것 같다.

317 J. Jouanna, ibid., pp. 21-22.

318 아폴로니데스는 훗날 히포크라테스적 의료 윤리의 기초가 되는, 의사와 환자 사이의 규범을 위반했다. 의사의 입장에서는 그녀의 어머니는 물론, 그녀의 방탕한 생활 때문이라고 말할 수 있겠지만 궁정 의사, 즉 시의(侍醫)라는 전문직은 그러한 위험이 항상 도사리고 있는 자리였다. J. Jouanna, ibid., p. 22.

319 그리스의 동성애에 대해서는 다음 논문 참조. 정혜신, "희랍 동성애의 특성과 사회적 역할", 서양 고전학 연구, 제10집, 1996, pp. 79-119; K. J. Dover, *Greek Homosexuality*, Cambridge, 1978.

320 Plato, *Symposium* 179d-180a (Loeb III, pp. 104-105). 그러나 플라톤은 곧 이어 아이스킬로스가 아킬레우스를 파트로클로스의 연인으로 묘사하는 것은 어색하다고 말한다.

321 알키비아데스(기원전 450-404년)는 아테네의 정치, 군사 지도자였으나 아테네에 극한 정치적 분쟁을 야기시켜 결국 스파르타와의 펠로폰네소스 전쟁에서 아테네가 스파르타에게 패배하게 만들었다. 페리클레스의 가문과도 연고가 있었고, 소크라테스의 총애를 받았을 만큼 출중한 외모와 뛰어난 재능의 소유자였으나 신중함과 자제력이 부족했기 때문에 파란만장한 삶을 살았다.

322 고대 그리스의 청년들이 모여 신체를 단련했던 옥내 경기장으로 이들은 주로 나체로 운동했다. 오늘날 독일의 인문 고등학교인 김나지움의 이름이 바로 여기서 유래했다.

323 한국의료윤리교육학회, 『의료윤리학』, 계축문화사, 2003, pp. 143-144.

324 사전 설명에 의한 동의(informed consent)와 진실 말하기(truth-telling) 등과 같은 현대적인 의료 윤리 강령들은 「선서」에서 빠져 있는 것이 아니라 행간에 스며 있거나 본문에 함축되어 있음을 잊어서는 안 된다. 어떻게 그 짧은 문서에 모든 사항을 다 담아 낼 수 있겠는가? 따라서 「선서」에는 특수 분야 환자(정신과 환자, 응급환자, 어린이 환자)에 대한 윤리도 따로 언급이 없

다. 의사의 사회적 역할과 의무에 대한 규정도 없다.

325 Hippocrates, *On Decorum* 5 (Loeb II, pp. 286–287).

326 히포크라테스 생존 당시 의사들이 남성과 여성, 혹은 그리스인과 이방인, 혹은 자유민과 노예들을 진료 과정에서 차별했다는 증언은 찾기 어렵다. J. Jouanna, "The Birth of Western Medical Art", in *Western Medical Thought from Antiquity to the Middle Ages*, trans. by A. Shugaar, Cambridge, 1998, p. 62.

327 S. H. Miles, ibid., pp. 149–150.

328 S. H. Miles, ibid., p. 153.

329 환자의 비밀 보호의 예외적인 상황들에 대해서는 『의료윤리학』, 계축문화사, 2003, pp. 150–151 참고.

330 일부 비평가들이 지적하는 것처럼 이 서약은 일방적이라는 느낌을 주는 것이 사실이다. 「선서」는 환자를 향한 약속이 아니다.

331 「선서」의 서두와 결말에서 신을 부르고 있다.

332 다이히그래버는 이 명예욕 속에 실용주의적 욕구가 숨어 있음을 간파하고 있다. cf. L. Edelstein, ibid., p. 51.

333 오늘날의 관점에서는 명예 못지않게 의사 자신의 보람도 중요할 것이다. 의사 자신의 자족감이 충족되지 않은 명예란 공허할 수 있기 때문이다.

334 『일리아스』에 나타난 대표적인 덕목 두 가지는 '용기'와 '명예'이며 『오디세이아』의 경우는 '인내'와 '지혜'를 드는 학자들이 많다.

335 물론 사후에도 불명예가 남지 않기를 갈망한다.

336 Homer, *Iliad* 9.411–416 (Loeb I, pp. 424–425).

337 아킬레우스는 자기가 얻게 될 불멸의 명성에 대한 대가가 죽음임을 알고 있으며, 그것을 기꺼이 받아들일 마음의 준비가 되어 있다. 그전에 아킬레우스는 트로이 전쟁에서 죽을 것이란 운명을 알면서도 전쟁에 참여했고, 그와 맞섰던 헥토르도 처참한 운명을 면할 기회가 있었으나 명예로운 죽음을 운명으로 받아들였다.

338 Herodotus 8.26 (Loeb IV, pp. 24–27).

339 「선서」에는 "…해서는 안 된다.", "…하지 마라." 등과 같은 명령문은 없고 "나는 …하지 않겠다.", "나는 …을 삼가겠다." 등처럼 1인칭 단수 부정 맹세가 많다. 「선서」의 부작위 맹세는 보통 금지 사항으로 간주한다.

340 그래서 헛된 맹세와 거짓 맹세의 가능성은 「선서」 만큼이나 오래되었다.

341 cf. L. Edelstein, ibid., p. 51.

342 Plato, *Symposium* 208 c–d (Loeb III, pp. 196–199).

343 물론 국가에서 공인하는 자격증이 없던 시대에 이곳저곳을 정처 없이 떠돌아야 하는 편력 의사들에게 좋은 평판은 신용장이나 다름없었을 것입니다. 그리스 의사들의 명예에 대한 집착에는 이런 현실적 욕구도 반영되어 있을 것입니다.

344 강신익, "한국 의철학의 과제: 히포크라테스 선서는 있고 정신은 없다", 《한겨레신문》, 2006. 3. 31, pp. 28–29.

345 Hippocrates, *On Places in Man* I (Loeb VII, pp18–21).

346 Plato, *Republic* 1.342d (Loeb V, pp. 62–63).

347 Aristotle, *Politics* 3. 1287a (Loeb XXI, pp. 264–265).

348 Plato, *Republic* 1.346d (Loeb V, pp. 78–79).

349 Hippocrates, *On the Physician* 1 (Loeb VIII, pp. 300–301).

350 Hippocrates, *Precepts* 6 (Loeb I, pp. 318–319).

351 이 말의 바로 뒤에 "어떤 환자들은 그들이 위험한 상태에 있다는 것을 알면서도 의사의 선의에 의해 건강이 저절로 회복되기도 한다."라는 언급이 나오는데 이로 미루어 인간에 대한 사랑의 주체는 의사이지만 의술에 대한 사랑의 주체를 의사가 아닌 환자로 보기도 한다. 즉 의사의 인간적인 행위가 환자들에게 의술에 대한 믿음을 증진시켜 치료에 도움이 된다는 해석인데 Fleischer가 그 대표자이다. 따라서 이런 견해에 의하면 인간에 대한 사랑이 의사들로 하여금 자신의 의술을 더욱 연마하게 만든다는 해석은 전혀 다른 의미가 되고 만다. L. Edelstein, ibid., p. 321, n. 4.

352 Galen, *De Placitis Hippocrates et Platonis*, ed. I. Muller, p. 765.

353 L. Edelstein, ibid., p. 320.

354 Plato, *Republic* 1.341c (Loeb V, pp. 58–59).

355 Plato, *Republic* 1.342d (Loeb V, pp. 62–63).

356 Hippocrates, *Precepts* 4 (Loeb I, 316–317).

357 게다가 수련의들의 레지던트 지원 집중화 현상은 의료 인력의 편중을 가져와 외과 수술을 담당할 의사가 부족하여 국민 건강이 위협받고 있다.

358 Luke 4: 23.

359 반덕진, "히포크라테스 의학과 황제내경 의학의 건강 사상에 관한 비교 연구", 서울대학교 박사학위 논문, 2004, pp. 159-160.

360 Aëtius 5.83. J. Jouanna, p. 477, n. 40.

361 Hippocrates, *Epidemics* 1.11 (Loeb I, pp. 164-165).

362 H. G. Gadamer, *Über die Verborgenfeit der Gesundheit*, Frankfurt am Main, 1993; 『철학자 가다머, 현대의학을 말하다』, 이유선 역, 몸과 마음, 2002, p. 75. 가다머(1900-2002)는 "우리 자신이 자연의 일부이며 우리 신체가 유기적인 자체방어 시스템으로 우리의 '내적' 평형을 유지할 수 있게 하는 것도 바로 우리 안에 있는 '자연'이다. 이것은 생명을 구성하는 기능들 간의 독특한 상호작용으로 볼 수도 있다. 우리는 스스로 자연의 일부가 됨으로써만, 그리고 자연에 의해 유지됨으로써만 자연에 저항할 수 있다. 그렇기 때문에 성공적으로 회복하기를 원한다면 환자와 의사 모두 자연의 역할을 인정하는 데 일치된 태도를 보여야 한다는 것을 잊어서는 안 된다."라며 자연치유를 강조하고 있다.

363 항생제는 비싼 약물이 아니기 때문에 항생제의 과잉 처방을 병원의 수입과 연결해서 생각하는 것은 적절치 않다. 항생제를 쓸 경우 1주일 정도 지속될 감기가 이틀이면 낫는 경우가 있다고 한다. 실제로 의사와 약사들은 소아 감기의 경우 항생제가 치료 효과가 있으며 항생제를 사용하면 치료 기간이 단축될 수 있다고 생각하고 있다.

364 Life is short, the Art is long, opportunity fleeting, experiment treacherous, judgment difficult. Hippocrates, *Aphorims* I (Loeb IV, pp. 98-99). 뒤이어 "의사는 자신의 의무를 위해서뿐만 아니라 환자, 조수들, 그리고 외부와의 협력을 위해 항상 준비돼 있어야 한다."라는 구절이 이어진다.

365 Democritus frags. B31 (DK68B31).

366 Aristotle, *On Respiration* 480b (Loeb VIII, pp. 480-481).

367 Hippocrates, *On Decorum* V (Loeb II, pp. 286-287). 갈레노스는 「훌륭한 의사는 철학자이기도 하다(The good physician is also a philosopher)」라는 논문을 쓰기도 했다.

368 이 원문은 Loeb판의 것으로 Littré판, Heiberg판과 거의 차이가 없다.

369 에델슈타인의 번역본(1943)으로 간결하다.

370 슈타덴의 번역본(1996)으로 가장 최근에 번역되었고 원문에 충실하다.

371 1948년의 선언문이다.

372 2005년의 선언문이다.

# 참고문헌

## 1. 원전

Heiberg, I. L. *Hippocrates Opera*, Corpus Medicorum Graecorum I, 1, Leipzig and Berlin, 1927.

Jones, W. H. S. *Hippocrates* I, Loeb Classical Library, Cambridge, 1923.

Littré, M. P. E. *Oeuvres Complètes d'Hippocrate* IV, Paris, 1844.

## 2. 번역서

Adams, F. *Hippocratic Writings*, Encyclopaedia Britannica, Chicago, 1952.

Chadwick and Mann, *Hippocratic Writings*, Penguin Books, 1950.

Edelstein, L. "The Hippocratic Oath", *Bulletin of the History of Medicine Suppl*. 1, Baltimore, 1943 (repr. *Ancient Medicine*, Baltimore, 1967, pp. 3–33).

Jones W. H. S. *Hippocrates* I, Loeb Classical Library, Cambridge, 1923.

Littré, M. P. E. *Oeuvres Complètes d'Hippocrate* IV, Paris, 1844.

Staden Von H. "in a pure and holy way: Personal and professional conduct in the Hippocratic Oath", *Journal of the History of Medicine and Allied Sciences*, 1996, 51, pp. 403–437.

## 3. 연구 논저 및 고대 사료

Ackerknecht, E. H. *A Short History of Medicine*, Baltimore, 1982.

Aeschylus, 2 vols. Loeb Classical Library, Cambridge, 1922–1926.

Apollodorus, *Library* 2 vols. Loeb Classical Library, Cambridge, 1921; 강대

진 역, 『아폴로도로스 신화집』, 민음사, 2005.

Aristophanes, Loeb Classical Library, Cambridge, 1924–2000.

Aristotle, 23 vols. Loeb Classical Library, Cambridge, 1927–1938.

Blundell, S. *Women in Ancient Greece*. Cambridge, 1995.

Cantor, D. ed. *Reinventing Hippocrates*. Aldershot, 2002.

Carrick, P. *Medical Ethics in the Ancient World*. Georgetown, 2001.

Debrē, P. *Louis Pasteur*, Paris, 1994; *Louis Pasteur*, translated by Forster, E. Baltimore, 1998.

Euripides, 4 vols. Loeb Classical Library, Cambridge, 1994–1999.

Galvao–Sobrinto, C. R. "Hippocratic Ideals, Medical Ethics, and the Practice of Medicine in the Early Middle Ages: The Legacy of the Hippocratic Oath", *Journal of the History of Medicine and Allied Sciences*, 1996, 51, pp. 438–455.

Heidel, W. A. *Hippocratic Medicine: Its Spirit and Method, New York*, 1941.

Herodotus, 4 vols. Loeb Classical Library, Cambridge, 1922–1925.

Homer, 4 vols. Loeb Classical Library, Cambridge, 1919–1925.

Jouanna, J. "The Birth of Western Medical Art", in *Western Medical Thought from Antiquity to the Middle Ages*, trans. by A. Shugaar, Cambridge, 1998, pp. 22–71.

Jouanna, J. *Hippocrate*, Paris, 1992; 서홍관 역, 『히포크라테스』, 아침이슬, 2004.

Kass, L. R. "Is There a Medical Ethics?: The Hippocratic Oath and the Sources of Ethical Medicine", in *Toward a more Natural Science: Biology and Human Affairs*, New York, 1985.

King, H. *Hippocrates' Women: Reading the Female Body in Ancient Greece*, London, 1998.

Lloyd, G. E. R. *Hippocratic Writings*, Penguin Books, 1983.

Longrigg, J. *Greek Rational medicine: Philosophy and Medicine from Alcmaeon to the Alexandrians*, London, 1993.

Miles, S. H. *The Hippocratic Oath and the Ethics of Medicine*, Oxford,

2004.

Phillips, E. D. *Aspects of Greek Medicine*, Pholadelphia, 1973.

Pinault, J. R. *Hippocratic Lives and Legends*, Leiden, 1992.

Plato, 12 vols. Loeb Classical Library, Cambridge, 1925.

Pliny, *Natural History*, 10 vols. Loeb Classical Library, Cambridge, 1938–1962.

Rosenthal, F. "An Ancient Commentary on the Hippocratic Oath", *Bulletin of the History of Medicine* 1956, 30, pp. 52–87.

Rütten, T. "Receptions of the Hippocratic Oath in the Renaissance: The Prohibition of Abortion as a Case Study in Reception modern medicine", *Journal of the History of Medicine and Allied Sciences*, 1996, 51, pp. 456–477.

Sealey, R. *The Justice of the Greek*, University of Michigan Press, 1997.

Sigerist, H. E. *A History of Medicine*, vol. II, Oxford, 1961.

Smith, D. C. "The Hippocratic Oath and modern medicine", *Journal of the History of Medicine and Allied Sciences*, 1996, 51, pp. 484–500.

Smith, W. D. *The Hippocratic Tradition*, Ithaca, 1979.

Sophocles, 3 vols. Loeb Classical Library, Cambridge, 1994–1996.

Soranos, *Gynecology*, trans. by O. Temkin, Cambridge, 1956.

Spencer, W. G. *Celsus: De Medicina*, 3 vols., Loeb Classical Library, Cambridge, 1935–1938.

Temkin, O. *Hippocrates in a World of Pagan and Christians*, Baltimore, 1991.

Thucydides, 4 vols. Loeb Classical Library, Cambridge, 1919–1926.

Withington, E. T. *Medical History from the Earliest Times*. London, 1964.

## 4. 국내 논저 및 기타 자료

강신익, "한국 의철학의 과제: 히포크라테스 선서는 있고 정신은 없다", 《한겨레신문》, 2006. 3. 31.

반덕진, "히포크라테스의 현재적 적용", 2012, 의철학연구14, pp. 93–114.

반덕진, 『히포크라테스의 발견』, 휴머니스트, 2005.

반덕진, “히포크라테스 의학과 황제내경 의학의 건강 사상에 관한 비교 연구”, 서울대학교 박사학위 논문, 2004.

성영곤, “그리스 의사와 히포크라테스 전통”, 서울대학교 박사학위 논문, 1994.

신영전, “대한의사협회 휘장의 소사: 아스클레피오스의 지팡이와 헤르메스 지팡이” 2007, 의사학16(1), pp. 21-35.

여인석, “철학과의 관계에서 본 의학적 합리성의 기원”, 한국서양고전학회 2005년 동계학술대회 자료집, pp, 99. 25-43.

여인석, 이기백, 『히포크라테스 선집』, 나남, 2011.

이기백, “고대 헬라스에서 철학과 의학의 관계”, 2005, 의사학14(1), pp. 32-50.

# 찾아보기

[ㅇ]

[ㅊ]



[ㅋ]



[ㅌ]

**히포크라테스 선서** 값 19,000원

2006년 8월 25일 제1판 발행
2015년 7월 30일 개정판 발행
2018년 10월 25일 개정판 2쇄 발행

역 자 : 반 덕 진
발행인 : 주 영 일
발행처 : **계 축 문 화 사**

서울특별시 종로구 통일로12길 16-17
우편번호 : 03029
TEL : 735-2257 · 738-9746
FAX : 723-9025
E-mail : gyechuk@hanmail.net
홈페이지 : http://gyechuk.cc.kr
1973. 10. 31 등록번호 제300-1973-8호
ISBN 978-89-5629-386-8 03510